がん患者の治療抵抗性の苦痛と鎮静に関する基本的な考え方の手引き

2023年版

編集　特定非営利活動法人 日本緩和医療学会　JSPM
ガイドライン統括委員会

金原出版株式会社

A Practical Guide for
Refractory Suffering and Palliative Sedation Therapy
in Advanced Cancer Patients
Third Edition

edited by
Japanese Society for Palliative Medicine

発刊にあたって

　日本緩和医療学会では，その主たる活動のひとつである症状緩和ガイドライン作成の一環として，2004 年から苦痛緩和のための鎮静に関するガイドラインの作成に取り組んでおり，今回の手引きは，2005 年，2010 年，2018 年に続く 4 冊目（書籍としては第 3 版）となります。

　前回の 2018 年から，この冊子の名称は，「ガイドライン」ではなく，「がん患者の治療抵抗性の苦痛と鎮静に関する基本的な考え方の手引き」に変わっています。それは，このガイドラインが Minds などの標準的なガイドラインの作成方法に従って作成されたものではなく（鎮静の定義そのものが国際的に議論となっており，そうすること自体の意義が乏しいためあえて選択していない），実際に臨床家が現場で治療抵抗性の苦痛に遭遇したときにどう対応したらよいかが，研究成果と専門家の臨床知に基づいて，具体的に，症状別にまとめられているため，「手引き」と名付けられていると理解しています。

　特に今回は，2 つの大きな変更に気がつきました。1 つ目は，冊子の前半で手引きの要点が 35 のコンサイスな項目にまとめられ，治療抵抗性の苦痛に対する基本的な考え方のフローチャートが示されたことです。この部分を読むだけでも「治療抵抗性の苦痛にどのように対応するか」のエッセンスを知ることができ，さらに深く学ぶモチベーションが湧いてくるのではないかと感じました。2 つ目は，Ⅶ章に治療抵抗性の苦痛に対する鎮静に関する法的検討の項目が加えられたことです。法的な許容性の根拠と疑念をはじめとする事項に対する考え方が示されたことで，臨床家が自信を持って治療抵抗性の苦痛に対応し，適切に鎮静を実施するにあたり，大きな助けになるのではと感じました。

　この手引きの改訂は，今井堅吾鎮静ガイドライン改訂 WPG 員長，池永昌之，森田達也 WPG 副員長をはじめ多くの専門家，法学者，倫理学者，レビュワーの皆様方の多大な努力の結晶であり，関わったすべての皆様に深く感謝いたします。

　この手引きがわが国の緩和医療・ケアを支える医療従事者にとって，治療抵抗性の苦痛への対応をナビゲートする海図としての役割を果たし，患者の QOL 向上の一助となることを切に願い，巻頭の言葉とさせていただきます。

2023 年 5 月

特定非営利活動法人 日本緩和医療学会
理事長　木 澤 義 之

目　次

Ⅴ章　実践(2)治療抵抗性の苦痛に対する持続的な鎮静薬の投与

鎮静に関するよくある質問

I章
はじめに

1 目　的

　近年の緩和治療の進歩にもかかわらず，がん患者の一部では，緩和ケアを積極的に行っても緩和することができない苦痛を体験する。このような苦痛を「治療抵抗性の苦痛」（refractory symptom；refractory suffering）と呼ぶ[注1]。治療抵抗性の苦痛として頻度が高いものは，せん妄，呼吸困難であるが，痛みや精神的苦痛も治療抵抗性となることがある。

　苦痛を緩和するために鎮静薬を投与することは「苦痛緩和のための鎮静（palliative sedation therapy）」と呼ばれ，治療抵抗性の苦痛に対する治療の一つとされている。2000年代に日本をはじめとする各国の学術団体が鎮静に関するガイドラインを策定した。

　昨今，持続的深い鎮静について定義を見直すべきであるとする意見や，持続的深い鎮静そのものの是非についての議論が国内外にある。また，臨床現場においては持続的深い鎮静の実施それのみが単独で判断を求められるものではなく，鎮静薬の投与は「治療抵抗性の苦痛に対してどのように対応するか」という状況での選択の一つにすぎない。すなわち，重要なことは，鎮静を行うか行わないかということではなく，「治療抵抗性の耐えがたい苦痛が生じた時，患者や家族の価値観をふまえたうえでどのように対応するか」である。前版の2018年版では，鎮静だけではなく，治療抵抗性の苦痛への総合的な対応という視点に広げた。今回の改訂では2018年版を引き継ぎつつ，主に以下の4点を中心に内容の充実，発展を図った。①必須事項を要点としてまとめ，鎮静を検討するうえでのフローチャートを作成した。②これまで参考資料であった法的検討について複数の法律家による討議を行い本文へ加えた。③治療抵抗性の苦痛への対応について，より実践に役立つように治療抵抗性の判断の目安と治療薬の投与方法についてのアルゴリズムを示した。④鎮静の実証研究のレビューを行い，その結果について図表でまとめた。

　作成方法は，検討課題としている行為の定義そのものが国際的にも議論があるので，標準的な診療ガイドラインの作成方法に基づいて作成することには意義が乏しいと考えた。したがって，既存の代表的な研究知見と専門家の議論をもとに，エビデンスに基づく診療ガイドラインとしてではなく基本的な考え方の手引きとして示すものとした。

　本手引きの目的は，がん患者の苦痛が治療抵抗性と考えられた時，すなわち，手を尽くしても患者の苦痛が十分に緩和されない状況に直面した時，医師や看護師など患者に関わる医療チームがどのように考えて対応するべきなのかについて基本的な考え方を示すことである。これによって，患者が自分の価値観に沿って苦痛の緩和を受けられることを最終的な目的としたい。

[注]

　　1)　Refractory symptom に対する日本語訳は「治療抵抗性の症状」，refractory suffering に対する日本語訳は「治療抵抗性の苦悩」とするのが正しいが，患者に苦痛があることを明確に示すために，「治療抵抗性の苦痛」と表記することとした。

2　適応の注意

1　対　象

　　治療抵抗性の苦痛に対する手引きという点から，治癒を見込むことができない成人がん患者を対象とする[注1]。苦痛緩和のための鎮静の対象という点からは，生命予後がより限られた患者が実際上の対象となる。

　　心不全・呼吸不全・神経疾患・腎疾患などのがん以外の疾患の治療抵抗性の苦痛に関する対応の参考にすることも可能だが，非がん疾患では標準的な緩和治療（呼吸困難に対するオピオイドなど）もがんほど確立していないこと，今回の改訂は2018年版の増補の位置づけとしたことから，今回は非がん患者を対象に含めないこととした。

2　効果の指標

　　患者の生活の質（QOL，quality of life）を効果の指標とする[注2]。生活の質として何が重要かは，患者の価値観によって異なるため，画一的には決定できない。一般的には，多くの患者にとって，身体的苦痛が緩和されていること，精神的に穏やかでいられること，人生の意味や価値を感じられること，家族との良好な関係が保たれていること，死に対する心構えができること，心残りがないことなどの要素が重要である。

　　いくつかの要素は他の要素と両立しない。治療抵抗性の苦痛がある場合，「苦痛が緩和されること」と「意識がしっかりしていること」が両立しないことがある。身体的苦痛を完全に緩和することによって患者の意識が低下してしまうような場合，患者によっては，意識が維持されることをより重要と考え，苦痛の緩和はある程度できていればそれ以上望まないこともある。一方，患者によっては，他者とコミュニケーションをとることが難しくなっても苦痛の完全な緩和を希望することもある。全体の治療目標を決めるうえでは，このような個々の患者の価値観に十分沿うことが何よりも重要である[注3]。

3　想定される利用対象者

　　対象患者の診療・ケアに携わる医療者・介護者・医療チームを本手引きの想定される利用対象者とする。

4　個別性の尊重

　　本手引きは，記載に従った画一的なケアを勧めるものではない。手引きでは臨床的，学問的に妥当と考えられる一般的な水準を示しているが，個々の患者への適用は，対象となる患者の個別性に十分配慮し，患者を診療しているそれぞれの医療チームが責任をもって決定するべきものである。

　本手引きの適用にあたっては，具体的に記載されている各項目を満たすかを判断することだけが医療チームの役割ではないことを十分に認識する必要がある。各項目を十分に検討することを通じて，患者や家族と理解を深め合い，個別の希望に沿った最善の治療・ケアを提供することが重要である。

5　定期的な再検討の必要性

　本手引きは『がん患者の治療抵抗性の苦痛と鎮静に関する基本的な考え方の手引き2018年版』を改訂したものである。出版後5年後末までに再検討をする（改訂責任者：日本緩和医療学会理事長）。

6　対象とする薬剤

　本手引きでは，原則的に日本で使用可能な薬剤を対象として検討，記載した。2023年現在，苦痛緩和のための鎮静に対して保険診療で認められている薬剤はない。また，難治性の苦痛に対する緩和ケア（痛み，せん妄，呼吸困難）において使用する薬剤についても，使用可能であっても保険診療で認められていない使用法を含むため，使用にあたっては注意されたい。

7　責　任

　本手引きの内容については日本緩和医療学会が責任をもつが，鎮静薬の使用方法を含む個々の患者への適用に関しては患者を直接担当する医師が責任をもつ。本手引きは，治療抵抗性の苦痛に直面した時の基本的な考え方を示すものであり，個々の診療行為を規制または指示する意図をもつものではない。また，医療訴訟等の資料となるものではない。

8　利益相反

　本手引きの作成にかかる費用は，日本緩和医療学会のガイドライン統括委員会より拠出された。作成のどの段階においても，日本緩和医療学会は本手引きで扱われている薬剤の製造・販売会社など利害関係を生じうる団体からの資金提供を受けていない。委員の利益相反は P176 に示す。

[注]
1)　苦痛が治療抵抗性であると判断され鎮静が検討される状況は，より死期が切迫している場合（日の単位，7日以内）が多い（患者の全身状態が良い場合は苦痛を緩和する他の手段を検討する余地があり，治療抵抗性と判断されにくいため）。一方，緩和が困難な苦痛が生じるのは必ずしも死期が切迫している場合とは限らない。本手引きが「治療抵抗性の苦痛」の可能性が生じた時に参照するものであるという考えから，対象患者は「治癒を見込むことができないがん患者」全体とした。

2) 　一般的に，緩和ケアでは家族もケアの対象であり，患者と家族の両方が満足できることを目的とするべきである。一方，治療抵抗性の苦痛がある状況では，しばしば，患者と家族の希望が一致しない場合がある。この場合にも，患者と家族の両方が満足できる結果に向けて努力することが重要ではあるが，患者の意向を最大限に尊重する（患者の希望をより重視する）ことを明確にするために，患者のアウトカムを効果の指標とすると記載した。

3) 　鎮静の「実施率」を評価指標とする考え方があるが，本来緩和ケアの評価は患者や家族が行うべきものであること，鎮静の実施率の算出方法が標準化されていないこと，および，患者の状態によって必要な緩和治療も異なることから，鎮静の実施率のみを緩和ケアの質とみなす立場はとらない。

II 章

手引きの要点とフローチャート

1　手引きの要点

1　用語の定義

要点1 **治療抵抗性の苦痛**
患者が利用できる緩和ケア[注1)]を十分に行っても患者の満足する程度に緩和することができないと考えられる苦痛。治療抵抗性であると判断されるには，「①すべての治療が無効である，あるいは，②患者が利用できる緩和ケアから考えて，予測される生命予後の期間内に有効で，かつ，合併症の危険性と侵襲を許容できる治療手段がないと考えられること」が必要である。　　　　[⇒P18, 42, 54, 66]

注1)　患者が利用できる緩和ケアは，1)患者の利用できるリソース，2)患者がリソースの利用をどの程度まで希望するか，3)患者の全身状態，などによって決まる。

要点2 **耐えがたい苦痛**
患者が耐えられないと明確に表現する，または，患者が苦痛を適切に表現できない場合には患者の価値観や考えをふまえて耐えられないと想定される苦痛。
　　　　　　　　　　　　　　　　　　　　　　　　　　　　　[⇒P18, 88]

要点3 **苦痛緩和のための鎮静**
治療抵抗性の苦痛を緩和することを目的として，鎮静薬[注2)]を投与すること。
　　　　　　　　　　　　　　　　　　　　　　　　　　　　　　　[⇒P18]

注2)　代表的な鎮静薬：ミダゾラム，フルニトラゼパム，ジアゼパム，ブロマゼパム，フェノバルビタール。これ以外にも鎮静薬に該当する薬剤はあるが，日本の実臨床で使用されている頻度の高い薬剤を鎮静薬とした。

要点4 **間欠的鎮静**
鎮静薬によって一定期間意識の低下をもたらしたあとに鎮静薬を中止して，意識の低下しない時間を確保しようとする鎮静。　　　　　　　[⇒P20, 81]

要点5 **調節型鎮静（苦痛に応じて少量から調節する鎮静）**
苦痛の強さに応じて苦痛が緩和されるように鎮静薬を少量から調節して持続的に投与すること。　　　　　　　　　　　　　　　　　　　　　　[⇒P20]

要点6 **持続的深い鎮静（深い鎮静に導入して維持する鎮静）**
中止する時期をあらかじめ定めずに，深い鎮静状態とするように鎮静薬を調節して持続的に投与すること。　　　　　　　　　　　　　　　　　[⇒P20]

2　治療抵抗性の苦痛への対応の考え方

要点7 治療抵抗性の苦痛が疑われた場合，実施可能な緩和治療を最大限再検討することが重要である。　　　　　　　　　　　　　　　　　　　　[⇒P18, 89]

要点8 ▷ 患者が利用できる緩和ケア注3)を十分に行っても緩和することができない場合（治療抵抗性の苦痛に対して），患者の希望をもとに，苦痛緩和のために状況に見合った鎮静薬を投与することは，妥当な医療である。——————————[⇒P88, 114]

注3) 要点1の注と同じ。

要点9 ▷ 持続的鎮静の対象となる主な苦痛は，せん妄，呼吸困難，痛みである。
—————————————————————————————[⇒P89, 143]

3 持続的な鎮静薬の投与を行う要件と適用

要点10 ▷ 持続的な鎮静薬の投与が妥当な医療であるためには，①鎮静が相対的に最善と判断される（相応性），②意図が苦痛緩和である，③患者の意思/推定意思がある，④医療チーム内の合意がある，の4要件を満たす必要がある。——[⇒P86, 114]

要点11 ▷ 死期が切迫している注4)患者の治療抵抗性の耐えがたい身体的苦痛に対して，患者の希望に応じて適切な方法で持続的に鎮静薬を投与することは，たとえ鎮静により患者の生命予後が短縮した場合においても，正当な医療行為であり倫理的・法的にも許容される。————————————[⇒P88, 114, 122, 127]

注4) 死期が切迫しているとは，日の単位（7日以内）を指す。

4 持続的鎮静の相応性

要点12 ▷ 持続的鎮静が相応的に妥当であるかは，①苦痛の強さ（耐えがたい著しい苦痛であるか），②治療抵抗性の確実さ（鎮静以外の手段では緩和される見込みがないか），③予測される生命予後（死期が切迫しているか）から判断する。——[⇒P88, 114]

要点13 ▷ 患者の生命予後が明確ではない場合，臨床的な予測に加えて，評価尺度を用いた生命予後の予測を用いる，複数の医療者で評価するなど，より信頼性・客観性が高くなる方法をとる。————————————————[⇒P89, 104]

要点14 ▷ 苦痛が緩和できる最小量の鎮静薬を投与し，患者の意識への影響がなるべく少ないようにする。すなわち，調節型鎮静を原則として優先し，持続的深い鎮静は，調節型鎮静では緩和することができないと見込まれる場合に検討する。
—————————————————————————————[⇒P88, 106]

要点15 ▷ 身体的苦痛がなく，精神的苦痛・スピリチュアルペインのみの場合には，原則として持続的鎮静の対象とならない。————————————[⇒P90, 125]

5　鎮静薬を投与する意図

要点 16 鎮静薬を投与する意図は，生命の短縮ではなく，苦痛緩和であることを，医療チームと，患者・家族で共有する。―――――――――――――――――――――[⇒P93]

6　患者・家族の意思

要点 17 持続的な鎮静薬の投与を行う要件として，患者自身が自己の価値観に照らして鎮静を希望する，または，鎮静を希望することが推定される必要がある。意思決定能力がない場合，患者の価値観や以前の意思に照らして，現在の状態で何を希望するかを，家族または家族がいない場合には，親しい友人や介護者などの患者の価値観を知りうる人と共に検討する。――――――――――――――[⇒P86, 94]

要点 18 家族がいる場合には持続的な鎮静薬の投与を行うことを家族が理解し，希望していることが望ましい。―――――――――――――――――――――――[⇒P86, 100]

7　医療チーム内の合意

要点 19 治療方針の決定は医療チーム内の合意として行い，多職種が同席するカンファレンスを行うことが望ましい。判断が困難な場合には，適切な専門家や，実施可能な範囲でより臨床経験の多い医療者の意見を得る。――――――――――[⇒P86, 104]

要点 20 鎮静を実施する場合には，目的，治療のプロセス（鎮静前と鎮静中の過程），説明と同意の内容について診療録に記載する。――――――――――――――[⇒P104]

8　患者の意思確認の過程

要点 21 患者が将来起きることについて知りたいと希望しており，患者が知ることが利益になるなら，緩和困難な苦痛が生じた時の手段について，前もって情報を提供し，鎮静について本人の希望を確認しておくことを検討する。―――――――――[⇒P94]

要点 22 鎮静に関する患者・家族への説明内容は，患者・家族の病状認識や情報提供に関する希望を確認し，情報提供の影響を検討したうえで個別に判断する。―――[⇒P97]

要点 23 本人が鎮静を希望し，家族が反対している場合には，患者の希望ができる限り尊重される対応を行う。また，患者と家族がお互いの気持ちを理解し，お互いの納得につながるように両者を支援する。さらに，意思の相違に影響している家族の心理的要因（悲嘆や自責感など）に配慮した情緒的サポートを行う。――[⇒P100]

9 鎮静薬の選択

要点 24 > 持続的鎮静のために鎮静薬を投与する場合，ミダゾラムを第一選択とする。
──────────────────────────── [⇒P106, 148]

要点 25 > オピオイドは意識低下作用が弱く，蓄積で神経毒性を生じうるため，鎮静のための主な薬剤として用いない。ただし，痛み・呼吸困難が苦痛症状である場合には，症状緩和として適切な量を鎮静薬と併用することを考慮する。 [⇒P36, 62, 106]

要点 26 > ハロペリドールは意識の低下をもたらす作用が弱いため，鎮静に用いる主な薬剤としては使用しない。ただし，せん妄が苦痛症状である場合には，症状緩和として適切な量を鎮静薬と併用することを考慮する。 ──────── [⇒P106]

10 鎮静薬の投与方法

要点 27 > 鎮静薬の必要量は患者の状態によって大きく異なるため，注意深く患者を観察して調節する。 ──────────────────────── [⇒P106]

要点 28 > 調節型鎮静では苦痛の強さを指標とし，苦痛が緩和される最小量の投与量になるように調節する。苦痛が緩和された場合はそれ以上鎮静薬を増量しない。苦痛緩和が得られたが鎮静が深くなりすぎた場合は，減量を検討する。 ── [⇒P20, 106]

要点 29 > 持続的深い鎮静では，（深い鎮静でなければ患者の希望する苦痛緩和が得られないという前提のもとに）深い鎮静状態となるまで鎮静薬を増量する。鎮静を開始する時点で患者の死亡まで深い鎮静を維持すると意図するのではなく，深い鎮静の継続が必要かを定期的に確認する。もし必要でなければ鎮静薬の減量や中止を検討する。 ─────────────────────── [⇒P20, 106]

11 鎮静中の評価とケア

要点 30 > 苦痛の程度は，Integrated Palliative care Outcome Scale（IPOS）または Support Team Assessment Schedule（STAS），意識と不穏は，Richmond Agitation-Sedation Scale（RASS）を用いて評価可能である。 ──────── [⇒P20, 109, 184, 185]

要点 31 > 死期が切迫しており治療目標が苦痛緩和である場合には，バイタルサインの精密な監視，定期的な採血など，治療目的と一致しない治療や検査の実施は行わないことについて，あらかじめ患者・家族と相談しておくことを検討する。 ── [⇒P109]

要点 32 > 苦痛の程度，意識水準，鎮静による有害事象，鎮静以外の方法で苦痛が緩和される可能性，病態の変化，患者・家族の希望の変化について，定期的に評価する。
──────────────────────────── [⇒P109]

要点 33 ＞ 水分・栄養の補給は，患者・家族の希望を考慮したうえで利益と負担を総合的に評価し，鎮静とは別に判断する。─────────────── [⇒P110]

要点 34 ＞ 環境整備などのケア，不快な症状の出現の観察を行う。患者・家族と共に鎮静薬の評価について話し合い，家族の心配や不安の傾聴，悲嘆や身体的・精神的負担に対する支援を行う。─────────────── [⇒P109]

要点 35 ＞ 経過に従って必要とされる情報（患者の状態，苦痛の程度，予測される変化など）を患者・家族へ十分に提供する。─────────────── [⇒P110]

2 治療抵抗性の耐えがたい苦痛が疑われた場合の 対応についての基本的な考え方のフローチャート

[基本的な考え方の概要]

　治療抵抗性の耐えがたい苦痛が疑われた場合の対応における基本的な考え方の概要について，フローチャートにまとめて示す（**図1**）。

　治癒を見込むことができない成人がん患者を対象とする。耐えがたい苦痛が治療抵抗性であると疑われた場合，すなわち，臨床的には手を尽くしても患者の苦痛がなかなか緩和しない場合，まず行うべきことは，十分な緩和治療が行われているかどうかの再検討である。治療抵抗性が疑われている苦痛（せん妄，呼吸困難，痛みなど）の治療が十分に行われているかをチームで再検討し，あわせて，苦痛に対する閾値をあげ人生に意味を見出すための精神的ケアを検討し，日常ケアの見直しや実施を行う。苦痛が強く一時的な苦痛緩和が必要と考える場合には，患者の休息を確保するために，夜間・日中の間欠的鎮静を実施するかを検討する。

　十分な見直しを行っても苦痛が緩和されず治療抵抗性と考えられる場合，状況の相応性と患者の意思から考えて最善の選択が何かという点から検討する。患者の意思によっては，意識が低下する可能性のある方法は希望せず，苦痛が持続したとしてもしっかりコミュニケーションできる方法を選択する場合もある。患者の価値観に基づく意思をよりどころにして相談することが基本である。患者に意思決定能力がない場合は，患者の推定意思を尊重する。患者の価値観を知りうる家族または家族がいない場合には，親しい友人や介護者などの患者の価値観を知りうる人と共に検討する。家族が鎮静について理解し希望していることが望ましいが，そうでない場合も，家族への支援を行いつつ，患者の希望ができる限り尊重された対応ができるように努める。

　相応性と患者の意思に基づいて妥当だと考えられる場合，持続的な鎮静薬の投与について，チームで合意形成し，必要に応じて専門家へコンサルテーションしたうえで判断する。この際，チームや患者・家族と鎮静の意図は苦痛緩和であることを共有し，治療・ケアの方針を共に決定する。鎮静は患者の意識が低下することによって，食事を摂取する，コミュニケーションできるなどの基本的な生活を妨げるという側面があるため，一般的には，意識への影響の少ない方法を優先する（**表1，2**）。すなわち，調節型鎮静を優先して考慮する。一方，苦痛の強さが著しい，治療抵抗性が確実である，患者の死期が切迫している（日から時間の単位である），持続的深い鎮静でなければ苦痛が緩和されないと見込まれる，かつ，副作用のリスクを許容しうる場合には，持続的深い鎮静を最初から行うことも検討しうる。

　鎮静中には，定期的に苦痛の程度，意識水準，有害事象，病態の変化などを観察する。必要に応じて持続的鎮静の継続の妥当性や鎮静薬の調整などについて検討する。患者・家族の希望の再確認や家族との病状共有，心配や不安に対するケアなどの家族への対応や，医療スタッフの精神的負担に関する対応を行う。

図1　治療抵抗性の耐えがたい苦痛が疑われた場合の対応についての基本的な考え方のフローチャート

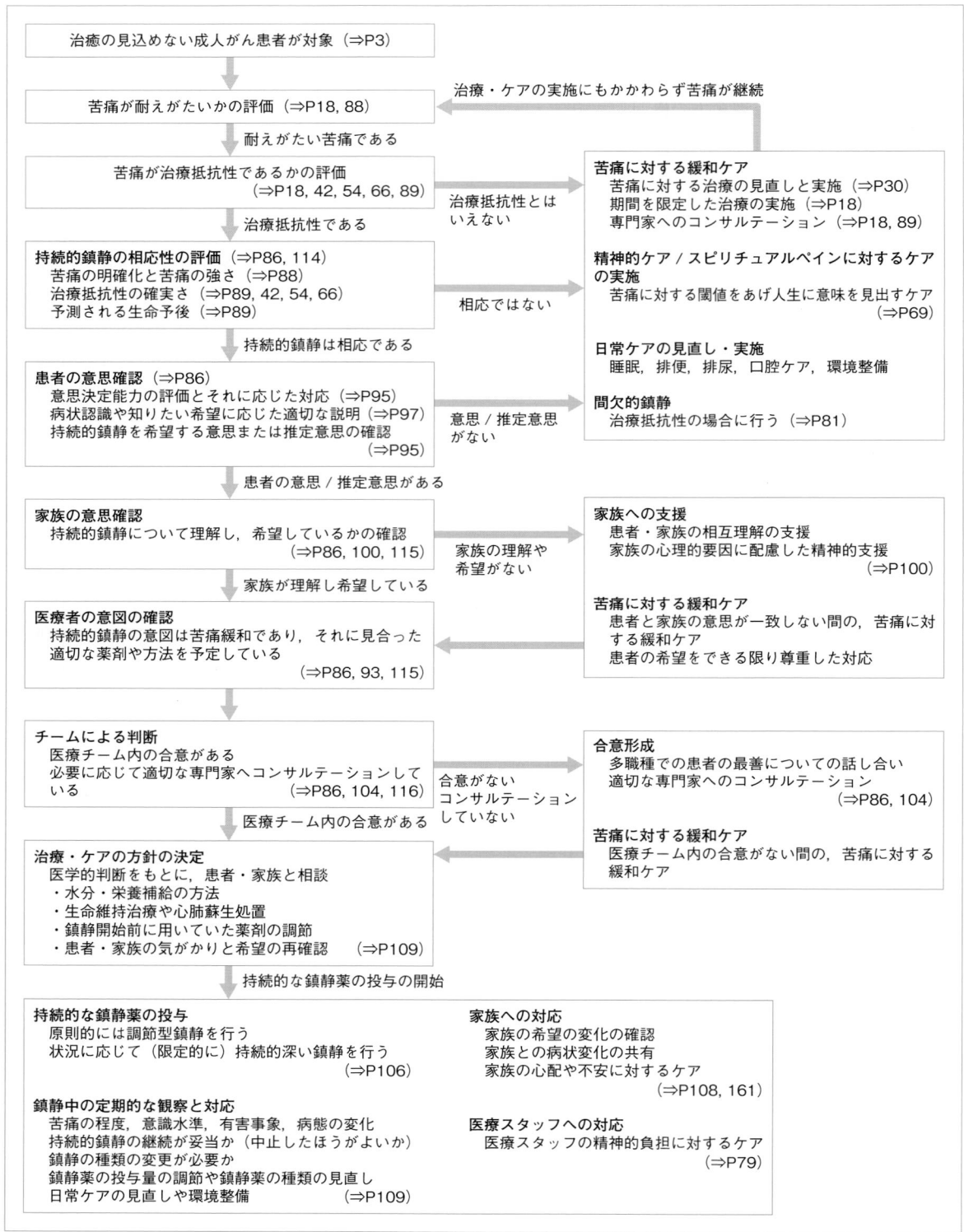

※各ボックス内に主要な具体的対応例を記載している
※前ページの基本的な考え方の概要と，ボックス内に示したページを参照して使用する

表1　持続的鎮静の2つの方法のメリットとデメリット

	メリット	デメリット
調節型鎮静	コミュニケーションできる可能性がある	苦痛緩和が十分に得られない可能性がある
持続的深い鎮静	確実な苦痛緩和が得られる可能性が高い	コミュニケーションできなくなる（意図されている）

原則的には調節型鎮静を優先して考慮し，持続的深い鎮静の使用は限定的である。

表2　鎮静の分類

間欠的鎮静		鎮静薬によって一定期間（通常は数時間）意識の低下をもたらしたあとに鎮静薬を中止して，意識の低下しない時間を確保しようとする鎮静
持続的鎮静	調節型鎮静（苦痛に応じて少量から調節する鎮静）	苦痛の強さに応じて苦痛が緩和されるように鎮静薬を少量から調節して持続的に投与すること
	持続的深い鎮静（深い鎮静に導入して維持する鎮静）	中止する時期をあらかじめ定めずに，深い鎮静状態とするように鎮静薬を調節して持続的に投与すること

Ⅲ章

定　義

1 用語の概念と定義

1 用語の概念と定義

本手引きで扱う用語の概念と定義を示す。

1 治療抵抗性の苦痛・耐えがたい苦痛（表 1）

「治療抵抗性の苦痛」（refractory symptom）とは，「患者が利用できる緩和ケアを十分に行っても患者の満足する程度に緩和することができないと考えられる苦痛」を指す[注1]。治療抵抗性であると判断されるには，「①すべての治療が無効である，あるいは，②患者が利用できる緩和ケアから考えて，予測される生命予後の期間内に有効で，かつ，合併症の危険性と侵襲を許容できる治療手段がないと考えられること」が必要である（治療抵抗性の判断については，Ⅳ章の各症状についての緩和治療の解説と「治療抵抗性と判断する目安」の項を参照）。

苦痛の原因の同定と原因に対する治療，苦痛を悪化させている要因の改善とケア（身体的要因，心理社会的・環境的要因），苦痛緩和を目的とした医学的治療（薬物療法など）それぞれについて検討する。十分な評価，治療を行わずに安易に治療抵抗性であるとしてはならない。苦痛の治療抵抗性が不明瞭な場合，期間を限定して苦痛緩和に有効な可能性のある治療を行うこと（time-limited trial）を検討する。苦痛が治療抵抗性であることは，患者の診療にあたっているチーム全体で，かつ，経験のある専門家を含めて判断することが望ましい[注2]。

「耐えがたい苦痛」（intolerable symptom）とは，患者にとって耐えられない苦痛を意味する。患者が耐えられないと明確に表現するか，患者が苦痛を適切に表現できない場合には患者の価値観や考えをふまえて耐えられないと想定される苦痛と定義する。

2 鎮静・鎮静薬（表 2）

本手引きでは，苦痛緩和のための鎮静を，医師が患者の意識の低下を意図するかしないかにかかわらず，「治療抵抗性の苦痛を緩和することを目的として，鎮静薬を投与すること」と定義する。

鎮静薬とは，一般的には，中枢神経系に作用し興奮を鎮静する薬物を指す。鎮静薬の定義を広くすれば鎮静の範囲が広くなり，議論の焦点があいまいになるため，本手引きでは，日本の実臨床で使用されている頻度の高い薬剤を鎮静薬とする。具体的には，ベンゾジアゼピン系の麻酔導入薬であるミダゾラム（注射薬），ベンゾジアゼピン系睡眠薬であるフルニトラゼパム（注射薬），ジアゼパム（坐薬），ブロマゼパム（坐薬），バルビツール系睡眠薬であるフェノバルビタール（注射薬，坐薬）を指すものとする[注3]。

これまで，治療抵抗性の苦痛に対して，患者の意識を低下させることを意図して鎮静薬を投与することを「苦痛緩和のための鎮静（palliative sedation therapy）」と呼んできた。2023年現在，各国で公開されているガイドラインにおける苦痛緩和のための鎮静の定

表1　治療抵抗性の苦痛・耐えがたい苦痛の定義

治療抵抗性の苦痛 (refractory symptom)	患者が利用できる緩和ケアを十分に行っても患者の満足する程度に緩和することができないと考えられる苦痛
耐えがたい苦痛 (intolerable symptom)	患者が耐えられないと明確に表現する，または，患者が苦痛を適切に表現できない場合には患者の価値観や考えをふまえて耐えられないと想定される苦痛

表2　鎮静と鎮静薬の定義

苦痛緩和のための鎮静	治療抵抗性の苦痛を緩和することを目的として，鎮静薬を投与すること。
鎮静薬	中枢神経系に作用し興奮を鎮静する薬物。 本手引きでは，ミダゾラム（注射薬），フルニトラゼパム（注射薬），ジアゼパム（坐薬），ブロマゼパム（坐薬），フェノバルビタール（注射薬，坐薬）を指す。オピオイドと抗精神病薬は含まない。

義の中心をなす部分は「苦痛緩和のために患者の意識を意図的に低下させること（意識を低下させる意図をもって鎮静薬を投与すること）」である。この定義では，患者の意識が低下することを「意図している」場合を鎮静とすることによる問題が生じる。すなわち，苦痛緩和を目的として同じ鎮静薬を投与した場合でも，仮に「意識の低下を意図していない」と医師が主張したとすれば，結果として意識の低下が生じたとしても鎮静とは呼ばれない。このような鎮静の定義に関するあいまいさは，国際的にも意見の分かれるところである。したがって，本手引きの作成にあたっては意図的な意識の低下か否かに基づいた鎮静の定義をなるべく避けた定義を提案することとした。

　そもそも，本手引きは，概念上完全に矛盾のない鎮静に関する定義を提言することを目的としていない。現在，国内で実施されている鎮静薬の投与に伴って生じている臨床上の課題に関する見解を明らかにすることによって，患者が適切な緩和ケアを受けられることを目的とするものである。したがって，定義としては完全でなくても，議論がしやすくなることを選択した。

　オピオイドと抗精神病薬（ハロペリドール，クロルプロマジン，レボメプロマジン）は本手引きで指す鎮静薬には含めない。したがって，痛みや呼吸困難・せん妄の緩和のためにオピオイド・抗精神病薬を妥当な投与量に増量した結果患者の意識が低下した場合は，鎮静とはみなされない。これは，従来は副次的鎮静と呼ばれていたものであるが，症状緩和と鎮静との境界があいまいになるため副次的鎮静という概念を用いないこととした。このことは，「オピオイド・抗精神病薬の増量は鎮静ではないから，無制限に増量してもよい」ことを意味しているのではない。原則的には，症状緩和のための薬剤の投与は，増量しても症状緩和効果がなければそれ以上は増量せず，薬剤の影響で患者の意識が低下した場合は，減量について検討する。オピオイド・抗精神病薬の適切な増量については，Ⅳ章「治療抵抗性の苦痛に対する持続的な鎮静薬の投与を行う前に考えるべきこと」（P27）に記載した。

3 鎮静の分類[注4]

　　鎮静は，鎮静薬の投与方法によって，間欠的鎮静（intermittent sedation）と持続的鎮静（continuous sedation）との2つに大別され，さらに，後者を調節型鎮静（proportional sedation）と持続的深い鎮静（continuous deep sedation）に区別する（**表3**，**図1**）。

　　患者の意識水準は苦痛を緩和しようと鎮静薬を投与した結果であるともいえるため，鎮静水準による浅い鎮静/深い鎮静という分類は用いない。鎮静水準を表現する必要がある場合は，Richmond Agitation-Sedation Scale（RASS）の定義に従う（P185，資料3参照）。

① 間欠的鎮静

　　間欠的鎮静とは，「鎮静薬によって一定期間（通常は数時間）意識の低下をもたらしたあとに鎮静薬を中止して，意識の低下しない時間を確保しようとする鎮静」を指す。

　　具体的には，せん妄や呼吸困難，痛みなどの治療抵抗性の苦痛に対して，苦痛を緩和するために鎮静薬を数時間投与し，就眠・鎮静を得たあとに鎮静薬を中止することを指す。

　　治療抵抗性の苦痛を伴わない不眠に対する夜間の睡眠薬の投与は，「治療抵抗性の苦痛を緩和するために」という鎮静の定義に該当しないため，本手引きでは鎮静に含めない。

② 調節型鎮静

　　調節型鎮静とは，「苦痛の強さに応じて苦痛が緩和されるように鎮静薬を少量から調節して持続的に投与すること」を指す[注5]。具体的には，鎮静薬（主にはミダゾラム）を少量から増量して，患者の苦痛が緩和される最小の量を持続的に投与することを指す。鎮静薬の投与量を調節する基準は，患者の意識水準ではなく，苦痛の強さである。したがって，結果として，患者の意識が維持された状態で苦痛が緩和される場合もあり，苦痛が強い場合には苦痛にあわせて鎮静薬を増量した結果として患者の意識が低下してはじめて苦痛が緩和される場合もある。

　　苦痛の強さの指標としては，Integrated Palliative care Outcome Scale（IPOS）またはSupport Team Assessment Schedule（STAS）が1〜2以下で評価可能である[注6]。

　　従来の「浅い鎮静」との違いは，浅い鎮静では，鎮静薬の投与量を調節する基準が苦痛であることが明確にはされておらず，患者の意識水準を用いて定義していることである。本手引きでは，調節型鎮静は，苦痛の強さを指標にして鎮静薬の投与量を調節するということを明らかにすることから，意識の水準を指標とした浅い鎮静という表現を用いなかった。

③ 持続的深い鎮静

　　持続的深い鎮静とは，「中止する時期をあらかじめ定めずに，深い鎮静状態とするように鎮静薬を調節して持続的に投与すること」を指す。鎮静薬の投与量を調節する基準は，患者の意識水準であり，RASSの-4（深い鎮静）から-5（覚醒不可能）の水準を指す。深い鎮静状態でなければその患者の苦痛が十分に緩和されない，という見込みを前提としている。

　　「中止する時期をあらかじめ定めずに」と定義するのは，鎮静を開始する時点で「患者の死亡まで（必ず）深い鎮静を維持する」と明確に意図するのではなく，状況を定期的に

表3　鎮静の分類の定義

間欠的鎮静		鎮静薬によって一定期間（通常は数時間）意識の低下をもたらしたあとに鎮静薬を中止して，意識の低下しない時間を確保しようとする鎮静
持続的鎮静	調節型鎮静 （苦痛に応じて少量から調節する鎮静）	苦痛の強さに応じて苦痛が緩和されるように鎮静薬を少量から調節して持続的に投与すること
	持続的深い鎮静 （深い鎮静に導入して維持する鎮静）	中止する時期をあらかじめ定めずに，深い鎮静状態とするように鎮静薬を調節して持続的に投与すること

図1　鎮静の分類

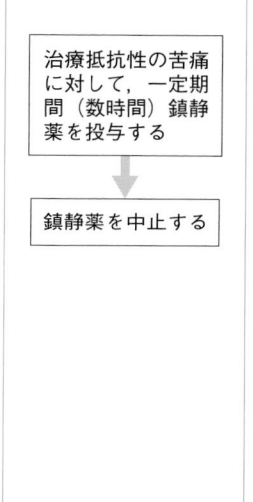

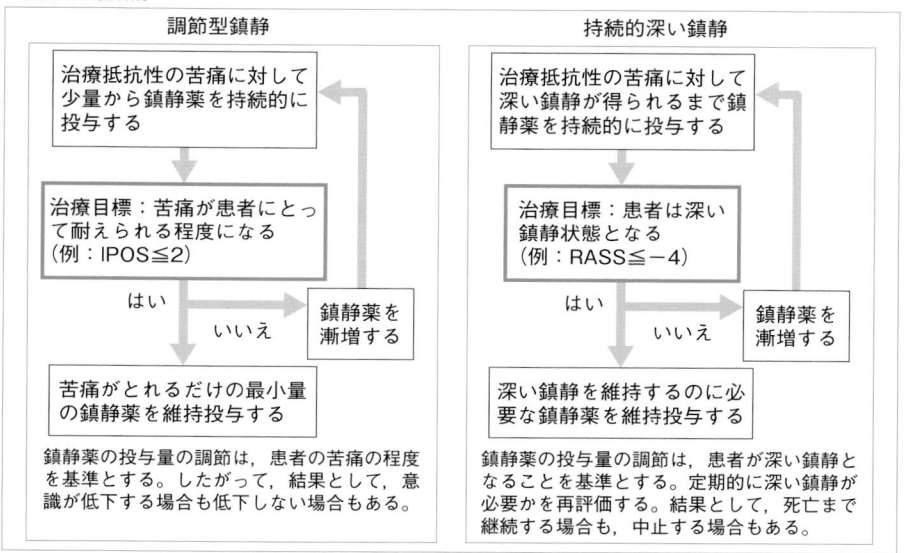

※太枠が当面の治療目標を示している
IPOS：Integrated Palliative care Outcome Scale, RASS：Richmond Agitation-Sedation Scale

評価して，「苦痛が緩和されていない，または深い鎮静を中止したら患者の苦痛が再燃して不利益となる（であろう）から深い鎮静を継続する」と考えることが妥当であるからである。深い鎮静を中止しても患者の苦痛が再燃せず不利益とならないと考えられる場合には鎮静薬を減量・中止する。

　結果的に死亡まで持続的な深い鎮静状態が維持された場合は，死亡まで継続した持続的深い鎮静（continuous deep sedation until death）に該当する。しかし鎮静を開始する時点で，死亡まで深い鎮静を維持するという意図をもって行うものではない。

❹ まとめ

　間欠的鎮静，持続的鎮静（調節型鎮静，持続的深い鎮静）を比較した表をまとめとして示す（表4）。

　これらすべての医療行為の最終的な目標は苦痛の緩和である。苦痛を緩和するための当面の目的，指標，手段，その背景にある考え方が異なっている[注7]。

表4　間欠的鎮静，調節型鎮静，持続的深い鎮静の比較

	間欠的鎮静	持続的鎮静	
		調節型鎮静	持続的深い鎮静
最終的な目的	苦痛の緩和	苦痛の緩和	苦痛の緩和
最終的な目的を達成するために当面の目的とすること	一定期間（通常数時間）の意識の低下/就眠	耐えられる程度になるまでの苦痛の緩和（結果として意識が低下する場合もしない場合もある）	深い鎮静状態に導入し維持する（深い鎮静でなければ苦痛が十分に緩和されないという見込みを前提としている）
指標と手段	一定期間の就眠を指標として，間欠的に鎮静薬を投与する	苦痛の程度（例えば，IPOS≦2）を指標として，持続的に鎮静薬を少量から投与する	意識水準（深い鎮静，例えばRASS＝−4）を指標として，持続的に鎮静薬を投与する
背景にある考え方	一時的でも苦痛を感じない時間を確保することが患者の利益になる	できるだけコミュニケーションがとれる状態を確保しながら，苦痛を最大限緩和することが患者の利益になる	コミュニケーションがとれなくなっても，苦痛を確実に取り除くことが患者の利益になる
対象となる状態（例）	せん妄や呼吸困難，痛み（間欠的に苦痛が強い場合）があり，持続的鎮静を開始する前にまず試みる	せん妄や呼吸困難，痛み（持続的に苦痛が強い場合）	致死性の消化管穿孔・肝出血などによる鎮痛薬が無効な非常に強い痛み，窒息・気道出血などによる非常に強い呼吸困難，すでに間欠的鎮静や調節型鎮静が試みられたが十分に緩和しないまたは緩和しないことが予測される非常に強いせん妄・呼吸困難

IPOS：Integrated Palliative care Outcome Scale, RASS：Richmond Agitation-Sedation Scale

例えば，以下のような使用方法が可能である。

- 間欠的鎮静で効果がなかったため，調節型鎮静を実施した。調節型鎮静によって苦痛緩和が得られ，患者の意識はRASS＝−1であった。
- 間欠的鎮静で効果がなかったため，調節型鎮静を実施した。調節型鎮静によって苦痛緩和が得られたが深い鎮静（RASS＝−4）になった（注：意識の低下は鎮静薬のためか自然経過かを区別できない）。
- 患者の苦痛が著しく，生命予後が数時間から長くても数日と考えられたことと，患者や家族の希望から，持続的深い鎮静を開始した。患者の苦痛は緩和され，患者は深い鎮静（RASS＝−4）となった（目的として意図された深い鎮静）。
- 患者の苦痛が著しく，生命予後が数時間から長くても数日と考えられたことと，患者や家族の希望から，最初から持続的深い鎮静を開始した。患者の苦痛は緩和され，患者は深い鎮静状態（RASS＝−4）となったが，翌日に身体状況が安定していたため，鎮静薬を減量して調節型鎮静に切り替えた。その結果，数日後に患者の苦痛は緩和された状態で，意識がある程度回復した（RASS＝−1）。

4　その他の定義

❶ 家　族 [注8]

　家族とは，本人の人生と深く関わり，生活を共にするなど，本人を支える存在である人々を指す。単に血縁関係や戸籍上のつながりだけで決まるものではない。

❷ 医療チーム

　医療チームとは，医師，看護師，心理職，医療ソーシャルワーカー，薬剤師，介護職など複数の専門職種からなる患者ケアを行うチームを指す。

Ⅲ
章

[注]────

1)　患者が利用できる緩和ケアは，①患者の利用できるリソース，②患者がリソースの利用をどの程度まで希望するか，③患者の全身状態，などによって決まる。①は日本のある地域では利用できるが，ある地域では受けることのできない地域差・施設差は存在する。将来に向けて，日本のどこであっても利用できる緩和ケアの機会が均等になることを目標とするべきである。②は緩和治療（副作用を伴う新たな薬剤投与，侵襲のある神経ブロック，放射線治療などの実施）や治療場所の変更（在宅からの入院，転院，住み慣れた街や島から離れるなど）について，患者がどの程度まで希望するかによる。③は患者の全身状態が悪化すれば，実際に提供可能な緩和治療や治療場所の変更は限られる。

2)　治療抵抗性の苦痛であるという判断は，本来的には，医療チーム全体が治療方針の決定に参加して，かつ，経験のある専門家が行うべきものである。しかし，現実的に，患者が緩和ケアを受けている状況によっては，夜間などの緊急時，地域に経験のある専門家がいない時もあるため，「望ましい」という表現にとどめた。チームで判断することが可能で，経験のある専門家にコンサルテーションできる状況であれば，医師1名の判断ではなく，チームでの判断をするべきである。

3)　今回の手引きで規定されている以外の薬剤（例えば，プロポフォール，デクスメデトミジン，レボメプロマジン）を使用した場合，規定されている他の投与方法で投与した場合（例えば，フルニトラゼパムを経口で日中に投与する），投与量が違う場合（例えば，ハロペリドールを非常に高用量で投与する）に鎮静とみなすかどうかについては，今回の手引きでは個々について判断はしない。薬剤の種類や投与量によって鎮静とみなすかみなさないかについては，さらに検討が必要である。

4)　これらの分類は，国際的な文献的考察でも裏付けられるものである。類似の概念に対する他の呼称について表に示す。英語圏では，鎮静薬を間欠的に投与する場合については，「一時的に患者が苦痛を体験しない休息を与える」という目的を含んだ呼称として，respite sedation と呼ぶ場合がある。しかし，介護領域で用いられるレスパイトとの用語の重複も考え，従来から使用されている間欠的鎮静（intermittent sedation）の名称を残すこととした。苦痛の程度にあわせて鎮静薬を少量から調節して持続投与する場合(proportional sedation)については，直訳の相応的鎮静（比例的鎮静）では意味がわかりに

表　鎮静の分類名として提案されているもの

	類似の概念に対する他の呼称
間欠的鎮静（intermittent sedation）	レスパイト・セデーション（respite sedation），一時的鎮静（temporal/transient sedation），短期鎮静（short-term sedation）
苦痛に応じて少量から調節する鎮静（調節型鎮静：proportional sedation）	浅い鎮静（mild/light/superficial sedation），意識のある鎮静（conscious sedation），徐々の持続的深い鎮静（gradual continuous deep sedation），段階的鎮静，必要に応じて鎮静薬を増量する鎮静（sedation with increasing the depth if necessary）
深い鎮静に導入して維持する鎮静（持続的深い鎮静：continuous deep sedation）	無意識をもたらす鎮静（sedation to unconsciousness），最初から深い鎮静を意図する鎮静（deep sedation right from the start），緊急時の鎮静（emergency sedation），急速な鎮静（sudden sedation），迅速な持続的深い鎮静（rapid continuous deep sedation），死亡まで継続する持続的深い鎮静（continuous deep sedation until death）

くいため，苦痛の程度にあわせて調節するという行為が明確になるように「調節型鎮静」とした。最初から深い鎮静に導入する場合（continuous deep sedation）については，急速な鎮静（rapid sedation），緊急時の鎮静（emergency sedation）と呼称されることもあるが，現状で使用されている用語からの継続を考え「深い鎮静に導入して維持する鎮静」（持続的深い鎮静：continuous deep sedation）とした。

　一方，これまで用いられてきた浅い鎮静/深い鎮静という分類は，結果を意味しているのか目的を意味しているのかがあいまいなため用いないこととした。例えば，鎮静薬を持続的に投与し，当初意識のある状態で苦痛緩和が得られていたが，徐々に深い鎮静状態でないと苦痛が緩和されなくなった場合，苦痛を緩和するだけの鎮静薬を調節して投与した結果，患者の苦痛が緩和され意識水準が変化したと考える。表現としては，「調節型鎮静を実施した。患者の意識水準は RASS＝－1 から－4 に変化した」となる。調節型鎮静の定義では，鎮静薬の投与量を調節する基準が苦痛緩和の程度であり，患者の意識の変化はその結果である。

5）　調節型鎮静と，意図して意識を低下させることによって定義される，「従来の鎮静」との違いは，従来の鎮静は医師の意図により定義されるため，同じ薬剤を同じ投与量で使用しても医師によって鎮静に該当する場合もそうでない場合もありうるのに対し，調節型鎮静は医師の意図や鎮静後の意識水準を問わないため，治療抵抗性の苦痛に対して鎮静薬を苦痛にあわせて投与した場合は，すべて調節型鎮静に含まれる。一方，症状によっては（少量の）鎮静薬そのものに苦痛を緩和させるという場合がありうる。例えば呼吸困難に対してミダゾラムが効果があるという知見がある。もともとの苦痛に対して効果がある鎮静薬の投与が鎮静とみなされるべきかはっきりしないが，この議論は保留し，治療抵抗性の苦痛に対する鎮静薬の使用をすべて鎮静として扱うこととした。

6）　苦痛を評価する指標としては，国内で一般的に使用されているかという観点からIPOS/STAS を挙げた（P184，資料1，2参照）。Numerical Rating Scale の代理評価やその他の苦痛の評価尺度の使用を否定するものではない。

　また，RASS を苦痛の評価として使用するという考えもありうる。しかし，RASS は本来は意識と不穏/興奮の指標であり，患者の感じる苦痛の程度とは一致しない場合がある。したがって，本手引きでは，意識と不穏/興奮の評価指標である RASS と，苦痛

の評価指標である IPOS/STAS を分けて使用することとした。

7)　鎮静薬の使用の最終的な目的が苦痛緩和であることは意見が一致するが，当面の目的や手段について意見が完全に一致するとは限らない。例えば，持続的深い鎮静の当面の目標が「深い鎮静状態の導入と維持」であることに関しては，「苦痛の緩和を目的として鎮静薬を投与しているが，どのような場合も意識の低下は目的とはしておらず，生じたとしたら合併症（副作用）である」という主張もありうる。これは，目的と手段の区別，意図のあいまいさによるものであり，本手引きでは，複数の考えがあることを認めつつも，最終的な目的，当面の目的，指標と手段の考え方を提案した。

8)　日本老年医学会「高齢者ケアの意思決定プロセスに関するガイドライン」と，厚生労働省「人生の最終段階における医療・ケアの決定プロセスに関するガイドライン」での定義を参考とした。

　　日本老年医学会では「『家族』とは，本人の人生と深く関わり，生活を共にするなど，支え合いつつ生きている人々を指すのであって，単に戸籍上のつながり，ないし血縁関係があるという形式上のことだけで決まるものではない」，厚生労働省では「家族等とは，今後，単身世帯が増えることも想定し，本人が信頼を寄せ，人生の最終段階の本人を支える存在であるという趣旨ですから，法的な意味での親族関係のみを意味せず，より広い範囲の人（親しい友人等）を含みますし，複数人存在することも考えられます」と定義している。

　　鎮静に関連する場面でも，本人を支える重要な存在としての「家族」は，戸籍や血縁関係などの形式だけでは決まらないとの考えをもとに定義した。「家族等」と定義することも議論されたが，臨床の場面で慣れ親しんでいる呼称として「家族」とした。

Ⅲ章

Ⅳ章

実践（1）治療抵抗性の苦痛に対する持続的な鎮静薬の投与を行う前に考えるべきこと

1 はじめに

　本章では，治療抵抗性の耐えがたい苦痛への対応として持続的な鎮静薬の投与を行う前に考えるべきことをまとめた。治療抵抗性の苦痛として頻度の高いせん妄，呼吸困難，および，治療抵抗性と判断することの難しい痛みに対して検討するべき緩和ケアと，どのような時にも重要な精神的ケアについて取り上げている。

　苦痛は患者の主観的体験であるから，苦痛そのものが完全になくならなくても，苦痛に対する閾値をあげ，苦痛があっても人生に意味を見出すことができるならば，苦痛に耐えることができる。したがって，精神的ケアは，標準化することは難しいものの非常に重要である。

　終末期がん患者では，痛み，せん妄，呼吸困難など，各症状の診療ガイドラインに従って治療・ケアを行っても苦痛が緩和されない場合が少なくない。本章では，そのような治療抵抗性が疑われる難治性の苦痛に対して，持続的な鎮静薬（主にミダゾラム）の投与を行う前に実施すべき緩和ケアについて委員の合意での記載を行った[注1]。終末期の難治性の苦痛への治療・ケアに関しては検証試験が非常に乏しく，既存の診療ガイドラインには臨床疑問として挙げられていない内容も多い。したがって，本章では各症状の診療ガイドラインの記載の有無を問わず，臨床現場で苦痛緩和につながりうる対応を検討した。なお，治療抵抗性の判断に関しては，鎮静の対象症状となる頻度が高い難治性の痛み，せん妄，呼吸困難に対して示すが，これら以外の難治性症状に関しても同じ枠組み（原因の同定と治療，治療目標の設定，苦痛を悪化させている要因の改善とケア，医学的治療）で治療抵抗性の判断を行っていくのが妥当と考えられる。本章の記載内容については今後の実証研究の結果によって修正される可能性があり，一般化できるとは限らないものも含まれている。

　各症状ごとのガイドラインの記載と矛盾を生じる場合がありうる。本手引きで想定するのは，各症状のガイドラインに従って診療を行ったとしても苦痛が緩和されない場合である。該当するガイドラインなども，順次改訂される最新のものを参考にしていただきたい[1-4]。

　治療抵抗性の苦痛に対して，「どこまで治療をすれば十分なことができていると考えてよいか」を示す水準を明示することは難しいが，現実にはそれこそが求められているため，各症状について「治療抵抗性と判断する目安」を示した。高度医療機関の間でも実施できる緩和治療には差があるし，高度医療機関で行われている緩和治療のなかには小規模病院・施設などでは実施できないものがある。逆に，心理社会的な要因として，在宅療養でしか得られないもの（家族との距離感や住み慣れた環境）を病院に求めることは難しいし，地域によっては必要なリソースをみつけることが現実的に難しい場合がある。リソースの不均等は社会全体で解決するべき問題である。具体的な治療については「あるべき状態」ではなく「現状で実施可能な状態」を念頭に記載した。

[注]────────────────────────────────────

1)　本章の内容をどの程度具体的に記載するのかについては賛否があった。学術団体の記載する手引きとしてエビデンスが不十分であったり，患者にとっての利益と不利益の見積もりができないものは記載するべきではないとの意見もあった。しかし，今回の手引きでは，実際に治療抵抗性の苦痛をもった患者を診療する医療チームが「この患者にはこの方法を検討する価値があるかもしれない」と考えるきっかけになることを意図して，具体的な記載をすることとした。具体的な記載をそのまま，あるいは，具体的な記載のすべてを実際に提供することを勧めているのではない。

【文　献】

1) 日本緩和医療学会 編．がん患者の呼吸器症状の緩和に関するガイドライン 2016 年版，東京，金原出版，2016
2) 日本緩和医療学会 編．がん疼痛の薬物療法に関するガイドライン 2020 年版，東京，金原出版，2020
3) 日本緩和医療学会 編．専門家をめざす人のための緩和医療学 改訂第 2 版，東京，南江堂，2019
4) 日本サイコオンコロジー学会，日本がんサポーティブケア学会 編．がん患者におけるせん妄ガイドライン 2022 年版，東京，金原出版，2022

2 苦痛に対する緩和ケア

1 トータルペインの概念

　　がん患者の苦痛は，身体的要因，精神的要因，社会的要因，スピリチュアルな要因といった多面的なものである。患者にみられる苦痛を，身体的苦痛のみとして一面的に捉えるのではなく，精神的苦痛や社会的苦痛，スピリチュアルペインも含めて総体として捉える必要がある。トータルペイン（全人的苦痛）とは，このように，患者の苦痛を身体的要因，精神的要因，社会的要因，スピリチュアルな要因が，相互に関連し合っているものとして捉える概念[注1]である。

　　医療者はそのアプローチと治療において，これらを別々に取り扱うことはできない。また，患者に包括的，かつ全人的なケアを提供することが必要とされる。治療抵抗性の苦痛を検討する場合には，難治性の痛みのある患者において，「身体の痛み」だけを取り出して緩和しようとするのではなく，痛みがとれないことによって生じている，または，痛みを難治性にさせている精神的要因，社会的要因，スピリチュアルな要因を同時にケアすることが重要である。

　　身体と精神は互いに影響し合っており，治療抵抗性の身体的苦痛に精神的な要因が加わるとさらに身体的苦痛が強くなる。逆に，精神的苦痛やスピリチュアルペインを軽減することができるならば，身体的苦痛の程度そのものは変わらなくても（わずかしか軽減しなくても），苦痛に耐えられるような人生の意味を見出すことができるようになる場合もある。医療者には苦痛をトータルペインとして理解し，ケアすることが求められる。

　　終末期には難治性の身体症状や精神的苦痛が強まるため，難治性症状の緩和や精神的ケア，スピリチュアルペインへの対応をチームで丁寧に行うことで，トータルペインが軽減するよう努めることが重要である。

[注]

　　1)　Cicely Saunders は，1966 年に臨床概念としてトータルペイン（全人的苦痛）を唱え，1984 年に発行された「末期悪性疾患のマネジメント」（The Management of Terminal Malignant Disease）の書籍のなかで，終末期患者との関わりを通して患者が経験している複雑な苦痛・苦悩の捉え方としてトータルペインという概念を提唱した。

2 痛みに対する緩和ケア

　本項では，治療抵抗性が疑われる難治性の痛みに対して，持続的な鎮静薬の投与を行う前に実施すべき対応について述べる。治癒を見込むことができない成人がん患者を対象とし，苦痛緩和のための鎮静の対象という点からは，生命予後がより限られた患者を実際的な対象とする。

1　概　要（表1）

　痛みが治療抵抗性となり鎮静を必要とすることはそれほど多くない。しかし，苦痛が臓器障害を反映している呼吸困難やせん妄に比べると，治療抵抗性の痛みは全身状態の良い患者でも生じうる。場合によっては経口摂取が十分できている患者の痛みが緩和困難となることも想定される。全身状態が良い患者に鎮静を実施すれば，患者の全身状態を大きく変化させたり，生命予後を短縮したりする可能性がある。したがって，痛みに対して鎮静を検討する場合は，痛みが「本当に治療抵抗性であるか」，すなわち鎮静以外に緩和する

表1　痛みの治療の概要

	要点	主な具体的な対応例
原因の同定と治療	原因の同定	痛みに関する問診，痛みの部位・範囲・経過，身体所見（知覚異常など），画像検査を確認し，痛みの原因を明らかにする
	痛みの原因に対する治療	抗がん治療，合併する感染症に対する治療など痛みの原因に対する治療を行えないかを検討する
	オピオイドによる痛覚過敏の可能性の検討	オピオイドの減量や変更などを検討する
	非がん性疼痛に対する治療	非がん性疼痛に対して，原因に対する治療，オピオイド以外の鎮痛薬，心理社会的要因に対するケア，神経ブロック，リハビリテーションの介入を優先する
治療目標の設定	痛みの病態により，治療目標を設定	・痛みの病態を患者にわかりやすく説明し，現実的な治療目標を設定する ・意識状態やコミュニケーションできる程度と苦痛緩和のバランスを相談する
苦痛を悪化させている要因の改善を目的としたケア	身体的要因に対するケア	痛みが緩和できる動作・体位の工夫や環境整備（マットなど），装具の利用などを行う
	心理社会的要因に対するケア	・不安，恐怖，怒り，孤独感，抑うつ，スピリチュアルペインを緩和できるようなケアを行う ・夜間の就眠を確保する
医学的治療	薬物療法	・持続痛に対しては，効果があり意識に影響しない範囲でオピオイドを増量する ・突出痛への対応を行う ・オピオイドの効果が不十分な場合，オピオイドの投与経路の変更，オピオイドスイッチング，非オピオイド鎮痛薬（NSAIDs・アセトアミノフェン）の使用・増量，鎮痛補助薬の併用などを行う
	薬物療法以外の治療	・放射線治療を検討する ・IVR（interventional radiology）を検討する ・神経ブロックを検討する

方法が本当にないのかを慎重に検討する必要がある。

　難治性の痛みに対して，最初に行うべきことは，痛みの病態を正確に把握することである。がん患者の痛みはすべてがんが原因であると医療者が思い込み，誤った病態の認識のもとにオピオイドを漫然と増量すると，鎮痛に効果がないばかりでなく，せん妄や意識障害を合併してさらに痛みの評価を難しくする悪循環に陥る。問診，身体所見，画像検査などから痛みの原因を明らかにすることが重要である。原因が同定できれば，まず，痛みを生じている原因そのものに対する治療，すなわち，抗がん治療や，合併する感染症に対する抗菌薬の使用などを行えないか検討する。オピオイド増量後に痛みがかえって悪化する場合には，オピオイドによる痛覚過敏が生じている可能性を考慮する。慢性疼痛，たとえばもともとある非がん性の腰痛などに対しては，オピオイド以外の鎮痛薬，心理社会的要因に対するケア，神経ブロック，リハビリテーションの介入を優先するのが原則である。

　同定した原因からみて痛みが難治性になると判断される場合（がん自体が神経を巻き込んだ神経障害性疼痛や骨転移による体動時痛など）は，痛みを完全に消失させることはできない可能性が高いことを前提として患者と治療目標を相談する。痛みの病態を丁寧に説明し，選択肢となりうる治療（神経ブロックなども選択肢に含めるか）を共有し，治療目標を設定する。痛みの緩和と，意識を維持することやコミュニケーションできることが両立できない場合は，患者自身が何を優先するかを相談しながら治療を行うことが重要である。

　痛みのケアにおいては，痛みを悪化させる要因を取り除き（痛みが出にくいような動作で身の回りのことができるように環境整備を行うなど），心理社会的なサポートも十分に行う。がん疼痛の薬物療法としては，持続痛に対して，効果があり意識に影響しない範囲で定時投与されているオピオイドを増量する。突出痛がある場合には突出痛への対応を行う（痛みがある時にレスキュー薬を使用する）。あるオピオイドで効果がない場合は，オピオイドの投与経路の変更，オピオイドスイッチング，非オピオイド鎮痛薬（NSAIDs・アセトアミノフェン）の併用・増量，鎮痛補助薬の併用などを行う。薬物療法と併行して，放射線治療やIVR（interventional radiology），神経ブロックを検討する。

　網羅するものではないが，難治性の痛みをみた場合に検討するべき具体的な内容を**表2**に示した。

２　原因の同定と治療

　痛みの原因や機序を評価し，原因・機序に基づいた鎮痛法を計画することが基本である。新しく発生した痛みについては別の病態が起こっている可能性が高く慎重な評価を要する。痛みがあるからという理由だけでオピオイドを増量すると効果が得られないばかりか，かえってせん妄などの精神症状を生じて痛みの治療そのものが行えなくなる場合がある。

　痛みの原因は，それまでに撮影された画像所見と，問診内容（痛みの部位・範囲，痛みの経過，痛みの性質，突出痛の有無など），身体所見（痛む場所の知覚異常の有無など）によりおおむね明らかにできる。画像検査ができない環境では，問診や身体所見によって痛みの病態を可能な限り明らかにする。

表2　難治性の痛みをみた場合に検討するべき具体的な内容

原因の同定と治療
- 痛みの病態をできる限り正確に把握する
- 痛みの原因そのものに対する治療
  例えば，抗がん治療，合併する感染症の治療などの方法があるかを検討する
- オピオイドによる痛覚過敏の可能性を考慮する
- がん疼痛と，がん患者に併存している非がん性疼痛（慢性腰痛など）を区別する
- 廃用に伴う筋肉や関節の痛みに対して，体位の工夫，マットの工夫，理学療法（筋肉の緊張をほぐす），トリガーポイント注射などを行う

治療目標の設定
- 病態によっては，痛みの完全な消失は目標とできないことを患者と共有して，現実的な目標を設定する
- 痛みの緩和と，意識を維持することやコミュニケーションできることが両立できない場合，患者自身が何を優先するかをよく相談する

苦痛を悪化させている要因の改善とケア
- 痛みが緩和できる動作・体位の工夫や環境整備（電動ベッドやマット），装具の利用などを行う
- 不安，恐怖，怒り，孤独感，抑うつを緩和できるようなケアを行う
- 夜間の就眠を確保する

医学的治療：がん疼痛の薬物療法
- 持続痛に対しては，効果があり，意識に影響しない範囲でオピオイドを増量する。増量過程で，痛みの場所や強さなどに対する問診に的確な返答ができなくなった場合は，せん妄・軽度の意識障害を疑い，それ以上のオピオイド増量を行うことが適切かを再評価する
- 突出痛に対して効果がある量のレスキュー薬を使用できるようにする（痛い時にすぐに飲める環境整備，患者への説明，鎮痛できる十分な投与量，適切な投与間隔など）
- オピオイドの投与経路を変更する（経口・経皮投与を持続皮下投与・持続静脈内投与に変更）
- オピオイドスイッチング
- 非オピオイド鎮痛薬（NSAIDs・アセトアミノフェン）の使用・増量を副作用に注意しながら行う
- 鎮痛補助薬を十分量使用する。単剤で効果がない場合には別の鎮痛補助薬に変更するか，副作用に注意しながら作用機序の異なる鎮痛補助薬を併用することを検討する

医学的治療：薬物療法以外の治療
- 放射線治療を検討する
- IVR（interventional radiology）を検討する
- 神経ブロック（硬膜外ブロックなど）を検討する
- くも膜下鎮痛法（くも膜下腔にモルヒネなどを投与する方法）を検討する[注1]

❶ がん疼痛と，がん患者に併存する非がん性疼痛との区別

　がん患者に生じる痛みのすべてががんによるものとは限らない。廃用に伴う筋肉や関節の痛み，もともと存在していたがん治療に関連した痛み（遷延性術後痛，化学療法後の末梢神経障害による痛み，放射線治療の晩期障害など），がんと直接関係のない非がん性疼痛（胆嚢炎や虫垂炎などの急性痛，慢性腰痛・変形性関節症・肩関節周囲炎・緊張型頭痛などの慢性疼痛など）がある。

　がん疼痛ではないその他の痛みが現在の「治療抵抗性の痛み」に関与していないかを検討する。

　胆嚢炎や虫垂炎などによる痛みには抗菌薬の使用や，手術適応を検討し，肩関節や股関節の変形による痛みは観血的修復術などの適応がないか整形外科医に相談する。

　廃用に伴う筋肉や関節の痛みであれば，オピオイドによる鎮痛よりも，体位の工夫，マットの工夫，理学療法（筋肉の緊張をほぐす），トリガーポイント注射などでの対応を検討すべきである。鎮痛薬では非オピオイド鎮痛薬の内服や外用が有用な場合もある。

　がんと直接関係のない慢性疼痛や，遷延性術後痛などのがん治療に伴う痛みはもともと

難治性の痛みである場合が多く，治療目標は，完全な除痛ではなく，オピオイド以外の鎮痛薬による薬物療法の他に，神経ブロック，心理社会的サポート，リハビリテーションなどを取り入れて，日常生活動作（ADL）を維持することである。これらの痛みは，がん疼痛に対する治療を定めたWHO方式がん疼痛治療法に沿ったオピオイド治療の適応ではなく，オピオイドが痛みの緩和手段として第一選択ではない。非がん性疼痛は，がんの終末期になると，筋力低下によるADLの低下や心理社会的要因が増えるため，悪化することがある。このような場合には，心理社会的要因に対するサポートを強化するとともに，それでも痛みが緩和しない場合は，生命予後が月単位（2～3カ月）以下でオピオイドの効果がある病態であれば慢性疼痛の使用法に基づくオピオイドによる症状緩和を高用量にならない範囲で考慮する[注2]。

❷ 難治性になりやすい痛み

　痛みのコントロールが難渋しやすい因子には若年者，神経障害性疼痛，突出痛を伴う痛み，痛みに対する心理社会的要因がある，過去に高用量のオピオイドを使用していたことがある，物質依存症（アルコール依存症など）の既往がある，認知機能障害がある場合などである。

　痛みの病態でみると，腫瘍による神経叢や脊髄の圧迫・浸潤（例えば，脊髄への浸潤，パンコースト腫瘍による腕神経叢浸潤，骨盤内腫瘍や腰仙部転移による腰仙部神経叢浸潤・悪性腸腰筋症候群など），膵臓がんの膵実質の破壊による痛み，広範な胸膜播種による痛み，多発骨転移（特に溶骨性の変化の強いもの），会陰部の痛みが難治性になりやすい（表3）。これらの痛みはオピオイドの増量を中心とした薬物療法では「完全に消失させる」ことは不可能な場合が少なくない。痛みを「完全に消失させる」まで鎮痛薬を増量すると，相対的な過量投与による精神症状を呈する場合がある。特に終末期がん患者の場合はせん妄が併発しやすい。せん妄が出現すると認知機能障害からさらに痛みの治療は困難になる。これらの難治性になりやすい痛みに対しては，鎮痛薬を増量するだけでなく，他の鎮痛手段が十分に行えているかを検討する。

❸ 原因の治療

　がんが痛みの原因となっている場合，痛みの原因である腫瘍に対する治療が可能かを考える。腫瘍縮小効果が望める治療があれば，全身状態とバランスをとりながら抗がん治療を行うことを検討する。感染症の合併で痛みが悪化することも多いため，その場合は感染症の治療を検討する。管腔臓器の狭窄や閉塞に対しては，胃瘻，人工肛門の造設，バイパス手術による狭窄/閉塞部周囲の管腔内圧の減圧や，ステント留置による通過障害の改善

表3　難治性になりやすいがん疼痛の例

・脊髄への浸潤
・パンコースト腫瘍による腕神経叢浸潤
・骨盤内腫瘍や腰仙部転移による腰仙部神経叢浸潤・悪性腸腰筋症候群
・膵臓がんの膵実質の破壊による痛み
・広範な胸膜播種による胸部痛
・多発骨転移の体動時痛（特に溶骨性の変化の強いもの）
・会陰部の痛み

により痛みを軽減できる可能性がある。このように，痛みの原因を治療するという考え方が重要である。

いずれも全身状態や予測される生命予後，患者や家族の希望，治療によるメリットとデメリットを総合的に検討する。

3　治療目標の設定

難治性の痛みが存在することを前提として，患者と治療の目標を共有することが重要である。夜間眠ることができる，安静時の痛みが緩和されている，体動時の痛みが緩和されているといった目標を患者と相談しながら段階的に立てていく。痛みの緩和と，意識を維持することやコミュニケーションできることが両立できないことがある。眠気が増えても痛みが減ることを優先するか，痛みは完全に消失しなくても眠気がなく意識がしっかりしていることを優先するかは患者によっても異なる。一般的には，完全に痛みが消失しなくても，夜は眠れる，日中は時々痛むが鎮痛薬を日に数回使用すれば治まる，といった目標が望まれる場合が多い。

目標設定の際は，痛みの原因を丁寧に説明する。漠然と「がんによる痛みです」と説明するより，痛みの病態をわかりやすく説明する（「○○に再発した腫瘍が，この手や足の神経に触って痛くなっている」など）。これによって，なぜ痛みが難治性なのかの理由を共有して，痛みの治療目標について相談する。なかなか緩和しない痛みの原因を患者自身がより詳しく理解することで，（たとえ痛みが残ったとしても）説明を受ける前より安心する場合は少なくない。痛みの原因を丁寧に説明することそのものが，痛みの緩和が困難となる因子である心理社会的要因の一部を緩和することにつながる可能性がある。痛みが多少残ってもさまざまな方法で継続的に最大限サポートし，医療者は最後まで見放さないことを伝える。

4　苦痛を悪化させている要因の改善を目的とした治療・ケア

❶　身体的要因

痛みが緩和できる生活の工夫や環境整備を行う。

例えば，骨転移では，患部の保護，骨変形の軽減，支持性の補強を行い骨折による強い痛みを軽減する目的で装具を使用する。整形外科医へのコンサルテーションにより，骨転移の状態の判定，特に力学的強度の判定や神経学的診断を行い，免荷や装具の必要性について検討する。骨転移痛のうち，持続痛は，定期的な鎮痛薬の投与により緩和されることが多いが，体動時痛はレスキュー薬を予防的に使用するなど工夫をしても薬物療法だけではコントロールが難しい。よって，理学療法士・作業療法士などによるリハビリテーションの導入により，痛みがより緩和されるような動作の工夫，痛みが増強する動きを回避できるような環境作り，装具の活用方法などを調整し，薬物療法と組み合わせて痛みの軽減を図る必要がある。

悪性腸腰筋症候群は下肢の屈曲位をとることで痛みが緩和される。神経障害性疼痛に対しては温罨法や痛みが出にくい体位や動作の工夫，服が擦れると痛いといったアロディニアへの対策を行う。

❷ 心理社会的要因

　がん患者においては，痛みが難治性となる場合，心理社会的要因が関与していることが少なくない。看護師や医療ソーシャルワーカー，精神科医・心療内科医，心理職など多職種で検討する。

　痛みが長く続く患者では，痛みを反復して認識し，痛みを拡大視することで無力感を感じる（痛みの破局的思考）ようになり，不安，恐怖，怒り，孤独感，抑うつなどの不快な情動が生じ，痛みの認知を修飾する（痛みが悪化する）。このような悪循環は痛みの遷延化を引き起こす。よって，患者の身体的要因だけではなく，心理社会的要因を含むさまざまな側面からアセスメントを行い，不安，恐怖，怒り，孤独感，抑うつ，スピリチュアルペインなどを軽減することができれば，痛みを緩和できる可能性がある。不安や抑うつに対しては必要に応じて抗不安薬や抗うつ薬とケアを組み合わせることも考慮し，不眠に対しては夜間の就眠を確保できるようにする。

　患者が，疼痛時に使用するために処方されたオピオイドを，心理社会的要因（不安，焦燥感，不眠など）や痛み以外の身体症状（倦怠感など）を緩和する目的に使用している場合がある。このような場合は，患者がオピオイドを使用している痛み以外の理由，すなわち，心理社会的要因や，痛み以外の身体的苦痛症状を十分にアセスメントし対応する必要がある。

5　医学的治療

　がん疼痛に対する医学的治療を記載し，難治性の痛みに対する治療のアルゴリズムを**図1**に示す。

❶ 薬物療法

　薬物療法では，非オピオイド鎮痛薬（NSAIDs・アセトアミノフェン），オピオイド，鎮痛補助薬を適切に組み合わせる。患者の痛みが，持続痛なのか，突出痛なのかを区別することが重要である。

［オピオイドの増量］

　持続痛に対してオピオイドの定時投与は有効であり，痛みの悪化に応じて増量することで鎮痛効果が得られることが多い。患者の意識が明瞭で，増量に対して有効であると明確に回答できる範囲で，オピオイドの投与量に上限はない。

　強い痛みが存在する場合，より早く鎮痛するためにオピオイドを持続皮下投与・持続静脈内投与してタイトレーションを行うことも考慮する。患者の状態や希望に応じて投与経路を選択する。

　一方，オピオイドは増量するとしばしば副作用により使用が制限される。特に，オピオイドの投与量の制約になる副作用として，中枢神経症状，すなわち，眠気，せん妄などの意識障害がある。オピオイドの増量過程で，もともと意識障害のない患者が，痛みの部位や強さなどに対する問診に（返答は可能でも）的確な返答ができなくなった場合は，せん妄の出現を疑う。痛みの評価が十分にできない時に，オピオイドをさらに増量すると増量後の痛みの評価もできなくなり，せん妄が生じる可能性を増大させることになる。眠気が許容できる範囲でオピオイドを増量することはありうるが，それ以上のオピオイドの増量

図1　難治性の痛みに対する治療のアルゴリズム

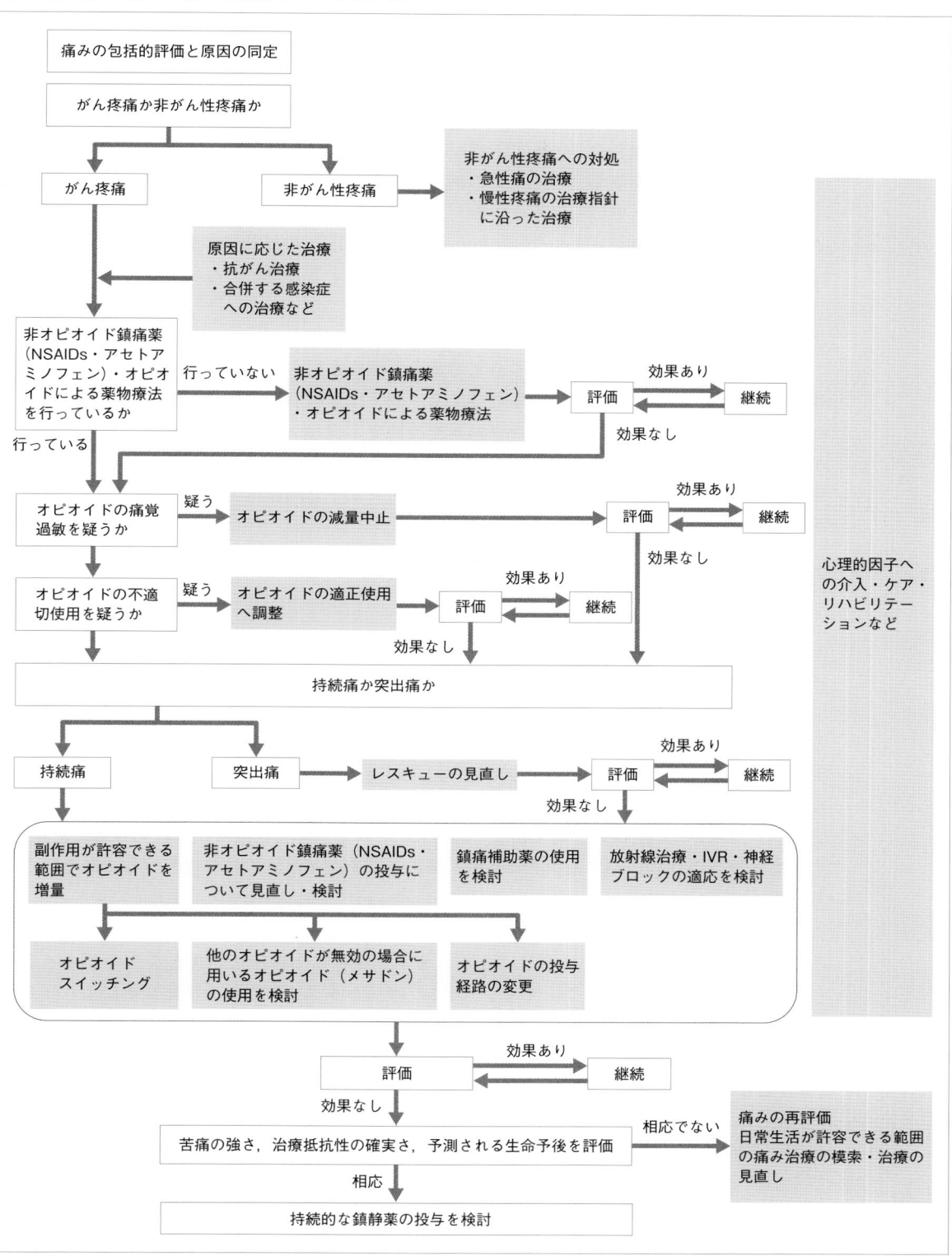

を行うことが適切かは，患者の希望に沿っているか，オピオイドは増量しただけの鎮痛効果があるか，オピオイドによる神経毒性（傾眠，せん妄，ミオクローヌスなど）が生じていないかといった点から再評価することが重要である[注3]。

オピオイドによるせん妄が出現した際は，オピオイドの増量は見合わせるか慎重に減量し，オピオイドの投与経路の変更，オピオイドの種類の変更，鎮痛補助薬の併用などで対応する。せん妄を悪化させている可能性があるが鎮痛には有効と考えられる場合，オピオイドの増量と抗精神病薬などのせん妄の治療を並行して行う場合がある。

オピオイドを増量しているにもかかわらず患者の痛みの訴えが増加する場合は，オピオイド誘発性痛覚過敏（opioid-induced hyperalgesia；OIH）の可能性がある。この場合，オピオイドの減量や変更により痛みが改善するかを評価する必要がある。

［オピオイドの投与経路の変更］

経口的・経皮的にオピオイドを投与して十分な鎮痛が得られなかった場合，持続皮下投与・持続静脈内投与でオピオイドを投与する。例えば，経口的に投与されているモルヒネや，貼付剤で投与されているフェンタニルを持続皮下投与・持続静脈内投与に変える方法がこれにあたる。消化管や皮膚で吸収障害が生じている場合には，持続皮下投与・持続静脈内投与へ変更することで，オピオイドの吸収を安定させ副作用を軽減できる可能性がある。

［オピオイドスイッチング］

オピオイドスイッチングとは，オピオイドの副作用により鎮痛効果を得るだけのオピオイドを投与できない時や，鎮痛効果が不十分な時に，投与中のオピオイドから他のオピオイドに変更することをいう。

1種類のオピオイドを十分増量しても効果が乏しい場合は，オピオイドの種類を変更する。状況によっては，強オピオイドを同時に2種類使用する場合がある。大量のオピオイドの一部を他のオピオイドに変更していく過程で，痛みが改善し，副作用が軽減するような良いバランスが得られた場合は，2種類のオピオイドの使用を継続することもある。例えば，フェンタニル貼付剤で効果がない場合に，モルヒネの持続皮下投与に切り替えたり，もともと投与されていたフェンタニル貼付剤の一部をモルヒネの持続皮下投与に変更したりする。

メサドンは，μオピオイド受容体への作用以外の作用機序をあわせもつオピオイドであるため，神経障害性疼痛の場合は，μオピオイド受容体への作用が主となるオピオイド（モルヒネ，ヒドロモルフォン，オキシコドン，フェンタニル）からの種類変更により痛みが緩和する可能性がある。

［非オピオイド鎮痛薬（NSAIDs・アセトアミノフェン）の使用］

NSAIDs・アセトアミノフェンは軽度のがん疼痛に対して使用される薬剤であるが，オピオイド単剤で適切な鎮痛が得られていない場合には併用を検討する。すでにNSAIDs・アセトアミノフェンが使用されている場合には副作用に注意しながら増量する。漫然と投与するのは避け，1週間程度で評価を行い，効果がなければ中止する。

［鎮痛補助薬の使用］

　神経障害性疼痛は治療抵抗性の痛みの約 1/3 を占め，オピオイドだけでは十分な痛みの緩和ができないことが多い。鎮痛補助薬には多くの種類があるが，どのような痛みに対してどの薬剤が最も有効かはわかっていない。したがって，1 つの鎮痛補助薬で効果が十分でなかった場合，異なる作用機序をもつ鎮痛補助薬を（原則的に単剤ずつ，順番に）投与し，効果があるかを評価する。鎮痛補助薬の効果がないと判断するためには，副作用（眠気など）の許容できる範囲で最大投与量まで増量することが必要で，少量の鎮痛補助薬を投与して効果がなかったと判断することは適切ではない。先行して使用した鎮痛補助薬がある程度有効な場合には，他の鎮痛補助薬を追加するが，鎮痛補助薬の併用は，効果よりも副作用の問題が増える可能性があるので注意する。

　経口薬ではプレガバリン，ミロガバリン，デュロキセチン，アミトリプチリンなどが使用される。非経口薬では，選択肢が限られるが，ケタミン，リドカインが使用される。神経圧迫などに対する抗浮腫効果が期待される場合には，鎮痛補助薬としてコルチコステロイドが使用される。鎮痛補助薬に分類するか否かは議論の余地があるが，骨転移痛に対しては，ビスホスホネート，デノスマブなどの bone-modifying agent（BMA）の使用も考慮する。

［突出痛への対応］

　突出痛については，持続痛が軽減したあとも 1 日数回の痛みの増強は残る場合が多いという認識が重要である。患者に対しては，痛い時にレスキュー薬をすぐに使用できる環境を整備し，痛みの誘発因子が明らかな場合には痛みがひどくなる前にレスキュー薬を使用するように説明する。その場合，不安や痛みへの恐怖，痛み以外の身体症状に対して使用していないかの評価が必要である。

　薬物療法としては，まず，鎮痛できる十分な投与量が必要である。一般的には，疼痛時に使用する経口のレスキュー薬の投与量は 1 日オピオイド量の 1/6 程度，持続皮下投与・持続静脈内投与の早送りでは 1 日オピオイド量の 1 時間量程度であるが，効果が不十分で有害事象もない場合は増量を検討する。

　適切な投与間隔も重要である。一般的に経口オピオイドのレスキュー薬は最高血中濃度到達時間（T_{max}）や半減期からは 1 時間の投与間隔，持続皮下投与・持続静脈内投与の早送りでは 15〜30 分が妥当な場合が多い。

　骨転移痛など痛みのピークに達するのが早い場合は，持続皮下投与・持続静脈内投与への変更や口腔粘膜吸収性フェンタニルの使用を考慮する。口腔粘膜吸収性フェンタニルの 1 回量は，1 日量からの換算ではなく，個別に必要量をタイトレーションする。

❷ 薬物療法以外の治療

［放射線治療］

　有痛性骨転移には放射線治療の適応がある。侵害受容性疼痛だけでなく，神経障害性疼痛にも有効であり，難治性の痛みの改善，骨転移に多くみられる体動時の突出痛の軽減，鎮痛薬の減量などが期待できる。骨転移による痛みと診断された場合には放射線治療を積極的に考慮する。

　放射線治療の 8 Gy の単回照射と，30 Gy/10 回などの分割照射の痛みの緩和効果は同等とされており，患者の全身状態や照射部位，皮膚障害などの副作用のリスクを考慮して選

択する。

　脊髄圧迫による痛みや麻痺が出現した場合には緊急照射の適応となる。

　その他にも，腫瘍の腕神経叢浸潤による痛みに対する腕神経叢への照射や，腹腔神経叢浸潤による痛みに対する腹腔神経叢への照射，悪性腸腰筋症候群に対する腸腰筋への照射なども行われており，痛みの緩和のための放射線治療は骨転移のみならず各臓器への適応についても放射線科医に相談する。

　放射線治療を行う際には，治療効果が出現する期間と患者の予後とを考慮する必要がある。一般的には効果が出現するのは3〜4週間とされており，予後が2週間以内と見込まれる患者では効果が得られにくいため，別の鎮痛法を検討する。

［IVR（interventional radiology）］

　画像診断装置を用いて透視下にデバイスを挿入して行う治療の総称であり，難治性の痛みに対しての効果が期待できるものがある。管腔臓器に対してのステント治療や，有痛性骨転移における経皮的セメント注入術などがこれにあたる。主な緩和IVRの例を**表4**にまとめた。

　緩和医療の領域においてのIVRの認知度はまだ低いが，施行できれば短期間で鎮痛を得ることのできる有効な方法である。患者の全身状態や予後の評価を行ったうえで施行を検討する。IVR手技の種類によって，放射線科医や消化器内視鏡専門医などへ相談するが，自施設での施行が難しい場合には，日本IVR学会のHP（https://www.jsir.or.jp/hospital/）のIVR手技病院検索などを参照に，専門家へのアクセスを検討する。

［神経ブロック］

　痛みの部位が限定されている場合，その部位だけに作用するような神経ブロックで鎮痛が得られる可能性がある。また広い部位に痛みがある場合でも，神経ブロックにより部分的な鎮痛を得られる可能性がある。硬膜外ブロックや，末梢神経ブロックで，局所麻酔薬

表4　緩和IVR

痛みの病態	治療
消化管狭窄・閉塞による痛み	・ステント治療 ・吻合形成 ・PEG（percutaneous endoscopic gas-trostomy：経皮内視鏡的胃瘻造設術） ・PTEG（percutaneous trans-esophageal gastro-tubing：経皮経食道胃管挿入術）
上大静脈症候群	・ステント治療
難治性上腹部痛	・腹腔神経叢ブロック
難治性腹水による痛み	・デンバーシャント術
圧迫骨折	・経皮的セメント注入術
有痛性骨転移 難治性有痛性腫瘍	・ラジオ波凝固療法 ・凍結療法 ・動脈塞栓術

〔日本放射線腫瘍学会．Newsletter vol.131 を参照して作成〕

の単回投与により一時的な鎮痛効果が得られた場合，その後，ターゲットとする部位にカテーテルを留置し持続的に局所麻酔薬（およびオピオイド）を投与することによる持続的な鎮痛法を検討することができる。神経ブロックの種類によっては，神経破壊薬（フェノールグリセリンなど）や，高周波熱凝固を用いて神経を破壊することにより，比較的長期間の鎮痛効果を得ることができる。痛みの部位と，痛みの原因に対する主な神経ブロックの方法を表5にまとめた。

　オピオイドの投与量が高用量になり，ミオクローヌス，意識障害などが生じる場合には，経口投与・持続皮下投与・持続静脈内投与から，硬膜外投与またはくも膜下投与に変更を検討する。硬膜外投与では持続皮下投与・持続静脈内投与の約1/10，くも膜下投与では約1/100のオピオイドの量で同等の効果が得られるとされている。長期間カテーテル管理が必要な場合には，リザーバーの埋め込みを行うことがある。

　神経ブロックの一般的な禁忌は，施行部位・針刺入経路にがんが広がっている，もしくは感染巣があること，全身性の感染症，出血・凝固機能障害である。

　神経ブロックは，全身状態が比較的保たれている時に施行するほうが合併症の危険を少

表5　神経ブロック

痛みの場所	痛みの原因	ブロック方法
頭頸部	・顔面や口腔内のがんによる神経浸潤	・三叉神経ブロック
上肢	・パンコースト腫瘍，リンパ節腫大などによる腕神経叢障害 ・頸椎，上腕骨，肩関節のがんによる神経浸潤，および病的骨折	・硬膜外ブロック ・くも膜下鎮痛法 ・神経根ブロック ・腕神経叢ブロック
腰下肢	・小骨盤内臓腫瘍，リンパ節腫大などによる腰仙骨神経叢障害，悪性大腰筋症候群 ・腰椎，仙椎，骨盤骨，大腿骨のがんによる神経浸潤，および病的骨折	・硬膜外ブロック ・くも膜下鎮痛法 ・神経根ブロック ・大腿神経ブロック・坐骨神経ブロック
腰背部	・筋肉の緊張による痛み	・トリガーポイント注射
胸部	・胸椎，肋骨転移による神経浸潤，および病的骨折 ・胸膜・胸壁浸潤（限局しているもの）	・硬膜外ブロック ・くも膜下鎮痛法 ・くも膜下フェノールブロック ・神経根ブロック ・肋間神経ブロック
上腹部	・肝臓がんの被膜進展 ・膵臓がんの膵実質の破壊 ・腸間膜浸潤，大動脈周囲リンパ節腫大 ・腹壁への転移	・硬膜外ブロック ・腹腔神経叢ブロック
下腹部	・結腸，直腸，膀胱，子宮，卵巣のがんによる内臓痛 ・腹壁への転移	・硬膜外ブロック ・下腸間膜動脈神経叢ブロック
骨盤部	・直腸，前立腺，膀胱，子宮，腟円蓋のがんによる内臓痛	・上下腹神経叢ブロック
肛門・会陰部痛	・直腸切断術後の旧肛門部痛，直腸がん再発による肛門・会陰部への浸潤	・不対神経節ブロック ・くも膜下フェノールブロック（フェノールグリセリンによるサドルブロック）

〔日本ペインクリニック学会 編．第Ⅱ章 部位別のインターベンショナル治療．がん性痛に対するインターベンショナル治療ガイドライン，真興交易医書出版部，2014 を参照して作成〕

なく実施できる。よって，オピオイドの投与量にかかわらず，対象となりうる痛みがあれば神経ブロックの適応があるかどうか早めに相談することが望ましい。

　がん疼痛の診療経験の豊富な麻酔科医・ペインクリニック医にアクセスが可能な場合はより専門的な多くのブロックを検討できるが，すべての施設ですべてのブロック手技が実施できるとは限らない。しかし，治療環境で実施可能な方法を探す努力は重要である。例えば，硬膜外ブロックは，麻酔科領域で広く施行されている神経ブロックであり，多くの施設で実施可能である。腕神経叢ブロック，大腿神経ブロック，坐骨神経ブロックなどの末梢神経ブロックも手術麻酔で行うことが多くなっている。麻酔科医にアクセスできるならば，まずはこのような比較的一般的な神経ブロックが実施可能か相談する。実施可能であれば専門的な神経ブロックを受けられる施設に紹介するまでの一時的な鎮痛法となる。腹腔神経叢ブロックに関しては，麻酔科医・ペインクリニック医のみならず放射線科医・消化器内視鏡専門医が施行できる場合がある。

6 治療抵抗性と判断する目安

　以下のような対応をすべて行う，または，行うことができるかを十分検討しても痛みの緩和が得られない場合に治療抵抗性と判断する。

- □ 痛みの原因を同定し，対応可能な原因に対する治療を十分に行っている
- □ オピオイドの痛覚過敏について除外している
- □ 非がん性疼痛についての対応を十分に行っている
- □ 痛みを悪化させている身体的・心理社会的要因の改善とケアを十分に行っている
- □ オピオイドの不適切使用（不安，焦燥感，不眠などの心理社会的要因や，倦怠感などの他の身体症状での使用）について除外または十分に対応している
- □ オピオイドを有害事象が出ない範囲で増量している
- □ オピオイドスイッチングを行い，有害事象が出ない範囲で増量している
- □ オピオイドの投与経路の変更（持続皮下投与・持続静脈内投与）を行い，有害事象が出ない範囲で増量している
- □ 非オピオイド鎮痛薬（NSAIDs・アセトアミノフェン）の使用・増量を検討している
- □ 鎮痛補助薬の使用について検討している
- □ メサドンの使用について検討している
- □ 放射線治療の適応について検討している
- □ IVR の適応について検討している
- □ 神経ブロックの適応について検討している
- □ 基盤になるケア（苦痛に対する閾値をあげ人生に意味を見出すための精神的ケア）を十分に行っている

7 未解決の課題

　治療抵抗性の痛みを考えるうえで注意するべき未解決の課題として，以下の主要な4点を挙げておく（**表6**）。

　1つめはオピオイドの有害事象などで意識障害が発生した場合の痛みの評価方向が未確

表6　難治性の痛みに関する未解決の課題

①オピオイドの有害事象などで意識障害が発生した場合の痛みの評価方法が未確立である
②薬物療法をどこまで行えば治療抵抗性と判断してよいのかの基準が明確ではない
　・オピオイドをこれ以上増量しても効果がないと判断する基準が明確ではない
　・オピオイドの種類・投与経路の変更をどこまで行えば治療抵抗性と判断してよいのかの基準がない
　・オピオイドの種類・投与経路の変更と薬物療法以外の治療のどれを優先して行い，どれが無効なら治療抵抗性であると判断できるのか明確ではない
　・鎮痛補助薬の使用をどこまで行えば治療抵抗性と判断してよいのかの基準がない
③放射線治療，IVR，神経ブロックを施行できる医師へのアクセスに地域差・施設差がある
④（もともと痛みがなくなるわけではないことの多い）非がん性疼痛を治療抵抗性の苦痛としてよいかのコンセンサスがない

立であることである。オピオイドを増量していく際に，眠気，せん妄などの意識障害が発生した場合には，痛みの訴えが少なくなることがあり，実際に痛みが軽減しているのかどうかの判断が難しい。また，全身状態が悪く他の臓器障害などが原因でせん妄が発生した場合にも，患者の痛みがどの状態にあるのか評価が難しい状態となる。例えばせん妄であれば夜中にだけ痛いと訴える患者の症状を痛みとして捉えるか，せん妄として捉えるか，どちらの対処を先に行うかなどについては現場の判断にゆだねられている現状がある。

　2つめは，「どれくらいの痛み治療をすれば治療抵抗性と判断してよいのか」の基準があいまいなことである。例えば，以下のことについて回答できるエビデンスはいまだ存在しない：①あるオピオイドを増量する時にそれ以上そのオピオイドを投与するべきではないとする判断の基準は何か，②あるオピオイドが無効な場合に何種類のオピオイドに変更すれば治療が無効と判断できるのか（それ以上さらにオピオイドを変更しても効果がないとみなせるのか），③オピオイドスイッチングと投与経路を変更するのと放射線治療やIVR，神経ブロックを追加するのとではどれを優先して行い，どれが無効なら治療抵抗性であると判断できるのか，④神経障害性疼痛に対してある鎮痛補助薬が無効な場合にどの鎮痛補助薬に変更・追加すれば無効と判断できるのか（それ以上さらに鎮痛補助薬を変更・追加しても効果がないとみなせるのか）。今後，治療抵抗性の痛みと診断するための（逆にいえば，本来は治療抵抗性ではない痛みを治療抵抗性と判断してしまわないための）より客観的な基準を設定する臨床研究が必要である。現状においては，難治性の痛みにも多くの痛み治療の選択肢があることを認識し，患者が治療を受けている環境で実施可能な方法を探求することが重要である。

　3つめは，がん疼痛に対して有効な可能性のある放射線治療，IVR，神経ブロックを施行できる医師にアクセスできる環境に，地域や施設による差が大きいと考えられることである。場合によっては，疼痛部位が限局した痛みでは局所の神経ブロック（硬膜外ブロックなど）を行うことによって，また，広範囲に及ぶ痛みでオピオイドが大量投与となった患者ではくも膜下鎮痛法を行うことによって，鎮痛が改善する可能性がある。実践上の問題は「どのようにして実施可能な医師にアクセスするか」である。本手引きでは当初「どこまで実施すれば最大限の治療を行ったといえるか」を明記するように検討したが，地域リソースの差が大きい現状では，全国で統一した基準を設けることはできないことで一致した。したがって，本手引きに記載した放射線治療，IVR，神経ブロックは地域や施設によっては実際上利用できないものも含まれている。今後，がん疼痛に対して放射線治療，IVR，神経ブロックができる医師に全国でアクセス可能な体制を整備していく必要があ

る。現状では，地域で利用可能なリソースを知ったうえで，患者と相談することが重要である。

　4つめは，患者の痛みがもともとあった非がん性疼痛である場合，痛みを完全に消失させることが難しいことである。非がん性疼痛の多くの治療目標は必ずしも「痛みがゼロになること」ではなく，「痛みがありながらも，生活できること」である。しかし，終末期において相応性の観点から，治療の目標を変えることはあると思われる。この点については，医学的な問題というよりは，価値観に関わる問題であり，社会的なコンセンサス構築が重要である。

[注]

1)　くも膜下鎮痛法は神経ブロック手技を使用することから，「薬物療法以外の治療」のなかに記載した。

2)　終末期の非がん性疼痛に対してのオピオイドの使用期間に関するエビデンスは確立していない。一方で本邦の非がん性慢性疼痛に対するオピオイド鎮痛薬処方ガイドラインでは，終末期でない非がん性慢性疼痛に対しての強オピオイドの使用について3カ月以内にとどめることが望ましいとされている。手引きを使用する医療者に終末期の非がん性疼痛についてもオピオイドを使用する際の期間の目安を示したほうがよいという意見があり，委員で安全かつ妥当性があると考えられる期間について議論し，2〜3カ月とした。

3)　痛みの緩和のためにオピオイドを増量し，結果として意識の低下が起こることを「副次的鎮静」と呼ぶ場合があった。しかし，オピオイドは鎮静薬ではないことと，意識の低下を目的としてのオピオイドの増量は行わないとの観点から，本手引きでは副次的鎮静という用語を用いないこととした。

　　患者が増量の効果を適切に回答できて眠気が許容できるまでオピオイドを増量することは適切である。一方，患者に強い眠気や意識障害が生じて痛みを適切に表現できなくなってからもさらに（患者の断片的な表現や表情，姿勢などから痛みがあるだろうという認識のもとに）オピオイドを増量することは慎重にするべきである。眠気のより少ない鎮痛手段を希望する患者の意思に反して，オピオイドの種類や投与経路の変更を検討せずに「痛いより眠いほうがましだろう」と一方的に考えることは慎むべきである。オピオイドによる神経毒性（傾眠，せん妄，ミオクローヌスなど）がみられる場合には，患者の意識を低下させることを前提としてオピオイドを増量するべきではない。

【参考文献】

1)　日本緩和医療学会 編. がん疼痛の薬物療法に関するガイドライン2020年版，東京，金原出版，2020
2)　Fallon M, Giusti R, Aielli F, et al.; ESMO Guidelines Committee. Management of cancer pain in adult patients: ESMO Clinical Practice Guidelines. Ann Oncol 2018; 29（Suppl 4）：iv166-91
3)　日本ペインクリニック学会 編. 非がん性慢性疼痛に対するオピオイド鎮痛薬処方ガイドライン改訂第2版，東京，真興交易医書出版部，2017
4)　日本放射線腫瘍学会 編. 放射線治療計画ガイドライン2020年版，東京，金原出版，2020
5)　日本ペインクリニック学会 編. がん性痛に対するインターベンショナル治療ガイドライン，東京，真興交易医書出版部，2014

3 難治性せん妄に対する緩和ケア

　　本項では，治療抵抗性が疑われる難治性のせん妄に対して，持続的な鎮静薬の投与を行う前に実施すべき対応について述べる。治癒を見込むことができない成人がん患者を対象とし，苦痛緩和のための鎮静の対象という点からは，生命予後がより限られた患者を実際的な対象とする。

1 概　要（表1）

　　終末期のせん妄に対して確立された予防法はないため，早期にせん妄をみつけて重篤化する前に対応することが重要である。ほとんどの患者に注意力の障害（会話中に他のことに気を取られてしまうなど）と睡眠覚醒リズムの障害（夜眠れず，日中うとうとしてしまう）がみられることに留意して患者を観察する。日付や場所などの見当識障害の確認（「ここがどこだかわかりますか」など）でせん妄のスクリーニングに代用している状況を

表1　せん妄の治療の概要

	要点	主な具体的な対応例
原因（直接因子）の同定と治療	原因の同定	薬剤使用歴・頭部画像検査を確認し，経皮的酸素飽和度測定，血液検査を行う
	治療可能な原因の治療	高カルシウム血症に対してビスホスホネートを投与する
	原因薬剤の減量・中止・変更	オピオイド・コルチコステロイド・ベンゾジアゼピン受容体作動薬[注1]・抗コリン薬を減量・中止・変更する
治療目標の設定	回復を目標とするか，一部の症状（主に不眠・焦燥・興奮）の緩和を目標とするかを設定する	・臓器障害が原因のせん妄では，回復を目標にすることが困難であるため，夜間睡眠の確保，焦燥・興奮の緩和が目標となることが多い ・コミュニケーションできる意識レベルと苦痛緩和のバランスを考慮する
苦痛を悪化させている要因（促進因子）の治療とケア	不快な身体症状の緩和	痛み，呼吸困難，発熱，宿便，尿閉がないかを確認し，あれば対応する。
	可動制限の最小化	持続点滴の中止を考慮し，ルート・カテーテル・ドレナージチューブ類を整理する
	感覚遮断への対応 見当識への支援と環境整備	眼鏡，補聴器の使用，照明の調整（夜間の薄明かりなど） 日付・時間の手がかりの提供（カレンダー，時計を置くなど），親しみやすい環境の提供（家族の面会，対応する医療者を同じにする）などを行う
医学的治療	薬物療法	・内服可能時 　抗精神病薬を投与する 　抗精神病薬の代わりに鎮静系抗うつ薬を投与することもある 　夜間就眠ができない場合，興奮・焦燥が強い場合 　①抗精神病薬とベンゾジアゼピン受容体作動薬を併用する 　②抗精神病薬とオレキシン受容体拮抗薬，メラトニン受容体作動薬を併用する ・内服不可能時 　鎮静作用の弱い抗精神病薬であるハロペリドールを投与する 　静脈・皮下ルートが確保困難な場合アセナピン舌下錠も選択肢になる 　夜間就寝ができない場合，興奮・焦燥が強い場合 　①ハロペリドールとベンゾジアゼピン系薬を併用する 　②ハロペリドールと抗ヒスタミン薬を併用する 　③ハロペリドールを鎮静作用の強い抗精神病薬（±ベンゾジアゼピン系薬）に変更する

よく目にするが，見当識障害の出現頻度は3/4程度であり，配慮なく見当識について尋ねることは患者を傷つけうるため安易に行うべきではない。失見当識の有無について確認する場合には，「体調が悪かったり大きな手術の後には，みなさん一時的に日にちや場所を混乱することがあるので……」と一般化し，あなただけに聞いているわけではないというニュアンスを伝える。そのうえで，「今日が何月何日か，パッと出てきますか？」と尋ねるなど，うまく答えられない場合でも「なかなかすぐには出てこない方がほとんどです」とフォローできるような工夫をしておくことが望ましい。

　せん妄であると判断されたら，せん妄の原因（直接因子）を調べる。原因によって回復可能性が異なるため治療目標を設定するうえでの判断材料になりうる。原因としては，薬剤（オピオイド，コルチコステロイド，ベンゾジアゼピン受容体作動薬，抗コリン薬），臓器障害（呼吸不全，肝不全，腎不全），高カルシウム血症，頭蓋内病変，脱水，感染症などが多い。原因の治療が可能な場合には直接因子の治療を行う。

　せん妄の原因や全身状態から，せん妄治療の目標を設定することが重要である。すなわち，回復を目標とするか，一部の症状（主に不眠・興奮・焦燥）の緩和を目標とするかを判断する。完全な回復が見込めない場合には，夜間の就眠と興奮・焦燥の緩和（夜に眠れて，興奮・焦燥がない）が目標となることが多い。意識を低下させる作用のある薬剤を使用することが多いため，つねに，患者の意識状態やコミュニケーションできる程度と苦痛緩和のバランスを考慮することが重要である。

　治療では，せん妄を悪化させている要因（促進因子）である，不快な身体症状，可動制限，感覚遮断への対応を行う。薬物療法は抗精神病薬が中心であり，効果がない時は他の抗精神病薬に変更するか，夜間就眠できない場合や興奮・焦燥が強い場合にはベンゾジアゼピン受容体作動薬，もしくは抗ヒスタミン薬（ヒドロキシジン，プロメタジン），オレキシン受容体拮抗薬（スボレキサント，レンボレキサント），メラトニン受容体作動薬（ラメルテオン）などを併用する。せん妄に効果が示唆されている鎮静系抗うつ薬（トラゾドン，ミアンセリン）が抗精神病薬の代わりに使用されることもある。

　網羅するものではないが，難治性のせん妄をみた場合に検討すべき具体的な内容を**表2**に示した。

2　原因の同定と治療

❶ 原因の同定

　せん妄の発症原因は，直接因子（せん妄の直接の原因），促進因子（直接因子ではないが，発症を促進，重篤化・遷延化する要因），もともと存在する準備因子（せん妄の本態である脳機能の低下を起こしやすい状態）とに分けて考えることができる（**表3**）。直接因子や促進因子は治療の対象となるので，可能な限りそれらを同定することは重要である。

　進行がんでは多くの場合複数の直接因子があり，通常2～3つの要因がせん妄発症に関与する。頻度が高い直接因子は，薬剤（オピオイド，コルチコステロイド，ベンゾジアゼピン受容体作動薬，抗コリン薬），臓器障害（呼吸不全，肝不全，腎不全），高カルシウム血症，頭蓋内病変（脳転移，がん性髄膜炎），脱水，感染症，低ナトリウム血症，貧血などである。したがって，頻度の高い直接因子は，薬剤使用歴と頭部の画像検査を見直し，

IV章

表2　難治性のせん妄をみた場合に検討するべき具体的な内容

原因の同定と治療
- 原因の同定を行い，回復できる原因があるかを見直す
- 治療可能な原因（例えば，高カルシウム血症，感染症）がないかを確認して，治療する
- オピオイドがせん妄の悪化に関与していると考えられる場合，鎮痛方法を見直す（P31，IV章-2-2「痛みに対する緩和ケア」参照），可能ならオピオイドの減量，中止やオピオイドスイッチング（P38参照）を検討する
- コルチコステロイド，ベンゾジアゼピン受容体作動薬，抗コリン薬が必要かを見直して，必要でなければ減量・中止する

治療目標の設定
- 現実的に可能な治療の目標を相談する。夜間の就眠，興奮・焦燥の緩和をまず目的とする

苦痛を悪化させている要因の治療とケア
- せん妄を悪化させている身体的苦痛（痛み，呼吸困難，発熱，宿便，尿閉）に対応する
- 体動制限を来す処置（24時間点滴，ルート・カテーテル・ドレナージチューブ類）を見直す
- 見当識への支援や環境整備を行う

医学的治療
- 抗精神病薬の単独投与を行う。経口投与可能な場合にはクエチアピン，リスペリドン，オランザピンを投与する。経口投与ができない時は，ハロペリドールを投与する。静脈・皮下ルートが困難な場合にはアセナピン舌下錠も選択肢に挙がる
- 経口投与可能な場合には抗精神病薬の代わりに鎮静系抗うつ薬を投与することもある
- 抗精神病薬の単独投与で効果がない時には他の抗精神病薬への変更や他の薬剤との併用を行う。経口投与が可能な場合には，他の抗精神病薬への変更，抗精神病薬とベンゾジアゼピン受容体作動薬，オレキシン受容体拮抗薬，メラトニン受容体作動薬の併用を行う。経口投与ができない時は，抗精神病薬とベンゾジアゼピン系薬もしくは抗ヒスタミン薬との併用，鎮静作用の強い抗精神病薬（±ベンゾジアゼピン系薬）への変更を行う

表3　緩和ケアの対象となるがん患者のせん妄の主な準備因子，直接因子，促進因子

準備因子		・高齢（70歳以上） ・脳の器質的病変（脳血管障害，認知症）
直接因子	頻度が高い	・薬剤（オピオイド，コルチコステロイド，ベンゾジアゼピン受容体作動薬，抗コリン薬） ・臓器障害（呼吸不全，肝不全，腎不全） ・高カルシウム血症 ・頭蓋内病変（脳転移，がん性髄膜炎） ・脱水 ・感染症（肺炎，敗血症など） ・低ナトリウム血症 ・貧血
	頻度が比較的低い	・ウエルニッケ脳症（ビタミンB1欠乏） ・甲状腺機能障害 ・アルコール・ニコチンの離脱症候群 ・腫瘍随伴症候群（脳炎など） ・低マグネシウム血症 ・葉酸欠乏 ・ビタミンB12欠乏 ・化学療法，免疫療法，脳に対する放射線治療
促進因子		・不快な身体症状（痛み，呼吸困難，発熱，宿便，尿閉） ・可動制限（持続点滴，ルート・カテーテル・ドレナージチューブ類，身体拘束） ・睡眠・覚醒リズムの障害（夜間の処置，点滴による頻尿） ・感覚遮断（視力・聴力障害，夜間の暗闇）

経皮酸素飽和度測定と血液検査を行うことで判断できる。血液検査の項目は，一般の血液・生化学検査項目で頻度の高い直接因子のスクリーニングはできる。もし他に直接因子が見当たらない場合は，必要に応じてビタミンB群，甲状腺機能，マグネシウムなどを含むようにする。

　異常な所見はそれがあるからといって，せん妄の直接因子になっているとはいえない。せん妄発症の前後で悪化している病態や症状，開始もしくは増量されている薬剤は直接因子である可能性がある。せん妄発症に時間的に先立ってその要因が存在し（時間的先行性），その要因が強まる経過でせん妄がさらに悪化していればせん妄の直接因子である可能性が高い（用量反応依存性）。例えば，血清ナトリウム値が135 mmol/L である時は意識が正常であったが，せん妄が発症した時に122 mmol/L であり，その後の経過で血清ナトリウム値が正常化するに従いせん妄が改善していれば低ナトリウム血症が原因と判断できる。しかし，臨床的には他の要因も同時に変化していたり，臨床検査に含まれている項目以外の要因が関与している可能性もあり，縦断的な経過をみても明確に原因かどうかの判断がつけにくいことが多い。したがって，可能性のあるものはすべて直接因子の可能性がある病態として挙げておくことが実践的である。

　直接因子をどこまで調べるかは，その直接因子に対する治療が可能であるかどうかの見込みが重要である。直接因子が同定された場合に患者がその直接因子の治療を希望するのであれば，その同定を進めるべきである。一方，直接因子が疾患の進行に伴う病態であることが明確で，患者がその直接因子の治療を希望しないのであれば，個々の直接因子の検索を網羅的に行うことは通常必要ないと考えられる。例えば，せん妄発症時に顕性黄疸がある場合に，閉塞性黄疸が想定されて患者が減黄術を行う意思があるならば検索を進めることが重要である一方，多発肝転移による肝不全が想定されて患者が検査や治療を希望していない場合には新たに検査を行わなくても臨床経過から直接因子を推測できればよい。

❷ 原因の治療

　せん妄の原因のうち，原因の治療によって回復する可能性があるものは，薬剤，高カルシウム血症，感染症，非終末期の脱水である。一方，がんそのものの進行によってもたらされた臓器不全（呼吸不全，肝不全，腎不全），頭蓋内病変は原因の根本的な治療が有効ではない場合が多い。すなわち，原因が臓器不全であるかどうかによって，回復する可能性をある程度判断できる。

　薬剤としてせん妄の原因となりやすいものは，オピオイド，コルチコステロイド，ベンゾジアゼピン受容体作動薬，抗コリン薬である。特に，痛みの完全な消失を意図して（詳細な評価を行わずに）オピオイドの増量を行った際にせん妄が出現した場合には，オピオイドの増量以外の鎮痛治療が行えるかどうかを検討する（P31，Ⅳ章-2-2「痛みに対する緩和ケア」参照）。せん妄では抑制が欠如することが多く，意識が清明な時よりも痛みを強く訴えることがある。痛みの訴えに一貫性がない場合や，痛みに関して尋ねると常に「痛い」と不明瞭に肯定する場合には，鎮痛治療の再評価が必要である。また，オピオイドスイッチングも検討する（P38参照）。コルチコステロイドは終末期の倦怠感や食欲不振にしばしば使用されるが，せん妄を生じる原因となることがある。コルチコステロイドの効果がない場合には，中止するか，投与期間が長期にわたる場合には副腎不全を生じない程度に減量する。ベンゾジアゼピン受容体作動薬や抗コリン薬に関しては，可能な場合は減量あるいは

中止を考慮する。不眠に対してベンゾジアゼピン受容体作動薬が用いられている場合は，抗精神病薬であるクエチアピン，せん妄に効果が示唆されている鎮静系抗うつ薬（トラゾドン，ミアンセリン），または，せん妄を発現する頻度が低いオレキシン受容体拮抗薬（スボレキサント，レンボレキサント），メラトニン受容体作動薬（ラメルテオン）に変更する。

　高カルシウム血症に対してはビスホスホネート，経静脈的補液を用い，感染症に対しては適切な抗菌薬を投与し，非終末期の脱水に対しては胸水や腹水が増えないことを確認しながら補液を行う。

　このような原因の治療をどこまで行うかは患者個々の治療目標によって異なる。可能であれば多職種で相談して決める。例えば，感染症が原因と推定される場合に，残された時間が限られている場合，どこまで感染症を診断するための検査を行うか，起炎菌の同定を行うか，抗菌薬を使用するか，ドレナージを行うかなどには一定の明確な正解があるものでもないため，個別的な判断が求められる。

3　治療目標の設定

　せん妄の原因が臓器障害による場合や，患者の状態が悪い場合には，せん妄が完全に回復することは困難なことが多い。患者が死亡直前の場合は，意識の混濁は死に向かう自然経過の一部であるともいえる。そのような場合には，患者ごとに個別に治療目標を設定することが重要となる。

　具体的には，せん妄のどの症状を緩和していくのかを明確にし，目標を設定する。臨床的に問題となることが多いのは，夜間の不眠，興奮・焦燥，幻覚・妄想である。これらに対して，例えば，夜間のみは睡眠がとれるようにする，ベッド上で安静に過ごせる程度に興奮・焦燥を改善させる，患者にとって苦痛でない軽度の幻視に関しては治療対象としない，といったように個別に目標を設定する。

　一般的に，せん妄に対する薬物療法は鎮静作用のある薬物を使用することになるため，治療の結果として，患者が家族と話をするといったコミュニケーション機能とのトレードオフが生じることが多い。したがって，治療によるメリット（不眠や興奮・焦燥が改善されることなど）とデメリット（患者が家族と話ができなくなることなど）とのバランスをとりながら，治療目標を設定していく。夜間の不眠，興奮・焦燥，幻覚・妄想すべてがみられる典型的な難治性の過活動型せん妄の場合，まずは夜間の睡眠確保を目指し，次に興奮・焦燥を緩和し，そして最後に幻覚・妄想を緩和するといった順で目標設定を行うことが多い。

4　苦痛を悪化させている要因の改善とケア

❶ 身体的要因

　特に進行がん患者では，患者の体験している不快感がせん妄を悪化させ，身の置き所のない状態を悪化させていることがある。痛みや呼吸困難といった苦痛に対応することに加えて，特に注意するべきなのが発熱，宿便と尿閉である。発熱に対しては，解熱剤やクーリングを行う。宿便については排便状況を確認するとともに，腹部の触診，必要なら直腸診を行って宿便がないことを確認する。尿閉については，排尿状況を確認するとともに，

腹部の視診で下腹部が恥骨よりも不自然にせり出していないかを確認する。また，宿便・尿閉の非侵襲的な診断方法として超音波検査も利用可能である。

　治療のために体の動きを制限されることもせん妄を悪化させる要因として大きい。夜間に行われる持続点滴は，それ自体が患者の動きを抑制してせん妄を出現しやすくするし，輸液による頻尿や，点滴の交換のために睡眠が障害される。したがって，輸液が必要な場合には日中に行うなどの対応が望ましい。ルート・カテーテル・ドレナージチューブ類をなるべく少なくすることも患者の体の動きを制限しないことに有用である。

❷ 環境的・心理社会的要因

　せん妄の治療において，環境整備は重要である。特に軽度から中等度のせん妄に対して抗精神病薬を使用することによって症状が改善しないばかりでなく生命予後が短縮する可能性も示唆されており，「抗精神病薬を投与するだけで，環境整備を行わない」治療方針は適切ではない。

　環境整備の目標は，せん妄の促進因子を可能な限り軽減，除去することにある。感覚遮断に対して，眼鏡，補聴器を使用してもらう，周囲のオリエンテーションがつくよう夜間も薄明かりをつけるといった対応を行う。時間の感覚を保つことができるようカレンダーや時計を目に触れやすい場所に置く。入院などの環境変化がせん妄の促進因子になりうることから，親しみやすい環境を整えるために病室内に家庭で使い慣れたものを置く，家族や慣れ親しんだ医療スタッフとの接触を頻回にすることで安心感を与えることも有用である。また，睡眠覚醒リズムを保つために日中は可能な範囲で日光に当たってもらう，昼寝をしないように刺激を与える，夜間は静かな部屋を選択するといった対応を行う。ただし予後が日・週単位であれば日中の傾眠傾向を許容して無理に刺激を与えないこともある。

5　医学的治療

　終末期せん妄に対する医学的治療を記載し，薬物療法アルゴリズムを図1，2に示す。

❶ 薬物療法

　抗精神病薬（もしくは鎮静系抗うつ薬）に加えて，必要に応じて鎮静作用を有するベンゾジアゼピン受容体作動薬，オレキシン受容体拮抗薬，メラトニン受容体作動薬，抗ヒスタミン薬を併用することが基本である。現状では，これらの使用方法に関して質の高いエビデンスがほとんど存在しない。下記には，日本において臨床実践として行われている方法を紹介した。注射薬が使用できる環境を前提として記載したが，注射薬が使用できない場合は代替となる坐薬によって対応することを検討する。なお，薬物療法については原因の治療，非薬物療法を十分に行っても，興奮・焦燥が強い場合に考慮する治療であること，あくまでせん妄の症状緩和の目的で行われることに留意しておく必要がある。

1）抗精神病薬の単剤投与

　まず行う薬物療法としては，抗精神病薬（もしくは鎮静系抗うつ薬）を単剤で投与して1〜3日程度で効果を評価する。なお，抗精神病薬の使用については過活動型せん妄を想定しており，終末期の低活動型せん妄においては特に予後が短い患者，せん妄の直接因子

図1　終末期せん妄に対する薬物療法のアルゴリズム（内服可能）

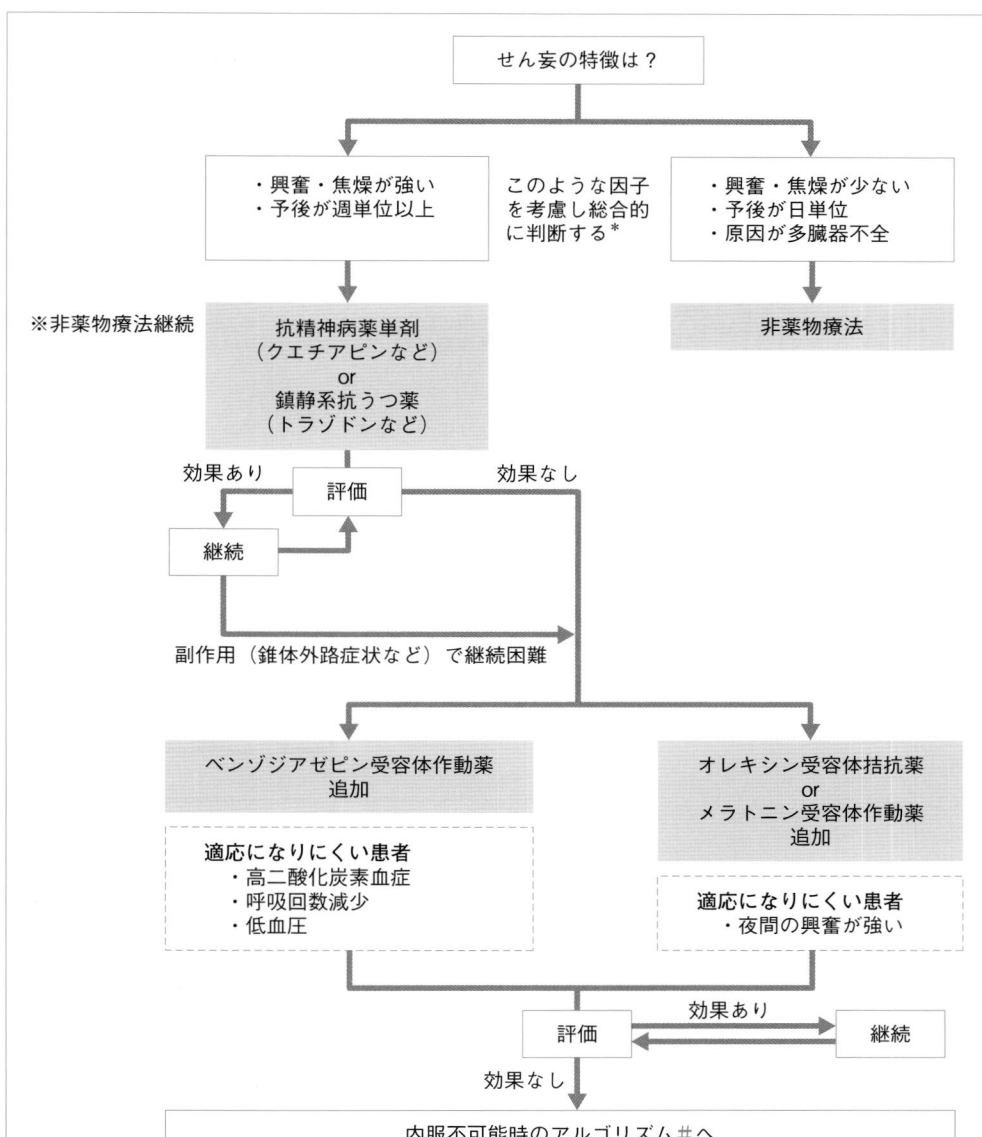

*例えば，予後が日単位であっても興奮・焦燥が強い場合には非薬物療法に加え薬物療法を行うことがある

が臓器不全である患者では抗精神病薬の使用はせん妄を悪化させる可能性があるため基本的には用いない。

[経口投与が可能な時]

　一般的に用いられるのはクエチアピン（12.5〜50 mg/日），リスペリドン（0.5〜2.0 mg/日），オランザピン（2.5〜5 mg）である。効果不十分かつ増量の過程で副作用がなければ

図2　終末期せん妄に対する薬物療法のアルゴリズム（内服不可能または内服無効）

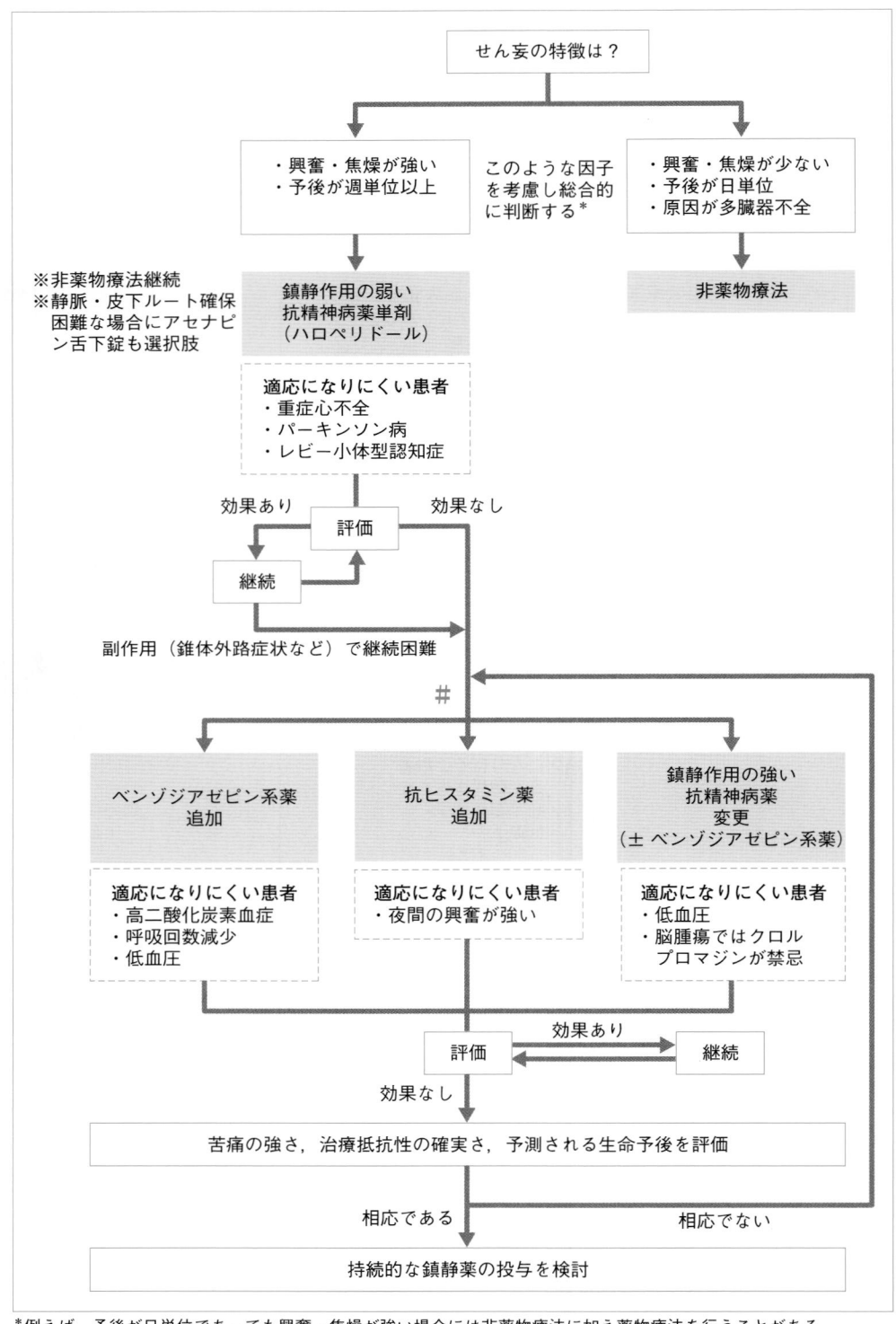

*例えば，予後が日単位であっても興奮・焦燥が強い場合には非薬物療法に加え薬物療法を行うことがある

各々 100 mg/日，4 mg/日，10 mg/日程度まで増量することができる。クエチアピン，オランザピンは糖尿病患者には禁忌であるため使用できないことに注意が必要である。鎮静系抗うつ薬であるトラゾドン（12.5〜25 mg/日），ミアンセリン（5〜10 mg）が用いられることもある。効果不十分かつ増量の過程で副作用がなければ各々 100 mg/日，30 mg/日程度まで増量することができる。

［経口投与ができない時］

　最も一般的に用いられるのはハロペリドール 1.25〜5 mg/日程度の点滴静注や皮下注射である。1.25〜5 mg/回を頓用もしくは 1 日 1 回定期投与で開始し，不穏時には追加で使用する。効果不十分かつ増量の過程で副作用がなければ 10 mg/日程度まで増量することができる。静脈・皮下ルートの確保が困難な場合にはアセナピン舌下錠が用いられることもある。抗精神病薬の副作用のなかでも，アカシジア，ジストニアなどの錐体外路症状は不快感が極めて強く，投与開始 1〜2 週後に発現することが多いので継続的にモニタリングする。また，嚥下機能障害，QT 延長についても注意が必要である。抗精神病薬を上述した最大量以上に使用した場合にさらに効果があるかは明確な指針はなく，実際上は時に有効な症例がみられる程度であり，一般的にはこの程度を上限と考えてよい[注2]。

２）抗精神病薬の単剤投与で効果がない時の薬物療法

　抗精神病薬の単剤投与で効果がない時は，異なる薬理作用で鎮静作用を有するベンゾジアゼピン受容体作動薬，オレキシン受容体拮抗薬，メラトニン受容体作動薬，抗ヒスタミン薬を併用する。経口投与ができない場合にはハロペリドールを鎮静作用の強い抗精神病薬に変更することもある。

［経口投与が可能な時］

　内服ができる場合は，抗精神病薬を変更する。あるいは，抗精神病薬と，ベンゾジアゼピン受容体作動薬，オレキシン受容体拮抗薬（スボレキサント，レンボレキサント），メラトニン受容体作動薬（ラメルテオン）を併用する。

［経口投与ができない時］

　ハロペリドールに加えてベンゾジアゼピン系薬としてフルニトラゼパムまたはミダゾラムを併用する。例えば，ハロペリドールを定期的に使用したうえで，フルニトラゼパムの点滴を用いる，または，ハロペリドール 2.5 mg とフルニトラゼパム 1 mg を生理食塩液 100 mL に溶解して就眠にあわせて呼吸状態に注意しながら点滴投与する。フルニトラゼパムやミダゾラムもせん妄が悪化する原因となるため，可能であれば投与期間は短くするべきであり，投与したにもかかわらずせん妄が悪化する場合には中止する。フルニトラゼパムやミダゾラムの投与は夜間を中心とするが，日中でもせん妄症状が強い時に限って時間を区切って就眠目的に使用することもある。多くのせん妄では，ハロペリドールの一定量に加えて，フルニトラゼパムまたはミダゾラムの間欠的投与を行うことによって対応は可能である。しかし，これらの点滴で就眠はいったんできるが覚醒すると再びせん妄となることを反復するような状況では，持続的な鎮静を検討する対象となる。

　呼吸抑制や低血圧などのためにベンゾジアゼピン系薬が使用しにくい場合には，ハロペ

リドールに抗ヒスタミン薬であるヒドロキシジン，または，プロメタジンを併用して使用することもある。例えば，ハロペリドール 2.5 mg とヒドロキシジン 25 mg（または，ハロペリドール 2.5 mg とプロメタジン 12.5 mg）を併用して点滴静注や皮下注射で用いる。これらの薬剤は，抗ヒスタミン作用による鎮静作用があるためハロペリドール単剤に比較して就眠しやすくなるが，抗コリン作用も同時に存在するためそれ自体がせん妄の原因になる可能性がある。したがって，可能であれば投与期間は短くするべきであり，投与したにもかかわらずせん妄が悪化する場合には中止する。

　ハロペリドールを鎮静作用の強い抗精神病薬であるクロルプロマジンの点滴静注や持続皮下注射に変更する方法もある。クロルプロマジンはハロペリドールに比して抗コリン作用が強いため，せん妄治療として使われることはハロペリドールに比べると一般的ではない。しかし，鎮静効果が強いために，ハロペリドールで十分な効果が得られない場合や，錐体外路性の副作用でハロペリドールでの治療が困難な場合，パーキンソン病・重症心不全・レビー小体型認知症などハロペリドールの使用が禁忌となる疾患を併存している場合などに使用される。その場合，クロルプロマジン 12.5 mg/日程度の投与から開始する。例えば，クロルプロマジン 12.5 mg を生理食塩液 50 mL に溶解して 60 分で頓用もしくは定期で点滴静注する。クロルプロマジンの単独でも十分な効果が得られない場合にはベンゾジアゼピン系薬と併用することもある。クロルプロマジンを使用する際には，用法や病名などの適応外使用について，患者・家族に十分説明をすることが求められる。また，添付文書上の禁忌に脳腫瘍が含まれていることに注意が必要である。クロルプロマジンの他に注射投与が可能な薬剤にレボメプロマジンがあり，諸外国では鎮静薬として使用されることもある。鎮静作用は強いが，抗コリン作用が強くせん妄を悪化させる可能性や血圧低下作用があり使用には注意が必要である。

6　治療抵抗性と判断する目安

　以下のような対応をすべて行う，または，行うことができるかを十分検討しても興奮・焦燥，幻覚・妄想といった症状のコントロールができない場合に治療抵抗性と判断する。
□ 基盤になるケア（苦痛に対する閾値をあげ人生に意味を見出すための精神的ケア）を十分に行っている
□ 対応可能な直接因子に対する対応を十分に行っている
□ 促進因子となっている対応可能な身体症状に対する対応を十分に行っている
□ 促進因子となっている環境的・心理社会的要因に対する対応を十分に行っている
□ 過活動型せん妄については，抗精神病薬とベンゾジアゼピン受容体作動薬（もしくは抗ヒスタミン薬）の併用まで行っている

7　未解決の課題（表4）

　難治性のせん妄に関して，現時点で未解決の課題のうち本手引きに関係する点を3点述べる。
　1つめの課題は，そもそもせん妄のある患者はどのくらいの苦痛を体験しているのかが明らかになっていない点である。せん妄状態とは意識が障害されている状態であるため，

表4　難治性せん妄に関する未解決の課題

①せん妄状態にある患者がどれくらいの苦痛を感じているのかを知る方法がなく（どの程度までせん妄症状がコントロールされれば患者は苦しくないのか，低活動型せん妄は苦しくないのか），苦痛緩和と意識レベルのバランスを考慮した理想的なせん妄のコントロール目標が定まっていない
②せん妄の緩和を目的としたベンゾジアゼピン受容体作動薬投与，レボメプロマジンやクロルプロマジンといった鎮静作用の強い抗精神病薬の投与が鎮静に含まれるのかあいまいである
③薬物療法の適切な投与量・投与方法のエビデンスが不足している

意識が混濁している患者の主観的な（患者にしかわからないはずの，患者自身に苦痛の程度を尋ねなければわからないはずの）苦痛をどのように判断するかの具体的な方法がない。この点は，「治療目標の設定」に大きな影響を与える。

　例えば，過活動型せん妄で治療を行う場合，就眠の確保が図れて，興奮・焦燥の症状もコントロールできたとして，軽度から中等度の幻視が残っていたり，見当識や思考までは正常に回復しなかった場合，「まだ患者は苦痛なはずだ」という前提に立ってさらに意識の低下を許容するのか，「苦痛ではないはずだ」という前提に立って薬物療法はそれ以上行わないとするのかの判断は難しい。同様に，低活動型せん妄も過活動型のせん妄と同様に患者にとっては苦痛があるという，せん妄から回復した患者を対象とした知見が存在する。低活動型せん妄を体験している患者が「ぼうっとして思考がまとまらないこと自体がつらい」という訴えがあり，有効であると考えられる治療がない場合，鎮静の適応としてよいのかについての判断は難しい。

　本手引きでは，意識障害のある患者の苦痛を定量する方法が確立していないという限界と，国内の現状をふまえて，夜間の就眠と興奮・焦燥がある程度コントロールされていれば，一般的には治療目標は達成されているとみなすことを提案する。

　一方，患者や家族の価値観によっては，せん妄症状の緩和をさらに求める場合はあると考えられる。その場合は患者がどのような苦痛を終末期せん妄で体験しているのかは未知であるという前提のもと，治療目標を個別に決定することもありうる。例えば，現在の状況は就眠と興奮・焦燥はコントロールされているが，患者にとっては苦痛かもしれないという前提に立って鎮静薬を持続投与することも場合によってはありうる。逆にせん妄になる前の患者の意向や家族の希望によっては，家族とのコミュニケーション機会を保つために傾眠を来さないような薬物療法を行うこともありうるだろう。

　2つめの課題は，せん妄に対して抗精神病薬に併用するベンゾジアゼピン受容体作動薬が鎮静に該当するかという点である。本手引きで鎮静を「治療抵抗性の苦痛を緩和することを目的として，鎮静薬を投与すること」と定義している一方で，治療抵抗性と判断する目安の一つに「抗精神病薬とベンゾジアゼピン受容体作動薬の併用まで行っている」ことが挙げられている。実臨床では，せん妄に対する通常の症状緩和治療として抗精神病薬とベンゾジアゼピン受容体作動薬の併用を開始し，効果が不十分な時にはベンゾジアゼピン受容体作動薬の用量を増加し，持続鎮静に移行することがある。この過程でどこからが鎮静であるかは定義することは困難であり，患者の苦痛緩和の観点からは定義することの意義は乏しい。そのため，「せん妄の緩和のために使用されたベンゾジアゼピン受容体作動薬は鎮静か？」の議論は，現時点では保留にすることが望ましいと考える。

　また，レボメプロマジンやクロルプロマジンといった鎮静作用の強い抗精神病薬については，鎮静薬に含めないと定義したが，レボメプロマジンはヨーロッパにおいて治療抵抗

IV章

性のせん妄に対して鎮静を行う時に使用頻度が比較的高く，国内でも一定の頻度で使用されている。クロルプロマジンが苦痛緩和のための鎮静に用いられる薬剤に含められる場合もしばしばある。このため，これらの使用を鎮静とするかは結論が出ておらず，現時点では保留としている。

　以上より，レボメプロマジンやクロルプロマジンといった鎮静作用の高い抗精神病薬の投与や，抗精神病薬に併用するベンゾジアゼピン受容体作動薬が鎮静と呼ばれるか呼ばれないかは別にして，抗精神病薬の効果が不十分なせん妄に対するこれらの治療は現状では妥当だと考えられる。

　3つめの課題は，せん妄に対する薬物療法は現在ほとんど標準化されておらず，エビデンスも一貫していないことである。本手引きでは，緩和されない苦痛を目の前にする医療者の参考になりやすいように，投与薬物の種類と量をなるべく具体的に記載することとしたが，エビデンスは不十分で検証されたものではない。また，臨床研究で設定されたアウトカムがせん妄治療の理想的な目標かどうかという問題点もある。科学的裏付けが不十分な具体的な投与量を記載することについては，手引きの作成中にも賛否があった。本手引きでは，想定される利用対象者が個々の患者の状態や施設で利用可能な方法を総合的に考慮して投与薬を選択することを期待しており，記載の通りに行えばよいことを保証するものではないことを十分に考慮していただきたい。

［注］

1) ベンゾジアゼピン受容体作動薬とは，ベンゾジアゼピン受容体にアゴニストとして作用する薬剤を指し，ベンゾジアゼピン系薬とともにゾルピデムやエスゾピクロンといったZ-drugと呼ばれる薬剤も含まれる。

2) 高用量の抗精神病薬を使用することを「鎮静」と呼ぶか否かは国際的にも明確な指針がなく，異なる意見がある。本手引きでは抗精神病薬は鎮静薬に含めていないので，抗精神病薬を使用しても苦痛緩和のための鎮静には該当しない。本手引きではこのような「何を鎮静と呼ぶか」の議論は本質的ではなく，患者にとっての利益が少ないと考え，「鎮静か鎮静ではないか」の議論は保留する。

【参考文献】
1) 日本サイコオンコロジー学会，日本がんサポーティブケア学会 編．がん患者におけるせん妄ガイドライン2022年版，東京，金原出版，2022
2) Bush SH, Lawlor PG, Ryan K, et al. Delirium in adult cancer patients: ESMO Clinical Practice Guidelines. Ann Oncol 2018; 29（Suppl 4）: iv143-65
3) Hui D, De La Rosa A, Wilson A, et al. Neuroleptic strategies for terminal agitation in patients with cancer and delirium at an acute palliative care unit: a single-centre, double-blind, parallel-group, randomised trial. Lancet Oncol 2020; 21: 989-98
4) Okuyama T, Yoshiuchi K, Ogawa A, et al. Current pharmacotherapy does not improve severity of hypoactive delirium in patients with advanced cancer: pharmacological audit study of safety and efficacy in real world（phase-R）. Oncologist 2019; 24: e574-82

4　呼吸困難に対する緩和ケア

　　本項では，治療抵抗性が疑われる難治性の呼吸困難に対して，持続的な鎮静薬の投与を行う前に実施すべき対応について述べる。治癒を見込むことができない成人がん患者を対象とし，苦痛緩和のための鎮静の対象という点からは，生命予後がより限られた患者を実際的な対象とする。

1　概　要（表1）

　　呼吸困難はせん妄と並んで治療抵抗性の苦痛の多くを占める。治療抵抗性の苦痛という点では（体動時呼吸困難ではなく）安静時呼吸困難を意味し，多くの場合低酸素血症を伴う。

　　呼吸困難を来している原因によっては，原因に応じた治療が呼吸困難の軽減につながる最も有効な手段となる可能性がある。したがって，呼吸困難を治療抵抗性と判断するには，呼吸困難の原因を評価することが必要である。比較的頻度が高いと考えられる原因は，原発性・転移性肺腫瘍の増大，がん性リンパ管症，胸水，肺炎，腹水や肝腫大による横隔膜の運動制限，心不全などである。その他の原因としては，気道の狭窄，上大静脈症候群，心嚢水，肺塞栓，横隔神経麻痺，気胸，貧血，代謝性アシドーシス，胸膜播種・胸壁浸潤による胸郭の運動障害などがある。また，局所的な原因がなくても全身の衰弱による呼吸筋の疲労による呼吸困難が生じる。進行がん患者では，複数の原因が重なって治療抵抗性の呼吸困難を生じている場合も多い。原因は病歴とそれまでの画像所見に加えて，理学所見から判断できることが多いが，患者の希望や状態によっては原因を確定するため

表1　呼吸困難の治療の概要

	要点	主な具体的な対応例
原因の同定と治療	原因の同定	・病歴とそれまでの画像所見，身体所見から呼吸困難の原因を判断する
	治療可能な原因の治療	・原因に対する治療が可能な病態として，胸水，腹水，心不全，気道の狭窄，上大静脈症候群，心嚢水などに注意する
治療目標の設定	治療目標を設定する	・終末期の呼吸困難では，苦痛を完全に消失させるのは難しい場合があることを患者と共有し，現実的な治療目標を設定する。 ・意識状態やコミュニケーションできる程度と苦痛緩和のバランスを相談する
苦痛を悪化させている要因の改善とケア	身体的要因に対するケア	・呼吸困難が緩和される体位の工夫や環境整備（室温・風など）などを行う ・過剰な輸液は減量を検討する
	心理社会的要因に対するケア	・精神的支援，特に不安に対する対応を行う ・夜間の就眠を確保する
医学的治療	薬物療法	・オピオイドの持続投与を行う ・ベンゾジアゼピン系薬の併用を行う
	薬物療法以外の治療	・低酸素血症に対して酸素を投与する

の検査を検討する。

　終末期の呼吸困難は，臓器不全としての低酸素血症を伴うことが多く，完全な症状緩和が困難なことが多い。患者の意識状態やコミュニケーションできる程度と苦痛緩和のバランスを相談し，患者の個々にあった治療目標を設定する。

　ケアでは，風を顔に当てる，苦しくない体位をとれるようにするなどの非薬物療法を行う。薬物療法としては，オピオイドが主である。経口投与ができない場合には持続注射で投与できる。オピオイドは少量で有効なことも多いが，少量で効果が不十分な場合，①有害事象がない範囲でオピオイドを増量する，②他のオピオイドに変更する（例えば，フェンタニルやオキシコドンをモルヒネに変更する），③オピオイドに加えて少量のミダゾラムを併用するといった選択がある。いずれも，患者の苦痛にあわせて，患者と設定した目標が達成されるように投与量の調節を行う。

　網羅するものではないが，難治性の呼吸困難において検討するべき具体的な内容を**表2**に示した。

表2　難治性の呼吸困難をみた場合に検討するべき具体的な内容

原因の同定と治療
・原因の想定を行い，治療可能な原因があるかを見直す
・胸水，腹水，心不全，気道の狭窄，上大静脈症候群，心囊水など原因治療によって転帰が変わる可能性がある原因に注意する
・原発性・転移性肺腫瘍の増大，がん性リンパ管症，気道の狭窄，上大静脈症候群ではコルチコステロイドの投与を検討する

治療目標の設定
・呼吸困難の完全な消失を目標にすることは難しいことを患者と共有して，現実的な目標を設定する
・呼吸困難の緩和と，意識を維持することやコミュニケーションできることの両立が困難な場合，患者自身が何を優先するかをよく相談する

苦痛を悪化させている要因の改善とケア
・呼吸困難が緩和される体位，環境整備（低めの室温，顔に風を当てる）などを行う
・輸液が過剰な場合，減量を検討する
・精神的支援，特に不安への対応を行う
・夜間の就眠を確保する

医学的治療
・オピオイド（主にモルヒネ/オキシコドン）を使用する。経口投与ができない場合は持続注射で投与できる
・高用量のフェンタニル貼付剤を鎮痛で使用している患者にモルヒネ/オキシコドンの持続注射を追加した場合は，呼吸困難時のレスキュー投与量は，追加したモルヒネ/オキシコドンの持続注射による投与量の1時間量では不足する可能性があるため注意する。逆に，フェンタニル貼付剤と追加したモルヒネ/オキシコドンの合計量に基づいてレスキュー投与量を設定すると，1時間量が多くなりすぎる可能性もあるため注意する
・少量のオピオイドで効果が十分でない時は，①眠気が出ない範囲でオピオイドをさらに増量する，②他のオピオイドに変更する（例えばオキシコドンをモルヒネに変更する），③少量のベンゾジアゼピン系薬（ミダゾラム）を症状の緩和を目的としてモルヒネ/オキシコドンに併用する，の3つの方法がある
・オピオイドの神経毒性（傾眠，せん妄，ミオクローヌスなど）がみられた場合は，オピオイドは増量しない
・低酸素血症がある場合には酸素を投与する

2 原因の同定と治療

❶ 原因の同定

　呼吸困難は進行期のがん患者において比較的頻度の高い症状である。治療抵抗性の症状という点では安静時呼吸困難を意味し，低酸素血症を伴うことが一般的である。呼吸困難を来している原因によっては，原因に応じた治療が呼吸困難の軽減につながる最も有効な手段となる可能性がある。つまり，呼吸困難を治療抵抗性と判断するには，呼吸困難の原因を評価することが必要である。

　原因は，がんと直接関連するものと関係しないもの，胸腔内に原因が存在するものと胸腔外に原因が存在するものとがある（**表3**）。さらには，胸腔内・胸腔外に局所病変がなくても，全身の衰弱による呼吸筋の疲労によって呼吸困難を生じる場合がある。特に終末期のがん患者では，複数の原因が重複して呼吸困難の原因となっていることが少なくない。

　原因はこれまでの病歴と画像所見に加えて，呼吸困難時の理学所見によっておおむね判断することができる。例えば，原発性・転移性腫瘍の増大・がん性リンパ管症は，それまでの画像検査と徐々に進行する呼吸困難で原因が想定できる（他の要因が加わっている可能性はある）。胸水は，聴診で（通常は）片側の呼吸音が低下・消失しており，超音波検査などで確定することができる。肺炎は，感染に伴う喀痰の増加や発熱などの症状と，聴診所見や血液検査から判断できる。腹水・肝腫大による圧迫は身体診察で腹水や腫大した肝臓を触れることで確認できる。心不全は心不全の病歴，聴診所見（Ⅲ音，Ⅳ音，肺水腫の時の crackles），心拡大を示す画像所見，浮腫の悪化などから判断できる。気道の狭窄は，それまでの画像検査で狭窄を生じそうな病変があることと，気道狭窄音が悪化することで判断できる。上大静脈症候群は，それまでの画像検査で上大静脈の圧迫を生じそうな

表3　がん患者における主な呼吸困難の原因と原因に応じた対応

	原因	原因に応じた対応
比較的頻度の高いもの	原発性・転移性肺腫瘍の増大	コルチコステロイド
	がん性リンパ管症	コルチコステロイド
	胸水	胸水の排液
	肺炎	抗菌薬投与
	腹水による横隔膜の運動制限	腹水の排液
	肝腫大による横隔膜の運動制限	
	心不全/肺水腫	心不全の治療（利尿薬など）
	全身の衰弱による呼吸筋の疲労（がん悪液質症候群など）	
その他	気道（気管・気管支）の狭窄	コルチコステロイド，ステント，放射線治療
	上大静脈症候群	コルチコステロイド，ステント，放射線治療
	心嚢水	心嚢水の排液
	肺塞栓	抗凝固療法
	横隔神経麻痺	
	気胸	胸腔内の脱気
	貧血	赤血球輸血
	代謝性アシドーシス	
	胸膜播種・胸壁浸潤による胸郭の運動障害	
	もともとある呼吸器疾患（COPD，気管支喘息）の増悪	気管支拡張薬など

原因に応じた対応として特定のものがある場合は，原因と同じ行の右列に記載

病変があることと，上肢や顔の浮腫が悪化することで判断できる。心囊水はそれまでの病歴や画像検査でわかる場合もあるが，他に原因がない場合に心臓超音波検査で確定する。肺塞栓は急激な呼吸困難と低酸素血症を生じた場合に疑う。両側の横隔神経麻痺は頸髄の横断麻痺で生じるが，頻度は低い。気胸は聴診で（通常は）片側の呼吸音が低下・消失しており，画像検査で確定することができる。貧血は血液検査で確定する。代謝性アシドーシスによる呼吸困難とは，腎不全などに伴うアシドーシスの代償による頻呼吸（呼吸運動の要求増加）が本態である。胸膜播種・胸壁浸潤による胸郭の運動障害はそれまでの画像所見と視診で明らかとなる。

　以上のように，呼吸困難の原因は臨床経過からある程度想定することができるが，途中で新しい呼吸困難の病態を生じたかの判断は難しいことが多い（がん性リンパ管症は悪化しているだろうが，胸水も増えているかもしれない，など）。原因をどこまで調べるかは，想定している呼吸困難の原因に対する治療が存在するか，患者の希望はあるか，患者の全身状態が検査や治療を行う負担に耐えられるか，などを十分に考慮したうえで検討する。

❷ 原因に対する治療

　呼吸困難のいくつかの原因に対しては，病態に応じた治療が存在する（表3）。当然のことながら，抗がん治療の効果が見込めるならば抗がん治療の適応を検討する。治療の患者に与える侵襲はまちまちであり，このような原因の治療をどこまで行うかは患者個々の治療目標によって異なる。可能な限り多職種で相談し，患者がその治療を望むかどうかに関しても十分に話し合ったうえで，患者の生命予後や全身状態に照らし合わせて，治療によって期待できるメリット（治療効果が得られる時間的な余裕があるか，治療の負担に耐えられるか）を十分に考慮するようにする。

　それぞれの原因に対する治療を行った際には，治療によって期待した効果が得られたかを十分評価したうえで，効果がない場合に漫然と治療を継続したり繰り返したりしないことを心がける。

　比較的患者への侵襲が少なくて効果が見込まれる治療としては，コルチコステロイドの投与（原発性・転移性腫瘍の増大，がん性リンパ管症，気道の狭窄，上大静脈症候群），胸水の排液（胸水），腹水の排液（腹水），利尿薬（心不全）などがある。難治性の呼吸困難に対しては，コルチコステロイドは中等量以上を投与して効果を確認する（例えば，ベタメタゾン 4～8 mg/日を 3～7 日投与して効果を評価する）。コルチコステロイドはせん妄などの有害事象を誘発する可能性があるため効果がなければ減量・中止（長期投与の場合は副腎不全を起こさないよう慎重に漸減）する。

3　治療目標の設定

　特に低酸素血症を伴う場合，体動時を含めて呼吸困難を完全に消失させることが難しい場合が多い。「息苦しい感じ」が完全にはなくならないことを前提として，患者と緩和治療の目標を共有することが重要である。オピオイドやベンゾジアゼピン系薬などの薬物の投与は（意図している/いないにかかわらず）眠気をもたらす可能性があるため，これらの薬剤を使用した苦痛緩和はコミュニケーションがとれる状態をしっかりと保つことと両立しない場合がある。眠気が増えても呼吸困難が減ることを優先するか，呼吸困難はあっ

ても眠気がなく意識がしっかりしていることを優先するかは患者の考え方によっても異なる。どの程度の眠気を許容するか，呼吸困難の緩和と意識の保持のどちらを優先するか（例えば，「夜は呼吸困難を感じずに眠れる程度がよいが，日中は少し呼吸困難を感じていても話ができる程度に起きていたい」や「呼吸困難が和らぐのであれば，多少眠気が強くても仕方がない」など）に関しての治療目標を具体的に患者と相談していくことが重要である。

　特に，苦痛緩和のための鎮静の対象となりうる終末期においては，眠気の原因は必ずしも薬剤（オピオイドやベンゾジアゼピン系薬）の影響とは限らず，死亡前の自然経過による意識の低下である可能性もある。医療者は患者が経過のどの位置にあるかということも意識しながら治療目標を設定する必要がある。

4　苦痛を悪化させている要因の改善とケア

❶ 身体的要因

　患者が呼吸困難を感じない体位になれるように姿勢を工夫する。一般的に，完全に腹部臓器が横隔膜を押し上げる仰臥位にするよりは左右どちらかを下にしているほうが呼吸困難を感じにくく，多少頭部を上げていること（起坐位）を好む患者が多い。

　呼吸困難のある患者では，一般的に，室温は低いほうが苦しさを感じにくい。気温は患者の好みにもよるが，通常そばにいるとやや寒いくらいの室温のほうが呼吸困難が和らぐことがある。また，風が通るような（風が顔に当たるような）工夫として，扇風機で直接顔に風を当てたり，室内に空気が循環するようにすると呼吸困難が和らぐことがある。

　体動は呼吸困難を悪化させる。食事，排便，入浴，散歩などの活動だけでなく，会話も呼吸困難を増悪させうる。日常生活で動きが少なくすむように環境整備とケアを行う（呼吸が楽にできるような排便方法や緩下薬の調節，簡潔な会話や回答する際にうなずいてもらうなど）。腹式呼吸や口すぼめ呼吸，徒手的な呼吸介助など，可能であれば呼吸の仕方の工夫を行う。

　過剰な輸液が喀痰や気道の分泌を増やしたり，肺水腫や胸水など呼吸困難を悪化させていることがあるため，輸液を減量する。オピオイドの持続投与を行う経路を確保する目的で持続点滴が行われている場合には，持続皮下投与に変更することで輸液量を減量できる。

❷ 心理社会的要因

　不安は呼吸困難と密接に結びついている。不安が強くなると呼吸困難が悪化し，呼吸困難そのものが不安をさらに悪化させうる。精神的支援，特に患者の不安が少しでも軽減するような対応を行う（不安や恐れを傾聴する，そばに付き添う，手を握る，体をさするなど）。身体要因よりも不安が呼吸困難の発生・増強に関わっていると判断される場合は，不安軽減を目的とした抗不安薬の投与も検討される。また，不安が増強しやすい夜間の就眠を確保するようにすることは非常に重要である。

　患者だけでなく，付き添う家族も不安を抱えることが多い。呼吸困難の原因や対応を家族にも説明するとともに，家族の不安や気持ちのつらさを傾聴し，家族の意向も尊重しながら呼吸困難への対応を行い，家族自身が患者に対してできることを医療者が一緒に考え

るといった家族ケアも，患者の呼吸困難軽減につながる可能性がある。

5　医学的治療

呼吸困難に対する医学的治療を記載し，薬物療法アルゴリズムを**図1**に示す。

1　薬物療法

呼吸困難の緩和を目的とした薬物療法としては，モルヒネをはじめとしたオピオイドと，ベンゾジアゼピン系薬が主に用いられる。

呼吸困難の薬物療法については，鎮静薬でもあるミダゾラムが呼吸困難そのものに対し

図1　呼吸困難に対する薬物療法のアルゴリズム

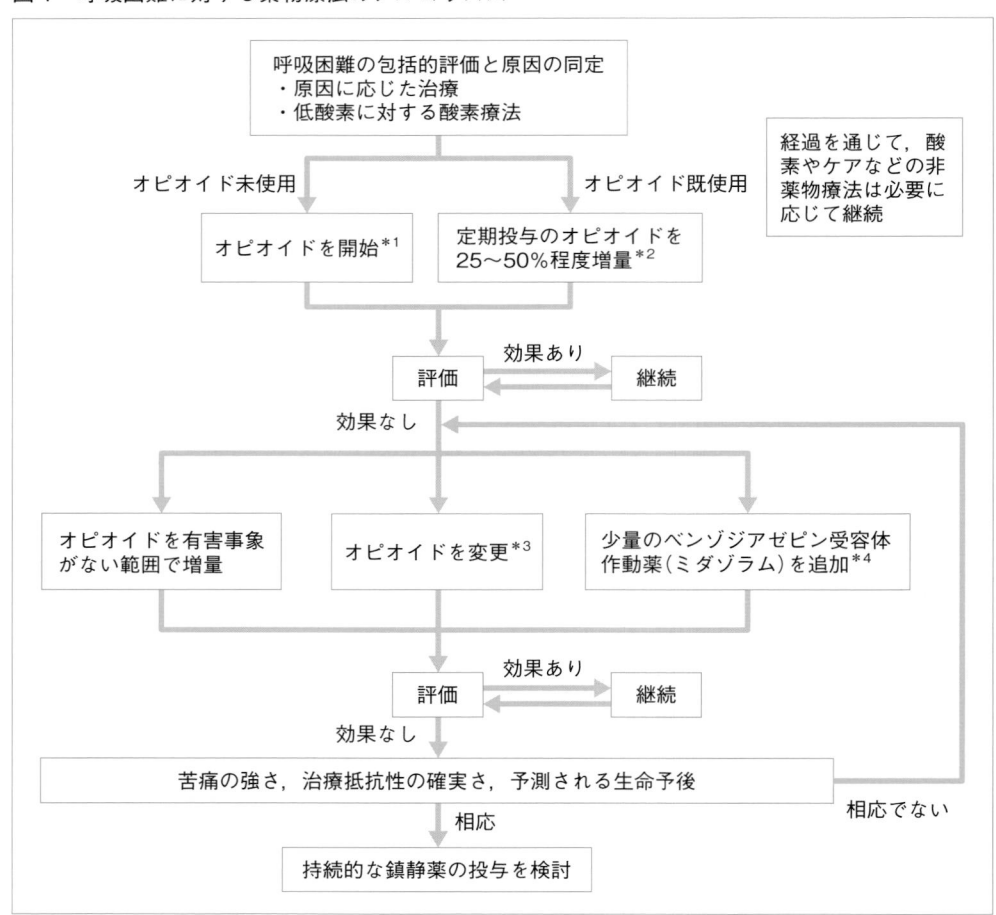

*1 主にモルヒネ/オキシコドン持続注射を 6〜12 mg/日で開始。
*2 モルヒネ/オキシコドンの場合は増量。フェンタニルの場合はモルヒネ/オキシコドンへ変更（全部または一部），またはモルヒネ/オキシコドンを上乗せ。
*3 モルヒネ以外のオピオイドからモルヒネへ変更。
*4 通常はミダゾラム 10 mg/日以下。ただし，せん妄が発症している患者に対してミダゾラム少量投与を行う場合は，せん妄症状が悪化する可能性があるため，効果と安全性を慎重に評価する。

ても効果がある可能性があるという知見から，「通常の緩和治療」と「苦痛緩和のための鎮静」との境界があいまいになる。「痛みの治療としてミダゾラムを持続的に投与する」「せん妄の治療としてミダゾラム単独を持続的に投与する」という考えは一般的ではないが，「呼吸困難の緩和として，（意図的に意識を低下させるのではなく）少量のミダゾラムの持続投与を併用する」という考えはありうるためである[注1]。

1）呼吸困難に対するオピオイドの開始

呼吸困難に対する薬物療法の標準治療薬はモルヒネであり，複数の臨床試験やメタアナリシスで効果が示されている。モルヒネ以外のオピオイドについては，エビデンスは乏しいものの臨床経験と薬理作用からオキシコドンについては一定の効果があると考えられる。ヒドロモルフォンやフェンタニルは一般的には使用されないが，突出的な呼吸困難に対する緩和が得られる可能性が予備的な研究から得られており，今後さらなる知見が待たれる。

また，投与経路については，経口投与が可能であれば経口で投与するが，本手引きの対象となる難治性の呼吸困難のある患者では全身状態が不良なため経口投与ができない場合が多い。したがって，投与経路は持続注射が主体となる。投与経路は持続静脈内投与でも持続皮下投与でもよいが，後者のほうが簡便である。静脈経路がすでにある場合には持続静脈内投与でもよい。静脈内投与の場合は，レスキュー薬の投与により突出的な呼吸困難に対する迅速な対応が可能になる一方，静脈路閉塞予防のために輸液をする場合は胸水や肺水腫の悪化につながらないよう輸液量を少なめで調節することに留意する必要がある。

以上より，呼吸困難の薬物療法として使用するオピオイドは，モルヒネ/オキシコドンの持続皮下注射を使用するのが主である。

①オピオイドを投与されていない患者への対応

オピオイドを使用していない患者において，呼吸困難に対してオピオイドを開始する場合，選択するオピオイドの種類としてはモルヒネを選択することを基本とする。腎機能障害の合併など患者の状態を考慮してオキシコドンを選択する場合もある。開始時の投与量に関しては，痛みに使用するよりも低用量から開始する。具体的には，持続注射であればモルヒネ/オキシコドン 6〜12 mg/日より開始する。

②すでにオピオイドを投与されている患者への対応

すでに疼痛緩和のためにオピオイドを使用している患者に関しては，どの種類のオピオイドを使用しているかにより対応が異なる。

痛みに対してモルヒネが定期投与されている患者では，定期投与しているモルヒネ投与量を 25〜50％程度増量する。痛みに対してオキシコドンを定期投与している患者では，定期投与で使用しているオキシコドン投与量を 25〜50％程度増量するか，または，オキシコドンからモルヒネへ変更する。

痛みに対してフェンタニル貼付剤を使用している患者では，基本的には，モルヒネ/オキシコドンに変更する。ただし，中用量以上のフェンタニル貼付剤（例えば 50 μg/時間以上）を使用している場合，フェンタニルを一度にすべてモルヒネ/オキシコドンへ変更することで生じうる全身状態の変化を避けるために，使用しているフェンタニルの 1/3〜

1/2 だけ部分的にモルヒネ/オキシコドンへ置き換える場合も多い[注2]。部分的に置き換えたあとに効果・有害事象を評価し，必要に応じて残りのフェンタニルもモルヒネ/オキシコドンへ変更することを検討する。

　場合によって，フェンタニル貼付剤はそのまま据え置き，モルヒネ/オキシコドンの持続注射を併用（上乗せ）して開始することがある。これは，呼吸困難が急速に進行しているなど全身状態の不良な患者ではオピオイドを別のオピオイドへ切り替えることで全身状態に影響を与える可能性があるためである。併用する場合，通常呼吸困難時のレスキュー薬はモルヒネ/オキシコドンの注射で投与される。レスキュー薬の投与量に関しては，フェンタニル貼付剤の投与量を合計オピオイド量に含めて計算する必要があるため，レスキュー投与量が少なくなりすぎたり，逆に多くなりすぎないように注意する[注3]。

2）少量のモルヒネ/オキシコドンで呼吸困難に効果のない場合の対応

　モルヒネ/オキシコドンが少量で効果があった場合は，その投与量を継続する。少量で効果がなかった場合に，どの程度までモルヒネ/オキシコドンを増量するかは明確な基準がない（国内の調査研究によると，緩和ケア医の約 1/3 が増量の上限があると考えており，オピオイドを新規に投与された患者ではおよそ 20～40 mg/日，オピオイドをすでに投与されていた患者ではベースラインの 50～100％増量した時点を上限の目安と考えていた）。基本的には，痛みに対してオピオイドを投与した場合と同様に，「息苦しさに対して効果がある」と患者自身が表現し，さらに，眠気が出ない範囲で呼吸困難が緩和できる用量まで数段階の増量を行う。呼吸困難が緩和された場合には，その量を維持する[注4]。

　数段階モルヒネ/オキシコドンを増量しても十分な効果が得られない場合，治療上の選択肢は，①モルヒネ/オキシコドンを有害事象のない範囲でさらに増量する，②オピオイドを変更する（オキシコドンを使用している場合モルヒネへ変更する），③オピオイドは無効と判断してベンゾジアゼピン系薬（非経口投与の場合はミダゾラム）をモルヒネ/オキシコドンに併用する，の3つである。

①オピオイドの増量

　モルヒネ/オキシコドンをさらに増量することが適切かは，増量した際に効果が確認できるか，オピオイドによる神経毒性（傾眠，せん妄，ミオクローヌスなど）や呼吸抑制が生じていないのか，といった点から総合的に評価する。

　モルヒネ/オキシコドンの増量中にせん妄などの神経毒性がみられた場合は，さらに増量することは適切ではない。神経毒性があるにもかかわらずオピオイドを増量すると，苦痛緩和が得られないばかりか，過量投与に伴う呼吸抑制や神経毒性の悪化（ミオクローヌス，オピオイド誘発性痛覚過敏，けいれんなど）を来す可能性が高い。鎮静を目的としたモルヒネの増量を各国のガイドラインでも認めていない理由の一つである。この場合は，オピオイドを減量して，せん妄に対する治療をあわせて行う（P45，Ⅳ章-2-3「難治性せん妄に対する緩和ケア」参照）。

②オピオイドの変更

　呼吸困難に対してオキシコドンを使用している患者でオキシコドン増量後も効果が不十分と判断される場合は，モルヒネに変更することを検討する（重度の腎機能障害がないな

どモルヒネが使用可能な場合）。モルヒネからオキシコドンへは通常変更しない。

③ベンゾジアゼピン系薬の併用

　呼吸困難に対してベンゾジアゼピン系薬を単独で投与する場合，呼吸困難の増悪因子としての不安や呼吸困難に伴う重度の不安を標的として投与される。実際，これまでの臨床研究の結果からは呼吸困難そのものに対するベンゾジアゼピン系薬の単独投与の有効性は証明できていない。

　一方で，オピオイドとベンゾジアゼピン系薬の併用でがん患者の呼吸困難の緩和が得られる可能性に関して複数の報告があり，臨床現場においてもしばしば少量のベンゾジアゼピン系薬がオピオイドと併用で用いられることがある。具体的には，経口投与が可能であれば，ロラゼパムやアルプラゾラムが用いられる。経口投与ができない場合には，主にミダゾラムが用いられる。

　呼吸困難の緩和のためにベンゾジアゼピン系薬としてミダゾラムをオピオイドと併用で投与する場合，通常，眠気が強くなる可能性が少ない2.5～5 mg/日よりミダゾラムを開始して，苦痛の程度に応じて投与量を調節する[注5]。ただし，ベンゾジアゼピン系薬はもともと鎮静作用をもつ薬剤であり，投与量が多くなると意識を低下させる可能性が高まる。特に，10 mg/日を超えるミダゾラムの投与は鎮静作用が強くなり，意識を保ったまま呼吸困難の緩和効果を期待することが難しくなると考えられるため，投与量は10 mg/日以下で使用するのが一般的である。ただし，せん妄が発症している患者に対してミダゾラム少量投与を行う場合は，せん妄症状が悪化する可能性があるため，効果と安全性を慎重に評価する。

❷ 薬物療法以外の治療

　低酸素血症がある場合には酸素の投与を行う。高流量鼻カニュラ酸素療法（high flow nasal cannula oxygen；HFNC）や非侵襲的陽圧換気（non-invasive positive pressure ventilation；NPPV）に関しては，適応があり，ケアの目標に一致する場合に限り，メリットとデメリットを十分に検討したうえで使用を検討する。HFNC は，呼吸不全があり，血中酸素濃度を保つことで呼吸困難の改善が得られる場合が適応になる。NPPV の適応としては，急性呼吸不全と高二酸化炭素血症のある患者である。両者とも，適切なモニタリングが可能で機器管理に習熟した医療者のいる体制が整っていることが必要になる。ただし，終末期患者の呼吸困難を緩和するうえで酸素投与量はどこまで増やすか，どの投与デバイスが有効かについては十分検証されていない。

　一方，低酸素血症を伴わない場合には酸素は必ずしも有効ではないが，治療抵抗性の呼吸困難で他に有効な可能性のある方法がないのであれば実際に酸素を投与し，効果を評価してもよい。この場合，効果が明らかな場合は継続するが，効果が明らかでない場合や有害事象（酸素チューブによる拘束感それ自体が患者の不快であったり，拘束感がせん妄の悪化要因になるなど）がみられる場合は酸素投与の中止を検討する。

6　治療抵抗性と判断する目安

　以下のような対応をすべて行っても呼吸困難の緩和が得られない場合に治療抵抗性と判断する。

- □ 呼吸困難の原因を同定し，対応可能な原因に対する治療を十分に行っている
- □ 呼吸困難を悪化させている身体的・心理社会的要因の改善とケアを十分に行っている
- □ オピオイド（モルヒネやオキシコドン）を有害事象が出ない範囲で増量している
- □ モルヒネ以外のオピオイドを投与していた場合は，モルヒネに変更している，あるいはモルヒネを併用している（重度の腎機能障害がない場合など）
- □ オピオイドに加え，少量のベンゾジアゼピン系薬を併用している（ミダゾラム 10 mg/日以下など）
- □ 非薬物療法を十分に行っている（送風，環境整備，低酸素血症を伴う場合の酸素療法など）
- □ 基盤になるケア（苦痛に対する閾値をあげ人生に意味を見出すための精神的ケア）を十分に行っている

7　未解決の課題

　難治性の呼吸困難に関する課題について表4にまとめた。

　1つめは，痛みやせん妄と同様に，難治性の呼吸困難に対する治療が標準化されていないということである。特に，モルヒネが薬剤として効果がある（薬効がある）ことは示されているものの，どれくらいの量を使用して効果がない場合に無効とみなすのか（逆にいえば，どれくらいの量のモルヒネを最低でも使わなければ治療抵抗性とはいえないのか），モルヒネの効果が不十分であったとした場合に他のオピオイドに変更することは効果があるのか，少量のベンゾジアゼピン系薬（ミダゾラムを含む）を併用することはモルヒネ単剤で治療する場合より効果や意識に与える影響に差があるのか，が十分に明らかになっていない。今後，難治性の呼吸困難についての治療の標準化が必要である。現状としては，（有害事象の許容される範囲での）オピオイドの増量，他のオピオイドへの変更，ベンゾジアゼピン系薬（非経口投与ではミダゾラム）の併用については，どれか一つの方法が優先して勧められるものではなく，総合的な臨床的な判断で選択せざるを得ない。

表4　難治性の呼吸困難に関する未解決の課題

①どれくらいの治療をしたら治療抵抗性の呼吸困難であるといえるのかの明確な基準がない
②呼吸困難の緩和を目的としたミダゾラムの持続投与は鎮静に含まれるのかがあいまいである
③意識レベルが低下してきた時の呼吸困難の評価方法が未確立である
④予後数週間～数日のがん患者における難治性の呼吸困難に対する薬物療法・非薬物療法の有効性・安全性が未確立である
⑤痛みと呼吸困難両者を有する患者が少なくないが，疼痛時と呼吸困難時に使用するべきレスキュー薬の投与量がどの程度一致するかが実証されていない
⑥呼吸困難の程度とコミュニケーションがとれる程度のトレードオフに関して，患者ごとの目標を評価する方法と，目標に応じた薬物療法の選択・調節の方法が未確立である
⑦難治性の呼吸困難を緩和しうる新規薬剤が開発されていない
⑧難治性の呼吸困難に対する最適かつ複合的な治療・ケアパスウェイが未確立である

　2つめは，ミダゾラムの少量投与をオピオイドと併用することが呼吸困難に症状緩和として有効であったとした場合の鎮静の概念との整合性である。仮に，ミダゾラムを併用してもオピオイド単剤に比べて意識の低下を生じずに呼吸困難が緩和されることが実証研究で明らかにされたならば，この場合のミダゾラム少量投与を通常の症状緩和治療とみなせば，鎮静の対象である「治療抵抗性の苦痛」には含まれないことになる。現状としては，この課題は結論づけられるだけの根拠がないため，「呼吸困難の緩和のために使用されたミダゾラムは鎮静か？」の議論は，現時点では保留することが望ましいと考える。ミダゾラムの持続投与が鎮静と呼ばれるか呼ばれないかは別にして，オピオイドで治療抵抗性の呼吸困難に対して，苦痛を指標にして少量のミダゾラムを使用することそのものは現状では妥当だと考えられる。

　その他，終末期の難治性の呼吸困難に対する未解決の課題は多く，今後さらなる知見の蓄積が求められる。

[注]

1）　あいまいになる理由は，苦痛緩和のための鎮静の定義に含まれる「治療抵抗性の苦痛」が明示されていないからである。治療抵抗性の呼吸困難をオピオイドで緩和されない呼吸困難と定義すれば，ミダゾラムの持続投与は苦痛緩和のための鎮静に該当しうる。一方，治療抵抗性の呼吸困難とは，オピオイドと少量のミダゾラムの併用でも緩和されないものだと定義すれば，少量のミダゾラムの投与までは苦痛緩和のための鎮静ではなく，一般的な緩和治療となる。本手引きでは，こういった「どこまでが鎮静か」の問題を検討するのではなく，難治性の呼吸困難に対してどのような緩和治療が適切かを示すという立場から意見をまとめている。

2）　フェンタニルの中用量を意味する投与量について具体的な表記を試みたが，国際的にも統一した見解がない。表記は目安である。

3）　例えば，フェンタニル貼付剤でモルヒネ経口換算120 mg/日（静脈・皮下投与換算40～60 mg/日）を鎮痛の目的で使用していた患者にモルヒネ持続皮下注射12 mg/日を追加で開始した場合，呼吸困難時や疼痛時のレスキュー投与量をモルヒネ持続皮下注射の1時間分と規定すると，1回あたりの使用量は0.5 mg（皮下投与）になる。しかし，これらの患者では通常それまでに疼痛時のレスキューとしてモルヒネ10～20 mg相当のオピオイド内服（皮下投与だとモルヒネ5～10 mg相当）を使用していることが多い。疼痛時と呼吸困難時に使用するべきレスキュー薬の投与量がどの程度一致するかの根拠はないが，レスキュー薬が追加（併用）されたモルヒネ持続皮下注射の1時間量では少なくなりすぎる可能性はある。一方で，呼吸困難に対してモルヒネはフェンタニルよりも効果が高いということが想定されるため，併用しているオピオイド全体の総投与量から呼吸困難に対するレスキュー投与量を算出して，その投与量をモルヒネ皮下注射で投与すると呼吸困難に対しては過量となってしまう可能性もある。したがって，現在使用しているオピオイド全体の投与量やこれまでに使用しているレスキュー薬の効果から，患者の全身状態にあった量を調整する必要がある。

4）　投与量についてさらに具体的な表記を試みたが，国際的にも統一した見解がない領域であるため，委員会として幅のある表記にとどめることが妥当であるとの結論に達した。増量についても「数段階」とあえてあいまいな表現とした。

5）　オピオイドで緩和できない呼吸困難に対して，苦痛緩和を指標としてミダゾラムを併用することは，オピオイドで緩和できない呼吸困難を治療抵抗性の苦痛と考えれば，本手引きでは調節型鎮静に含まれうる。一方，ミダゾラム自体が呼吸困難に対して，「（意識を低下させずに）効果がある」という立場からはミダゾラムを併用することは「鎮静ではない」という意見もありうる。しかしこの場合でも，ミダゾラムを持続投与して結果的に意識がなくなった場合には「鎮静である」とする解釈もありうる。本手引きではこのような「何を鎮静と呼ぶか」の議論は本質的ではなく患者にとっての利益が少ないと考え，「鎮静か鎮静ではないか」の議論は保留する。ここでは，オピオイドで緩和されない呼吸困難に対してミダゾラムを投与する行為を鎮静とみなすのか否かはさておき，モルヒネ/オキシコドンを患者の症状をみながら少量ずつ増量したが効果がない場合に，呼吸困難が和らぐかを指標にして，ミダゾラムを少量（10 mg/日以下）投与するという行為は難治性の呼吸困難に対する対応としては妥当であるということを述べている。

【参考文献】

1）日本緩和医療学会 編．がん患者の呼吸器症状の緩和に関するガイドライン 2016 年版，東京，金原出版，2016
2）Hui D, Maddocks M, Johnson MJ, et al. Management of breathlessness in patients with cancer: ESMO Clinical Practice Guidelines. ESMO Open 2020; 5: e001038
3）Hui D, Bohlke K, Bao T, et al. Management of dyspnea in advanced cancer: ASCO Guideline. J Clin Oncol 2021; 39: 1389-411
4）Mori M, Yamaguchi T, Matsuda Y, et al. Unanswered questions and future direction in the management of terminal breathlessness in patients with cancer. ESMO Open 2020; 5（Suppl 1）: e000603

3 苦痛に対する閾値をあげ人生に意味を見出すための基盤となるケア

1 精神的ケア

　治療抵抗性の苦痛をもった患者へのケアにおいては，積極的な全人的ケア（total care）が必要となる。複雑な苦痛へのケアの糸口として，その基盤となる精神的ケアについて述べる。

　精神的苦痛のなかには，不安，いらだち，孤独感，恐れ，抑うつ，怒りなどがある。これらは，身体的苦痛，社会的苦痛，スピリチュアルペインと相互に関連し合っており，精神的苦痛のみを取り出してケアできるものではない。身体と心を分断せず，それぞれの苦痛の関連性をみて，全体としてのその人の苦しみをわかろうとすることが大切である。

　基盤となる精神的ケアの根幹にあるものは，医療者が患者を一人の人間として尊重し，患者と共にあろうとする姿勢で寄り添い，患者の苦しみを理解しようとすることである。患者の気持ちを理解しようとしている姿勢を伝え，表面的な言葉のみに捉われるのではなく，背景にある患者の気持ちや表現されない患者の感情を理解することが大切である。難治性の苦痛が和らぐような精神的支援となることを目標とするとともに，もし苦痛が緩和されなかったとしても患者自身が生きる意味や価値を見出せるよう支援していくことが求められる。

　具体的な基盤となる精神的ケアの内容としては，「信頼関係を構築する」「生きる意味・心の穏やかさ・尊厳を強めるケアを行う」「現実を把握することをサポートする」「情緒的サポートを行う」「おかれた状況や自己に対する認知の変容を促す」「ソーシャルサポートを強化する」「くつろげる環境や方法を提供する」「医療チームをコーディネートする」ことが含まれる（**表1**）。

　進行がん患者の心理面のニーズには，安全なこと，連帯感があること，理解されていること，受け入れられていること，自尊心を維持すること，信頼感が維持されることなどがある。これらを満たすためには，誠実さ，謙虚さ，感受性をもち，ケアリング[注1]を意識しながら日常生活を整える基本的援助を行うことが大切である。また，信頼関係を形成していくこと自体がケアとなりうる。

❶ 信頼関係を構築する

　難治性の苦痛のなかにいる患者にとって，誰か一人でも医療者に信頼できる人がいることは大きな支えになる。患者の信頼を得ることはすべてのケアの基盤になる。

　プライバシーの守られる環境を整え，ベッドサイドに（立ってではなく）座って対話するようにする。「あなたに」関心があること，何か力になりたいと思っていることを言葉だけでなく，態度で示すようにする。一人の人間としての歴史を表現する物語を聴くことが信頼関係をつくるきっかけとなることが多い。例えば，病気に関係しない日々のことや，人生において重要と思われること，人生において印象深い思い出，人生において自分が果たした重要な役割，誇りに思うことなどについての話題がきっかけになりうる。

　医療者という役割から考えると，何かをしてあげなければという思いにとらわれやすく，安易に励ましたり，アドバイスをしがちになるが，重要なことは患者が医療者から「自分のことがわかってもらえた」と感じることである。場合によっては，何もせず黙って患者のそばにいたり，痛むところや苦しいところをさすってそこにいることが求められることもある。

❷ 生きる意味・心の穏やかさ・尊厳を強めるケアを行う

　患者が一番大切にしてきたこと，一番重要と考えることを知り，患者の生きる意味・心の穏やかさ・尊厳につながるものを強化する。患者が大切にしていること・意味があると感じられることを知るためには，例えば，「○○さんが一番大切にされてきたことは何か」「困難ななかで，○○さんを支えているものは何か」といった視点で関わる。

　難治性の苦痛のなかにあっても，そのあいまに愛している人たちと数時間過ごすことができたり，それまで生きる意義として感じていた社会とのつながりをもてるようにすることによって，患者の生きている意味を支えることができる。

表1　基盤となる精神的ケア

1. **信頼関係を構築する** ・プライバシーの守られる環境を整え，ベッドサイドに（立ってではなく）座って対話する ・患者に常に関心を向ける；患者を理解しようとする；気持ちをわかろうとしていること，一緒に考えていくことを伝える ・患者と共に時間を過ごし，存在を提供する（being, presence） 2. **生きる意味・心の穏やかさ・尊厳を強めるケアを行う** ・生きる意味・心の穏やかさ・尊厳を脅かしている/支えているものについて問いかける ・生きる意味・心の穏やかさ・尊厳を脅かしているものを弱め，かつ，それらを支えているものを強化する 3. **現実を把握することをサポートする** ・今起こっていることを丁寧に説明し，患者の疑問を明確にする ・苦痛に対してどのようなことを行うのか，具体的に現実的な情報を提供する ・どうしても苦痛が緩和されない場合，（適切であれば）最低限眠るようにすることはできることを伝える ・希望を維持する 4. **情緒的サポートを行う** ・患者の感情を批判することなくあるがままにしっかりと受け止める ・絶望，孤独，不安，不信，怒りといった否定的な感情をもつことは当然であることを伝え，伝えても大丈夫なのだという受容的な温かい雰囲気をつくるように心がける ・反映，明確化，要約などの技術；非言語的メッセージ（まなざし，姿勢，声の抑揚）；沈黙（待つ）や身体的接触を用いる 5. **おかれた状況や自己に対する認知の変容を促す** ・患者にとっての病気体験について問いかけ，患者自身が意味を探索することをサポートする ・患者の現実と一致しない否定的な認知の変容を試み，自己効力感を高めることを意識する ・（患者の知りたい気持ちや状況を慎重に考慮したうえで）苦痛はいつまでも続かないことを伝えることを考慮する 6. **ソーシャルサポートを強化する** ・家族・友人など患者が必要としている関係を継続できるよう配慮する ・仕事，季節の行事など社会との交流を維持できるよう配慮する 7. **くつろげる環境や方法を提供する** ・「心地よい」と一時でも思えることを探して実践する 8. **医療チームをコーディネートする** ・精神科医・心療内科医，心理職，専門・認定看護師，ソーシャルワーカー，宗教家，ボランティアなどの職種との関わりをコーディネートする

❸ 現実を把握することをサポートする

　難治性の苦痛のなかにあり，患者は，いったい何が起きているのか，どのような状況におかれているのか十分に把握することができないことが多い。今何が起こっているのかを丁寧に説明し，患者の疑問に思っていることが明確になるように促す。

　難治性の苦痛を緩和するために，いつまでに，どのようなことを実施する計画なのか，具体的に，現実的な内容を正確に伝える。

　どうしても苦痛が緩和されない場合，適切であれば，最低限夜間は眠るようにすることはできる（眠気が出たとしても苦痛を和らげる方法を選択するかを共に考えていく）ことを伝えることも，患者にとっての安心につながる場合がある。

　もし現実を伝える過程において，非現実的な希望が患者から伝えられたとしても，患者の生きる意味を支えるものであったり，不安から心を守るために重要である場合には，否定せずに希望は希望のまま維持することが重要である。例えば，歩くことのできない患者が「もう一度歩けるようになりたい」と希望する場合，「それは無理です」と否定するのではなく，「もう一度歩きたいのですね」などと患者の歩きたい気持ちを理解することが大切である。

❹ 情緒的サポートを行う

　患者の感情を批判することなく，あるがままにしっかりと受け止める。

　難治性の苦痛がある厳しい状況のなかで，絶望，孤独，不安，抑うつ，不信，怒りといった否定的な感情をもつことは当然である。患者のなかには，こうした否定的な感情を抱くことそれ自体が良くないことであると捉えて，表出せずに心に閉じ込めてしまうこともある。患者が抱く感情に焦点を当て，こうした感情を抱くことは当然であることを伝え，伝えても大丈夫なのだという受容的な温かい雰囲気をつくる。

　反映・明確化・要約[注2]などの技術を用いる。医療者自身の非言語的メッセージ（まなざし，姿勢，声の抑揚）に注意を払い，沈黙（待つ）や，身体的接触を用いる。

❺ おかれた状況や自己に対する認知の変容を促す

　患者は緩和されない苦痛が持続する場合に，「苦痛を放っておかれている/何もしてもらっていない」「もうだめだ/もう何も良くならないにちがいない」「この苦痛がずっと（何週間も何カ月も）続くのなら早く終わりにしたい」という言葉を発するかもしれない。難治性の苦痛がある場合，患者の体験している状況で肯定的な側面を探すことはより困難になる。患者にとっての病気体験について問いかけ，患者自身が意味を探索できるようサポートする。

　例えば，「病気には何も意味のあることがない」という認知に代えて，「病気であっても価値のあることを選択する自由がある」「病気は人生をさらに意味のあるものにするきっかけになるかもしれない」など，肯定的な部分を含めながら多面的な探索を促す。

　患者の自己効力感を高めるように意識する。すなわち，患者の語りを傾聴し，患者の人生に対する肯定的なフィードバックを伝え，患者が自分のもっている力を肯定的に捉えられるよう支援していく。患者が対応できるであろうこと，今までにも対応できたことを保証する。患者が「今できること」に目が向けられるよう一緒に考えていく。

　難治性の苦痛のある患者の多くは，いつ終わるのかわからない苦しみと感じている。す

なわち，苦しい状況がずっと（患者の予測される生命予後より長く，数カ月にわたって）続くと認識している場合がある。患者によっては（患者の知りたい気持ちや状況を慎重に考慮したうえで），苦痛は患者が思っているほど長くは続かないこと（患者の生命予後がそれほどないこと）を伝えることで逆に「それくらいなら耐えられる」と安心することもある。

⑥ ソーシャルサポートを強化する

　患者にとって重要な人たちとの絆が強まるように人間関係を調整する。患者が苦痛のなかで孤独でいる時間を減らすようにする。家族・友人の面会や付き添いを相談したり，家族・友人と気持ちを伝え合うことを促す。お互いに伝えたいことが伝えられていない場合があるので，必要に応じて気持ちを橋渡しする。医療者と日常のコミュニケーションを行えるように意識して関わるようにする。

　仕事，季節の行事など社会との交流を維持できるように配慮する。

⑦ くつろげる環境や方法を提供する

　「心地よい」と一時でも思えることを探して実践する。もともと散歩や外出を好んでいた患者でも苦痛が緩和されていない場合には実現が難しくなる。それでも，何らかの快につながることを探して実践する。

　苦痛があるなかでも比較的実施しやすいものとして，音楽，香り，タッチやマッサージ，温かいタオルで顔を拭くこと，思い出になる写真や好きな植物を置くこと，ペットと触れ合うことなどがある。療養の場はそれ自体がくつろげる環境となる。

⑧ 医療チームをコーディネートする

　患者の助けとなるような，医師，看護師以外の職種のコーディネートを行う。施設や地域ごとで構成するメンバーの職種は異なるが，精神科医・心療内科医，心理職，専門・認定看護師，医療ソーシャルワーカー，宗教家，ボランティアなどが想定される。患者に信仰があり，信仰が患者の支えになっているならば，それを尊重し，必要に応じて宗教家や信者との面会，礼拝や集会への出席などを検討する。

　医療チームを構成するメンバーは患者を診療している施設だけでなく，その地域の専門職にも及ぶ場合がある。

⑨ 治療抵抗性の苦痛をもつ患者への基盤となるケア

□ 信頼関係の構築に努めている
□ 生きる意味・心の穏やかさ・尊厳を強めるケアを行っている
□ 現実を把握することをサポートしている
□ 情緒的サポートを行っている
□ おかれた状況や自己に対する認知の変容を促している
□ ソーシャルサポートの強化に努めている
□ くつろげる環境や方法を提供している
□ 医療チームのコーディネートに努めている
□ ケアする側としての態度や姿勢に配慮している

[注]

1)　ケアリング（caring）の概念は明確化されていないが，共感や気づかい，思いやりなど，ケア提供者の心情や態度を表すものである。患者にケアリングを行うとは，患者を精神的に成長しうる存在として捉え，共感や気遣い，思いやりを基盤としながら，一方的に患者を支援するという態度ではなく，患者の成長や自己実現のために（実現を助けるために）患者・家族と共にケアを行うことである。

2)　〈反映〉とは，医療者が患者から見てとった感覚あるいは感情を，患者に伝えることである。例えば，「つらいことですね」「それは悲しいですね」などと伝えることによって，患者は自分のつらい気持ちが理解されていることを感じ安心する。〈明確化〉とは，患者がうまく言葉で表現できずに困っている時に，内容を察知して共感的に適切な言葉で言い替えて表現してみせることである。患者の言いたいことがより明らかとなり，患者と医療者との齟齬が少なくなる。〈要約〉とは，患者の話をひと通り聞いたあと，話の要点をとりまとめることである。患者の話の要点をもう一度とりまとめて返すことで，患者自身が問題を整理でき，より正確に患者のメッセージを共有することができる。また，〈反映〉と同様に，患者は，「自分の気持ちが理解されている」と感じることができる。

IV章

【参考文献】

1) Saunders C. The Last Frontier. Frontier 1966; Autumn: 183-6
2) Saunders C. The Philosophy of terminal care. Saunders C, ed. The Management of Terminal Malignant Disease, 2nd ed. Edward Arnold Ltd, London, 1984: pp232-41
3) Ong CK, Forbes D. Embracing Cicely Saunders's concept of total pain. BMJ 2005; 331: 576
4) World Health Organization. Integrating palliative care and symptom relief into primary health care: a WHO guide for planners, implementers and managers. World Health Organization, Geneva, 2018
5) Cassell EJ. The nature of suffering and the goals of medicine. 2nd ed. Oxford University Press, New York, 2004
6) Stewart AL, Teno J, Patrick DL, et al. The concept of quality of life of dying persons in the context of health care. J Pain Symptom Manage 1999; 17: 93-108
7) Johnston B. Overview of nursing developments in palliative care. Lughton J, Kindeln M, eds. Palliative Care: the Nursing Role. Churchill Livingstone, Edinburgh, 1999: pp17-20
8) 森田達也, 鄭　陽, 井上　聡, 他. 終末期がん患者の霊的・実存的苦痛に対するケア：系統的レビューに基づく統合化. 緩和医療学 2001; 3: 444-56

2 スピリチュアルペインに対するケア[注1]

1 スピリチュアルペインとは何か

　　スピリチュアル，スピリチュアリティは，人間としての尊厳の確保や生活の質（quality of life；QOL）の本質的な概念であり，緩和ケアの全人的視点からも，患者のスピリチュアルな側面の理解は不可欠である。スピリチュアリティの定義は，定まったものはないが，人生の意味と目的，赦し，愛情と関係，希望，創造性，宗教的な信条など多様な要素が含まれたものであり，スピリチュアルペインは，それらの喪失や探求の経験によって苦悩している状態である。

　　終末期がん患者のスピリチュアルペインは，死を意識し，身体的な機能の低下によって，自分らしさを喪失すること，人に迷惑をかけること，生きる意味や目的を問うこと，後悔，孤独，絶望や無力，死の恐怖によって苦悩することであるが，複数の定義が提案されており，臨床現場で統一して使用されているものは確立していない。本項では，終末期がん患者のスピリチュアルペインの定義を，国内で比較的多く使用されている村田の現象学による「意識の志向性」を基盤とした「自己の存在と意味の消滅から生じる苦痛」とする。この定義によれば，スピリチュアルペインは「人間存在の構造」から関係性，自律性，時間性に集約される。

　　「関係性のスピリチュアルペイン」とは，「死んだら何も残らない」「孤独だ。自分一人取り残された感じ」と表現される。終末期がん患者の意識が，死が近づくことにより，他者との関係の断絶，別れに向けられる時，患者は自己の存在に支えを失い，存在と意味の消滅，孤独感，空虚感に苦しむ。

　　「自律性のスピリチュアルペイン」とは，「動けないし，食べられない」「何の役にも立たない。人の負担になって迷惑をかけて生きているのがつらい」と表現される。終末期がん患者の意識が自己の不能から生産性を失い，人の役に立てないことに向けられた時，患者は自己の存在が無力で無価値であり，さらに他者に依存しなければならないことで，自律性と私秘性が奪われ[注2]，負担と迷惑をかけてしまうと感じることに苦しむ。

　　「時間性のスピリチュアルペイン」とは，「私はただ死ぬのを待っているだけだ。こんなことなら早く楽にしてほしい」「私の人生は何だったのか」といった言葉で表現される。終末期がん患者の意識が，自己の生の限界と将来の喪失に向けられた時，患者は世界と自己の生が無意味，無目的，不条理だと感じることに苦しむ。

2 スピリチュアルペインのアセスメントとケア

　　村田の定義をもとに，スピリチュアルペインに対してアセスメントする枠組みを参考として示す。図1は「スピリチュアルペインアセスメントシート：Spiritual Pain Assessment Sheet（SpiPas）」と呼ばれるものであり，患者のスピリチュアルな状態と特定の次元におけるスピリチュアルペインをアセスメントし，ケアの方向性を導き出すものである。治療抵抗性の身体的な苦痛のある患者に対して，この通りにアセスメントすることはできないかもしれないが，医療者からの質問によって，患者が表現した言葉や診療記録の言葉などから，どの次元にスピリチュアルペインがあり，対応することができそうなの

図1　スピリチュアルペインアセスメントシート（SpiPas）

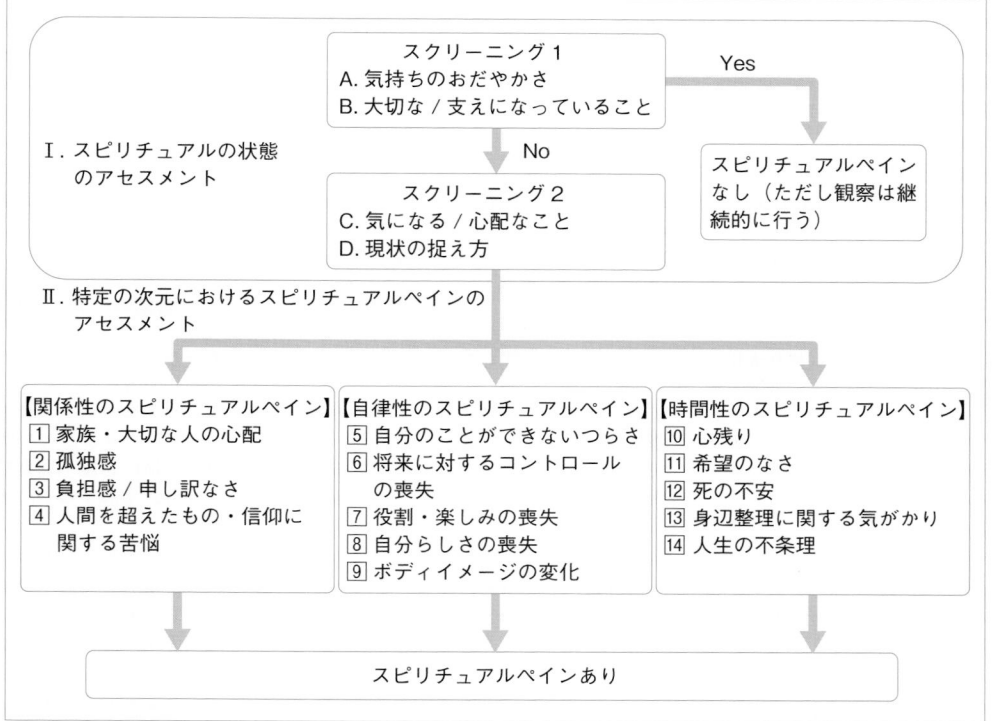

〔田村恵子，他．看護に活かす スピリチュアルケアの手引き 第2版，青海社，2017 より引用改変〕

か，参考にすることができる。

　SpiPas は，スピリチュアルペインのスクリーニングの質問によって，スピリチュアルペインがあるとアセスメントした後，それが「関係性」「自律性」「時間性」のどの次元のスピリチュアルペインであるかをアセスメントするために質問を続ける。質問例は，医療者が，日常診療やケアのなかで活用できるように，質問しやすい表現になっている（**表1**）。

　スピリチュアルケアは，スピリチュアルペインをケアすることであり，本項の基盤となる精神的ケアを行ったうえで，各次元のスピリチュアルペインに沿った日常的なケアの工夫例（**表1-2**）を参照しながら実施する。ただし，アセスメントはチェックリストではなく，患者の表現を分類するだけのものではない。また，日常的なケアの工夫例は，提案であり，画一化を目指したものではない。アセスメント全体を通して，個々の患者の意識がどの次元のスピリチュアルペインに向けられているのか，それは何によって和らぐのかを再考し，医療チームでケア計画を立案することが重要である。

　また，スピリチュアルケアは，スピリチュアルペインのスクリーニングやアセスメントツールによる医療者からの問いかけと，それに応答する患者との会話によって相互作用が生まれ，ケアに進展する可能性がある。スピリチュアルペインを理解しようとする医療者が，側にいること自体が，患者にとって支えになることを念頭に置くことが重要である。

　そして，スピリチュアルケアの目標は，関係性の次元においては「他者や超越者との関係性におけるつながり，和解を進めていくこと」，自律性の次元では「今の自分に向き合

表1　スピリチュアルペインをアセスメントするための医療者の質問例と患者の表現例および日常的なケアの工夫

1. スピリチュアルの状態のアセスメント

スクリーニング1
質問 A.「今のお気持ちは穏やかですか」
質問 B.「今，最も大切なことや，支えになっていること／意味を感じることはどのようなことですか」

スクリーニング2
質問 C.「今，気になっていることや心配していることはどのようなことですか」
質問 D.「今のご自分の状況をどのように感じていますか／ご自分にどのようなことが起こっていると思いますか」

2. 特定の次元におけるスピリチュアルペインのアセスメントとケアの工夫

次元	スピリチュアルペイン	定義	質問例	患者の表現例	日常的なケアの工夫（例）
関係性	①家族・大切な人の心配	家族や大切な人に対する心配や気がかり，わだかまり	「大切な人（家族・友人など）のことで心配なことやつらいことはありますか」	・残していく○○のことが心配 ・○○を残していくのがつらい ・○○との関係が気になっている	・患者が心配している具体的な内容を明らかにする ・現実的に今やっておけることを話し合い，実現できることを検討する ・対人関係の葛藤や罪悪感がある場合，自分自身を許すこと，他者との和解を促す ・家族の悲嘆をケアする
	②孤独感	さびしさ，他者にわかってもらえないという思い	「ひとりぽっちだと思うことはありますか」	・誰もわかってくれない ・○○と一緒にいたい	・患者が望む，家族や他者との関係のあり方を尊重する ・人間の根源的な「孤独感」について話し合う
	③負担感・申し訳なさ	家族や他者に負担や迷惑をかけて申し訳ないという思い	「誰かの負担になってつらい／迷惑をかけて申し訳ないという気持ちになることはありますか」	・みんな（家族や医療者など）に迷惑をかけている ・人の世話にならないと何もできない，申し訳ない ・つらい気持ちを家族に知らせたくない ・お金のことで負担をかけて申し訳ない	・患者・家族の価値観を理解する ・負担感／申し訳なさについて患者と家族が気持ちを伝え合うよう調整する ・日常生活で患者に負担を感じさせないようケアを工夫する ・家族の負担を和らげる
	④人間を超えたもの・信仰に関する苦悩	人間を超えた存在（自然や神・仏など）との関係における苦しみ	「人間を超えた力が働いていると感じることがありますか」	・神も仏もない（救ってはくれない） ・自然の力はどうすることもできない	・患者の死生観を知る ・特定の信仰はなくても，自然など人間を超えたものとの関係に安らぎや癒しを見出せるか話し合う ・宗教家の介入をコーディネート（宗教的な関わりや環境を整備）する
自律性	⑤自分のことができないつらさ	自分で自分のことが思うようにできない，または，しっかり考えることができないつらさ	「自分で自分のことができなくてつらいと思っているのはどんなことですか」	・自分の思う通りにできないことがつらい ・何もできなくなってしまった ・自分で自分のことができなくて情けない ・トイレも一人でできず情けない ・ぼうっとして何が何だかわからない ・自分のことが考えられない ・もっとしっかりしていたい	・患者が何を重要と考え，どこをサポートしてほしいと考えているのかを知る ・身体的な自由を喪失していくなかでも，患者が選択し，決定できるという感覚を強める ・患者の希望する生活や過ごし方にあわせ，意識状態に影響しにくい症状緩和の手段をとる ・認知機能の低下を自覚させるようなコミュニケーションを避ける

（つづき）

表1 つづき

	⑥将来に対するコントロールの喪失	自分の将来がどうなっていくのかわからないために,見通しや計画が立たないことに関連した苦悩	「病気はこれからどうなるのだろう/先々どうなってしまうんだろうと思うことがありますか」	・この先どうなるのかがわからない ・ひどく苦しむのではないか ・先々のことを知って自分で決めておきたい	・先々予測されることに対する対応策を知り,対処できるという感覚を強める ・コントロールできないことについて,委ねる・手放す選択肢について話し合う
	⑦役割・楽しみの喪失	仕事や自分の役割,楽しみなどができないために,生きる意味が見出せないこと	「仕事や自分の役割・楽しみなどができず意味がないなと思うことがありますか」	・私の人生は何だったのか(意味がなかった) ・生きていても何の意味もない ・○○(仕事・役割・趣味など)を続けたい	・患者が価値を感じられること(仕事,趣味など)を続けられるようサポートする ・すべてを失ってしまったのではなく,失っていないものもあることに患者自身が気づけるよう促す ・新しく役割,楽しみ,自分らしさと感じられることを共に探索する
	⑧自分らしさの喪失	自分らしさを感じることができないこと	「あなたの生き方や人生で大切にしていることが尊重されていると思いますか」「今の自分を自分らしいと感じることができますか」	・わたしの大切にしていることをわかってほしい ・人として扱ってほしい ・生きがいになることが何もできない ・自分の思うように生きていない	
	⑨ボディイメージの変化	容貌の変化に伴い,弱った姿を見せたくないこと	「今の姿を他の人に見せたくないと思うことはありますか」	・落ち込んだ顔を見せたくない ・元気だったときの姿が変わってしまってつらい	
時間性	⑩心残り	やり残したこと,将来を見届けられないことに関するつらさ	「心残りだと思うことは何ですか」	・子どもや孫の成長が見られなくて残念だ/生まれてくる孫に会えない ・これから家族とゆっくりしようと思っていたのに ・これからのんびり過ごそうと思っていたのに	・やり残したことが達成できるようにサポートする ・今すぐ達成することが困難な場合でも,手紙など気持ちを残すことを提案する ・重要なことに順番をつけることをサポートする
	⑪希望のなさ	希望が見出せないこと	「あなたにとって希望と感じることはどのようなことですか」	・今までしていた仕事に戻りたい ・何をしたらいいのかわからない ・何もすることがない ・楽しいことが何もない ・こんなことをやってもしょうがない ・病気がよくならないのなら早く終わりにしたい	・患者の希望を支持する ・具体的で達成できる目標を共に探索する ・死後にも続く希望を探索することをサポートする
	⑫死の不安	死に対する恐れや死んだらどうなるのかという不安	「死や死後について考えることはありますか」	・死が怖い ・死にたくない ・死んだら何も残らない ・死んだらどうなるんだろう	・死の不安が自然な感情であることを保証し,不安を表出できる環境をつくる ・死の受け入れを目標とせず,ありのままの患者をサポートする ・宗教家の介入をコーディネートする

IV章

(つづく)

表1　つづき

⑬身辺整理に関する気がかり	遺言や葬儀など，伝えておきたい，残しておきたい事柄があること	「何かしておかなければいけないことはありますか」	・○○に感謝・お礼を言っておきたい ・仕事の引き継ぎをしておきたい ・自分の葬式の段取りや相続の手はずをつけておきたい ・やらなければならない仕事があり無念だ	・「⑩心残り」を参照 ・患者の未完の仕事が，達成できるようサポートする
⑭人生の不条理	「なぜ自分がこんなことになったのか」という不公平感や納得のいかなさ	「病気になって一番がっかりしたことは何ですか」	・こんなに治療を頑張ってきたのに ・治ると思っていたのに ・こんなことになったのは，罰があたったからだ ・自業自得だ	・"怒り"として表現される場合は，その背景にある期待を理解し，怒りが現実的なものか，非現実的なものかを区別する ・現実的なものであれば，問題を改善するような対策を講じ，非現実的な場合，根底の感情を同定し，受け入れやすい方法があるかを共に探索する

〔田村恵子，他．看護に活かす スピリチュアルケアの手引き 第2版，青海社，2017 より引用改変〕

い，今の自分を患者なりに引き受けていくこと」，時間性の次元においては「自分に与えられた時間の有限性と向き合い，限られた今を患者なりに過ごしていくこと」を支援することである。

　さらに，患者固有のスピリチュアルペインに応じて，専門家（医療ソーシャルワーカー，心理職，宗教家，精神科医・心療内科医，専門・認定看護師，スピリチュアルケア師など）への紹介を検討することも重要である。

　現在，スピリチュアルペインに対する治療的な介入の効果が報告されている。その代表的なものとして，意味中心の心理療法，回想法が知られている。その他，マッサージや瞑想，マインドフルネスをベースとしたストレス低減法などの心身介入療法によるスピリチュアルウェルビーイングへの効果も報告されている。これらの介入はいずれも，専門性が高く，実施にあたっては教育訓練を要するため，日常診療で即取り入れることは難しいかもしれない。しかし，何がその患者の苦痛を和らげ，癒やしにつながるのか，個々に適用できる介入の知識・リソースを得ておくことは有用である。

［やっておくべきことのリスト案］

□ スピリチュアルペインをアセスメントする

□ 現在，スピリチュアルペインがなくても，死期が切迫していくなかで変化する可能性があるため，アセスメントを継続する

□ スピリチュアルペインに影響している要因を明らかにする（本項では関係性，自律性，時間性の次元でどのようなスピリチュアルペインが現出するのかを紹介した）

□ アセスメントに基づいたケア計画を立案する。基盤となる精神的ケアに加えて，患者固有のスピリチュアルペインに対する専門的な介入の必要性を検討する

3 治療抵抗性の苦痛をもつ患者に関わる医療者のケア

医療者は，苦痛が患者の望むように緩和されない時，十分なケアができなかったのではないかという敗北感や不全感などの心理的負担を経験することも少なくない。鎮静に際しては，患者と家族の相反する希望や医療者間の意見の不一致，鎮静によって人間としての営みを奪ってしまうのではないか，生命予後の短縮に影響しないだろうかという倫理的な悩みを抱える。また，鎮静の用語の定義とその理解が，一般にも医療者間においても不十分な場合もある。

さらに，鎮静に関して，医療チームのなかでも多くの決定の権限や責任をもつ医師では，心理的負担や倫理的な悩みによる燃え尽きと鎮静の選択に影響を与える可能性が報告されている。また，患者・家族の身近な存在である看護師は，家族の鎮静の要求に精神的重圧を感じたり，鎮静中の複雑な症状管理と鎮静薬の選択への懸念が報告されている。これらの過重な負担は，看護師の燃え尽きや離職にもつながりかねない。しかしながら，鎮静に関わる医療者に対する標準的な心理的介入の報告は見当たらない。治療抵抗性の苦痛をもつ患者の鎮静に関わる医療者は，自らがこのような負担感や悩みに直面する可能性があることを認識しておく必要がある。

医療者が抱える心理的負担や倫理的な悩みの解決のためには，まず，鎮静に対する共通理解を促進することが重要である。そのうえで，患者・家族と希望を明確にするための話し合いをできるだけ早い時期にもち，医療チームでその決定を話し合うなど，コミュニケーションを改善することで，妥当な決定をすることができる。また医療者の負担感や悩みを言語化し，チームメンバーで支え合える関係性が互いのケアにつながる。そして，個人の経験の意味づけ，態度やスキルの向上のために，各職種の役割と実践を明確化し，倫理原則の教育が必須である。

4 未解決の課題

治療抵抗性の苦痛がある場合に，どのようにして精神的な支援を行えばよいかについて確立した方法はない。生きる意味や目的を失うことは，いわゆるスピリチュアルペインと表現されるが，そのアセスメントやケアの方法も定まったものはない。本手引きでは，なるべく具体的な方法を示すという観点から，日本で比較的よく用いられているスピリチュアルペインアセスメントシート（SpiPas）とケアの方向性を紹介した。ただし，これらの枠組みが，治療抵抗性の苦痛をもった患者で有効かどうかはわかっていない。もとより，緩和できない苦痛のある患者を精神的にケアする方法として何か特定のものがあるものでもない。ここに記載した内容をもとに，「この場合では，このような視点でケアすることも価値があるかもしれない」という糸口となることを意図して記載した。

医療者の心理的負担感や倫理的な悩みに関しては，それらに影響する個人要因や状況要因として報告されているものを取り上げたが，今後は医療者のケアに関するエビデンスが求められる。

［注］

1）　スピリチュアルペインのアセスメントとケアのありかたについてはさまざまな考え方があり，複数の書籍が出版されている。学会の出版物として一般出版物を参考文献として記載することは適切ではないとする懸念もあったが，何かの参考文献がないと理解が難しいという意見もあった。したがって，参考として以下のものを挙げる。

田村恵子，河　正子，森田達也 編．看護に活かす スピリチュアルケアの手引き 第2版，東京，青海社，2017

2）　何をするにしても人の助けが必要になることは，生きることを誰かに依存するということであり，すべての行為と意思が人に知られ，他者にさらされるということ。

【参考文献】
［スピリチュアルペイン］
1）Ciancio AL, Mirza RM, Ciancio AA, et al. The use of palliative sedation to treat existential suffering: a scoping review on practices, ethical considerations, and guidelines. J Palliative Care 2020; 35: 13-20
2）Boston P, Bruce A, Schreiber R. Existential suffering in the palliative care setting: an integrated literature review. J Pain and Symptom Manage 2011; 41: 604-18
3）Ichihara K, Ouchi S, Okayama S, et al. Effectiveness of spiritual care using spiritual pain assessment sheet for advanced cancer patients: a pilot non-randomized controlled trial. Palliat Support Care 2019; 17: 46-53
4）Paal P, Frick E, Roser T, et al. Expert discussion on taking a spiritual history. J Palliat Care 2017; 32: 19-25
5）Rodrigues P, Crokaert J, Gastmans C. Palliative sedation for existential suffering: a systematic review of argument-based ethics literature. J Pain Symptom Manage 2018; 55: 1577-90
6）Steinhauser KE, Fitchett G, Handzo GF, et al. State of the science of spirituality and palliative care research part Ⅰ: definitions, measurement, and outcomes. J Pain Symptom Manage 2017; 54: 428-40
7）Taylor EJ. Spiritual Assessment. Ferrell BR, Coyle N, Paice J, eds. Oxford textbook of palliative nursing. 4th ed. Oxford University Press, New York, 2015: p532

［医療者のケア（心理的負担や倫理的悩み）］
1）Abarshi EA, Papavasiliou ES, Preston N, et al. The complexity of nurses' attitudes and practice of sedation at the end of life: a systematic literature review. J Pain Symptom Manage 2014; 47: 915-25
2）De Vries K, Plaskota M. Ethical dilemmas faced by hospice nurses when administering palliative sedation to patients with terminal cancer. Palliat Support Care 2017; 15: 148-57
3）Leboul D, Aubry R, Peter JM, et al. Palliative sedation challenging the professional competency of health care providers and staff: a qualitative focus group and personal written narrative study. BMC Palliative Care 2017; 16: 25
4）Lokker ME, Swart SJ, Rietjens JAC, et al. Palliative sedation and moral distress: a qualitative study of nurses. Appl Nurs Res 2018; 40: 157-61
5）Morita T, Akechi T, Sugawara Y, et al. Practices and attitudes of Japanese oncologists and palliative care physicians concerning terminal sedation: a nationwide survey. J Clin Oncol. 2002; 20: 758-64
6）Morita T, Miyashita M, Kimura R, et al. Emotional burden of nurses in palliative sedation therapy. Palliat Med 2004; 18: 550-7
7）Ziegler S, Merker H, Schmid M, et al. The impact of the inpatient practice of continuous deep sedation until death on healthcare professionals' emotional well-being: a systematic review. BMC Palliat Care 2017; 16: 30

4 間欠的鎮静

　　間欠的鎮静の治療目的は，一定期間（通常数時間から一晩）患者が苦痛を体験せずに眠ることができることである。意識の低下をもたらしたあとに薬剤を中止・減量して，意識が低下しない時間を確保するようにする。

　　苦痛のために不安・抑うつが強くなりそれが苦痛を悪化させるという悪循環を一時的にでも遮断することで，患者が持続的な苦痛を体験しなくなることがある。夜間に加えて，日中にも数時間でも就眠が確保できることで患者の休息になり，覚醒した時の苦痛の体験が耐えやすくなる場合がある。

　　主にミダゾラムやフルニトラゼパムの経静脈投与により行われる。注射薬を使用できない環境では，ジアゼパム坐薬，ブロマゼパム坐薬といったベンゾジアゼピン系坐薬を代替薬とする。2023年現在，いずれの薬剤も苦痛を緩和するために使用する鎮静目的の保険適用はない。

　　表1に間欠的鎮静に使用される薬剤の使用例を参考として示す。鎮静薬の必要量は患者の状態によって大きく異なるため，注意深く患者を観察して調節することが必須である。投与方法は一定の目安であり，下記の方法で投与すれば十分に効果が出るもしくは過量投与にはならない，というものではない。よって，個々の患者で個別に調節することが重要である。特にミダゾラムでは，投与後に離脱症状（不安・焦燥）を生じる場合があるため注意する。

　　薬剤使用時の患者の状態の評価の考え方についてはV章-6-3「鎮静中の継続的な評価」（P109）を参照。

表1　間欠的鎮静に用いる薬剤の使用例[注1]

薬剤名	投与経路	製剤規格	半減期*	投与量	特徴
ミダゾラム注射薬	静脈・皮下	10 mg/2 mL	$T_{1/2}$(hr)：1.91±0.30	【持続静脈内・持続皮下投与】0.5〜1 mg/時間で開始し，患者の状態を観察しながら投与量を調整する 投与開始時に 0.5〜1 mg 程度早送り**してもよい 適宜生理食塩液で希釈する 【単回皮下投与】初回は 0.5〜1 mg を皮下投与し，患者の状態を観察しながら，投与量を調整する	・作用発現が早く，作用持続時間が短い ・長期投与によって耐性が生じやすい。投与後に離脱症状（不安・焦燥）を生じる場合がある ・拮抗薬（フルマゼニル）[注2]がある ・無呼吸，呼吸抑制，舌根沈下，循環抑制（低血圧，時に心停止）がある。特に，高齢者，オピオイドとの併用，呼吸予備力が低い，肝腎機能が低下している患者で生じやすい ・保険適用は全身麻酔時の導入および維持，集中治療における人工呼吸中の鎮静である
フルニトラゼパム注射薬	静脈	2 mg/1 mL	$T_{1/2\beta}$(hr)：24	【持続静脈内投与】0.1〜0.2 mg/時間で開始し，患者の状態を観察しながら，投与速度を必要に応じて 0.5〜1 mg/時間程度に調整し，入眠が得られたら投与を中止する（中止しても鎮静効果がしばらく持続する） 適宜生理食塩液で希釈する	・作用発現が早く，作用持続時間が長い ・耐性を生じにくい ・拮抗薬（フルマゼニル）[注2]がある ・無呼吸，呼吸抑制，舌根沈下，循環抑制（低血圧，時に心停止）がある。特に，高齢者，オピオイドとの併用，呼吸予備力が低い，肝腎機能が低下している患者で生じやすい ・呼吸抑制について 2016 年 3 月厚生労働省からの注意喚起が出ているため，使用においては診療機関の規則に準拠するなど，適宜対応が必要である[注3] ・保険適用は，全身麻酔の導入，局所麻酔時の鎮静である
ブロマゼパム坐薬	経直腸	3 mg	T_{max}(hr)：2.86±0.34 $T_{1/2\beta}$(hr)：22.6±4.38	1.5〜3 mg/回を投与する 必要時は追加投与する	・経口薬のあるブロマゼパムの坐薬である ・比較的効果が弱い ・保険適用は麻酔前投薬である
ジアゼパム坐薬	経直腸	4 mg 6 mg 10 mg	T_{max}(hr)：1.2±0.4 $T_{1/2}$(hr)：34.9±19.8	4〜6 mg/回を投与する 必要時は追加投与する	・経口薬・注射薬のあるジアゼパムの坐薬である ・保険適用は，小児の熱性けいれんおよびてんかんのけいれん発作の改善である
フェノバルビタール坐薬	経直腸	15 mg 30 mg 50 mg 100 mg	T_{max}(hr)：7.6±3.0 $T_{1/2}$(hr)：71	50〜200 mg/回を投与する 必要時は追加投与する	・注射薬のあるフェノバルビタールの坐薬である ・作用時間が長く，即効性がない。連用により蓄積するので，間欠的鎮静には不適切な場合がある ・保険適用は小児における経口投与が困難な場合の催眠，不安・緊張状態の鎮静，熱性けいれんおよびてんかんのけいれん発作の改善である

*坐薬は半減期（$T_{1/2}$）に加えて，最高血中濃度到達時間（T_{max}）も記載した。

**静注の場合，早送りは 1 分程度かけて緩徐に投与する。早送り後 5 分間は慎重に観察する。患者の状態を観察しながら早送り量を調節する。

［注］

1)　鎮静薬の投与量については効果，安全性の共にエビデンスが不十分であり，現状で最も良い投与方法を具体的に示すことができないが，何らかの目安を具体的に示すことが有用と考えて，注釈をつけたうえで，使用例として一定の合意の得られた使用方法を記載した。

　　本来，鎮静薬の反応は，苦痛の程度や患者の全身状態によって異なり，緩和領域の鎮静では全身状態を詳細にモニタリングすることなく鎮静薬を使用することから，実臨床においては，鎮静薬を少量ずつ使用して患者ごとの反応を慎重に評価し，投与量を調整するという方法が現実的な施行方法と考えられる。よって，投与量に関する記載は，「患者ごとに注意深く観察しながら〜mg から〜mg の範囲で調整する」という方法が妥当と考える。鎮静薬の投与量を決定するうえでは「患者ごとの反応を慎重に評価する」ことが最も重要である。

2)　まずフルマゼニル 0.1〜0.2 mg をゆっくり静注し，効果をみながら必要に応じて 0.1 mg ずつ追加で投与する。最大で合計 1 mg まで投与可能であるが，合計 0.5 mg 以上では拮抗効果が強く出るため，不穏，けいれん，もともとの苦痛の増悪などへの注意が必要である。呼吸抑制に対する拮抗作用は静注 2 分後には発現し，最大効果発現時間 6〜10 分程度，作用持続時間 20〜50 分程度である。フルマゼニルの効果持続時間はミダゾラムやフルニトラゼパムの効果持続時間より短いため注意が必要である。

3)　一般的に，快適さと安全の確保とは両立しない場合があり，しばしば難しい選択を迫られる。鎮静薬の使用についていえば，安全性を高めるためには酸素飽和度の持続的モニターや血圧測定を行うことが勧告されているが，患者の治療目標が「穏やかに最期を迎えること」であることが明確にされている場合，安全性のために行う処置をどの程度行うかは個々の事情によって判断するべきである。

IV章

V章

実践（2）治療抵抗性の苦痛に対する持続的な鎮静薬の投与

1 要　件

　持続的な鎮静薬の投与は，調節型鎮静と持続的深い鎮静とに概念上区別される。実際にはこれらの区別は相対的なところがあるため，適応となる要件をまとめて示す（**表 1**）。A，B，C はそれぞれ，相応性原則（principle of proportionality），医療者の意図，自律原則に基づく倫理的基盤を与える。D は鎮静の安全性を高める。適応に関する基本的な考え方をまとめたフローチャートは P14 を参照。鎮静を行うに至った意思決定過程や根拠を診療記録に記載するようにする（P104，Ⅴ章-5-2「診療記録への記載」参照）。

表 1　持続的な鎮静薬の投与を行う要件

A．相応性[注 1] 　苦痛緩和を目指すいろいろな選択肢のなかで，鎮静が相対的に最善と判断される。すなわち，苦痛の強さ，治療抵抗性の確実さ，予測される患者の生命予後から考えて，持続的な鎮静薬の投与は妥当な方法である。 **B．医療者の意図** 　1）医療チームが鎮静を行う意図が苦痛緩和であることを理解している＊。 　2）鎮静を行う意図（苦痛緩和）からみて適切な薬剤，投与量，投与方法が選択されている。 **C．患者・家族の意思** 　1）患者 　　①意思決定能力がある場合：必要な情報を提供されたうえでの苦痛緩和に必要な鎮静を希望する意思表示がある。 　　②意思決定能力がないとみなされた場合：患者の価値観や以前の意思表示に照らして，患者が苦痛緩和に必要な鎮静を希望することが推測できる。 　2）家族がいる場合には家族が理解し，希望していることが望ましい[注 2]。 **D．医療チームによる判断**[注 3] 　1）医療チーム内の合意がある。多職種が同席するカンファレンスを行うことが望ましい。 　2）意思決定能力，苦痛の治療抵抗性，および予測される患者の生命予後について判断が困難な場合には，適切な専門家〔緩和医療医，精神科医，心療内科医，麻酔科医（ペインクリニック医），腫瘍医，専門看護師など〕にコンサルテーションすることが望ましい。

＊調節型鎮静では鎮静薬の投与量を調整する指標は苦痛緩和であって意識の低下ではない（意識の低下が明確に意図されているとはいえない）。持続的深い鎮静では，患者が深い鎮静状態となることを指標にして鎮静薬の投与量を調節する。いずれの鎮静も最終的な意図は苦痛緩和であり，生命の短縮ではない。

[注]

1)　2018年版では相応性に「効果と安全性の見込み」が含まれていたが，鎮静による効果と安全性の見込みを考慮するのは，実際に鎮静薬の投与を行う時であるとの意見で本鎮静ガイドライン委員は合意した。そのため，V章-6-1「鎮静薬の投与方法」中の記載へ変更し，相応性の要件には含めないこととした。

2)　従来（2010年版まで）は家族の同意を鎮静の必須要件としてきたが，前版（2018年版）で，「家族の同意があることが望ましい」と変更した。これにより，患者と家族の希望が異なる場合には患者の意思を優先し，本人の意思または推定意思により鎮静が実施されることが示された。この場合の「家族の同意があることが望ましい」の意図するところは，家族の意向を十分に酌んだうえで，家族が鎮静の必要性を理解し，希望していることが大切である，という意味合いである。しかし今回の改訂の議論で，「同意」という言葉は，家族が承諾していること，あるいは家族による代諾を指している印象があるとの意見があり，「家族が理解し，希望していることが望ましい」という表現へ変更した。

3)　本来は，医療チーム全体が治療方針の決定に参加して，かつ，経験のある専門家が行うべきものである。しかし，現実的に，患者が緩和ケアを受けている状況によっては，夜間などの緊急時，地域に経験のある専門家がいない時もあるため，「望ましい」という表現にとどめた。チームで判断することが可能で，経験のある専門家にコンサルテーションできる状況であれば，医師1名の判断ではなく，チームでの判断をするべきである。

　医療チームで一定のプロセスを踏むことで，一人の医師による独断を避けるとともに，多職種がそれぞれの専門性を発揮することで，より総合的判断が可能となることが期待される。一方で，チームでの判断は，責任の所在があいまいになるという懸念があるが，これは医師の免責を意味するものではない。医師は患者を支援するチーム体制を整えることが専門家として求められ，医療チームのリーダーとして最終的な責任をもつ。V章-5「チーム医療」の項（P104）も参照。

2 相応性の判断

　　持続的鎮静が相応的に妥当であるかどうかは，苦痛の強さ，治療抵抗性の確実さ，予測される生命予後から判断する[注1]。

　　原則として，持続的に鎮静薬を投与する場合には，患者の意識に影響を与える可能性がより少なく苦痛が緩和できる調節型鎮静を優先して検討する。その治療目的は，少量から鎮静薬を苦痛の強さに応じて調節し，患者の苦痛を最小にすることである。患者の意識の水準ではなく，苦痛の強さを指標として鎮静薬の投与量を調節する。持続的深い鎮静は，調節型鎮静では緩和することができないと見込まれる苦痛に対して，患者の意識そのものを深い鎮静状態になるように鎮静薬の投与量を調節する。

　　どのような状態の時に何が相応的に妥当と考えるかは，客観的な方法で2区分にできるものではない。苦痛の強さ，治療抵抗性の確実さ，予測される患者の生命予後から考えて，相応と考えられる鎮静を患者個々に検討することが必要である。原則的には，調節型鎮静を優先して選択する。特に，苦痛の強さが著しいと必ずしもいえない，治療抵抗性の確実さがあいまいである（まだ治療できる可能性がある），患者の死期が切迫しているとはいえない，持続的深い鎮静でなくても効果が見込まれる，安全性に懸念がある場合には，調節型鎮静を選択するべきである。

　　一方，苦痛の強さが著しい，治療抵抗性が確実である，患者の死期が切迫していると予測される（日から時間の単位である）[注2]，持続的深い鎮静でなければ苦痛が緩和されないと見込まれる，かつ，副作用のリスクを許容しうる場合には，患者の希望に沿っていれば持続的深い鎮静を最初から行うことも検討しうる（**表1**）。具体的には，①出血や窒息など調節型鎮静では苦痛が緩和されないと医学的に見込まれる場合，②すでに間欠的鎮静を反復して施行しており調節型鎮静では苦痛が緩和されないと考えられる場合，③調節型鎮静では患者にとって十分に苦痛が緩和されないことが予測され患者自身が確実な苦痛の緩和を希望する場合，がある。このような場合には，調節型鎮静では苦痛緩和が不十分なまま患者が死に至る可能性があるため，持続的深い鎮静を用いることが適切である。

表1　持続的深い鎮静を最初から選択しうる状況

・苦痛の強さが著しい
・治療抵抗性が確実である
・患者の死期が切迫していると予測される（日から時間の単位である）
・持続的深い鎮静でなければ苦痛が緩和されないと見込まれる
・副作用のリスクを許容しうる
・患者の希望に沿っている

1　苦痛の強さの評価の仕方

　　「耐えがたい苦痛である」とは，①患者自身が耐えられないと明確に表現する，あるいは，②患者が苦痛を適切に表現できない場合，患者の価値観に照らして，患者にとって耐

えがたいことが家族や医療チームにより十分推測される場合，苦痛を耐えがたいと評価する。

　持続的鎮静の対象になりうる主な苦痛は，せん妄，呼吸困難，痛みである。抑うつや不安などの精神的苦痛や希望のなさ・意味のなさなどのスピリチュアルペインも耐えがたい苦痛の原因となりうる。ただし，精神的苦痛・スピリチュアルペインのみでは，原則的には持続的鎮静，特に持続的深い鎮静の対象とならない（P90，V章-2-4「精神的苦痛・スピリチュアルペインの鎮静の対象としての相応性」参照）。

［苦痛の強さの評価におけるコミュニケーションの例］

●鎮静の対象となる苦痛を明確にする
「もう一度確認させてください。今つらいのは○○ですよね。それは耐えられないくらいつらいのですね。」

2　治療抵抗性の確実さの評価の仕方

　治療抵抗性となる頻度の高い痛み，せん妄，呼吸困難の各症状については，IV章の症状緩和治療と「治療抵抗性と判断する目安」を参考にして，治療抵抗性の確実さの評価を行う。苦痛を治療抵抗性と判断する場合，特に持続的鎮静を行う場合には，適切な専門家にコンサルテーションすることが望ましい。適切な専門家とは，緩和医療医，精神科医，心療内科医，麻酔科医（ペインクリニック医），腫瘍医，専門看護師などが該当する。

　日本全国でこれらの専門家が常に利用できるとは限らないことから，適切な専門家がいない場合には，本手引きでは「患者を主に治療している医療チームがアクセスできる他の医療者」に相談することを現実的には勧める。例えば，病院内に緩和医療医や麻酔科医（ペインクリニック医）がいなかったとしても，より緩和治療の経験の長い他の医師に相談する，電話やメールで近隣の施設の専門家にコンサルテーションする，同僚に相談するなどの対応をすることによって，本来は有効な可能性のある治療を実施していないリスクを減らすことができる。

3　予測される生命予後の評価の仕方

　患者の生命予後が日の単位[注2]であることは，臨床的な判断で明らかな場合も多い。例えば，低酸素血症の持続や臓器不全によるせん妄がある場合は，日の単位である場合が多い。

　しかし，死期が切迫していることが明確ではない状況では，医師による生命予後の予測は必ずしも正確ではない。その場合，対象患者の全身状態について，臨床的な予測に加えて，評価尺度を用いた生命予後の予測を参考にすることが望ましい。評価尺度の予測をふまえて，臨床的に総合的に判断する。

　評価尺度としては，Palliative Prognostic Score（PaP score），Palliative Prognostic Index（PPI）などがある。前者は「医師による予測」が得点のほとんどを占め，後者は呼吸困難，せん妄がある場合には得点が高くなる。したがって，鎮静を検討する場面で生

命予後を予測しようとすると，PaP score では生命予後が短いという医師の予測があれば短いと予測され，PPI では鎮静の対象となる呼吸困難やせん妄があること自体で生命予後が短いと診断される。したがって，いずれの尺度にも鎮静の妥当性を検討する場面での使用には不適切な面がある。

PaP score や PPI による予測が適切でない場合は，医師による予測や鎮静の対象症状となる呼吸困難やせん妄の影響を受けにくい PiPS models（prognosis in palliative care study predictor models）がある[注3]。

4 精神的苦痛・スピリチュアルペインの鎮静の対象としての相応性[注4]

抑うつや不安などの精神的苦痛や，「生きていることに意味がない」「尊厳を感じられない」といったスピリチュアルペインも耐えがたい苦痛の原因となりうるが，身体的苦痛がなく，精神的苦痛・スピリチュアルペインのみの場合には，原則として持続的鎮静の対象とならない[注5]。その理由は，①精神的苦痛やスピリチュアルペインを緩和する方法の体系化が十分でなく，どの程度行えば十分なケアが行えたのかを判断することが難しいこと[注6]，②精神的苦痛やスピリチュアルペインは生命予後と必ずしも比例しないため，生命予後が長いと見積もられる患者に持続的鎮静，特に持続的深い鎮静を実施した場合は生命予後を短縮すると見込まれる幅が大きくなるからである。

精神的苦痛・スピリチュアルペインが緩和されない場合には，予測される生命予後からみて許される範囲内で，夜間の就眠の確保や，場合によっては日中の数時間の間欠的鎮静を行いながら，精神的苦痛・スピリチュアルペインに対するケアを十分に行うことが必要である。リソースがあるならば，できる限り，精神的ケアの専門家（精神科医，心療内科医，心理職，宗教家）や緩和ケアを専門とする看護師などに相談する。

5 生命予後が比較的長いと見積もられる患者の痛みが緩和されない時の相応性[注7]

生命予後が比較的長い患者の緩和困難な痛みには，呼吸困難やせん妄と異なる以下の特徴がある。①痛みは生命予後と必ずしも比例しないため，生命予後が長いと見積もられる患者に持続的深い鎮静を実施した場合は生命予後を短縮する幅が大きくなる，②痛みに対してはオピオイドの変更や鎮痛補助薬，放射線治療，IVR（interventional radiology）[注8]など複数の方法があり，治療抵抗性であると判断するのが難しい，③痛みに対する IVRの実施には治療場所の移動が必要な場合があり，同じ施設・地域に専門家がいないと提供できない。

生命予後が月単位（1カ月以上）の場合は，身体的な痛みに対して持続的鎮静は適応とならない。原則は，患者が希望する限り，より難治性の痛みの診療経験のある医師の診察が受けられるようにすることである。難治性の痛みの診療経験のある医師として，緩和医療医とペインクリック医のいずれかがアクセスしやすいかは地域や施設によって異なる。利用可能な場合は，なるべく早い時期に相談する。医師の所在は，日本ペインクリニック学会ホームページ，日本緩和医療学会ホームページから確認できる（https://www.jspc.gr.jp/shisetsu/senmonimap.html, https://www.jspm.ne.jp/nintei/list_menu.html）。ペインクリニック医は非がん患者の慢性疼痛を主に診療している（がん疼痛の診療経験が比較

的少ない）場合があり，逆に，緩和医療医は神経ブロックなどの鎮痛手技に詳しくない場合がある。がん診療連携拠点病院の相談窓口や緩和ケアチームが，地域で相談が可能な難治性のがん疼痛に対応できる医師を知っている場合が多い。近隣に全く心当たりがない場合は，国立がん研究センターが運営するサイトの「がん情報サービス」から検索できる（https://hospdb.ganjoho.jp/kyoten/kyotensearch）。痛みの強い患者が診療機関を移動して受診することは難しいことが多いため，まずは診療記録での相談や，電話・メールで相談をすることになるが，実際に，どの程度臨機応変に対応できるかは地域や施設によって異なる。

　生命予後が2〜3週間になると，残された時間や全身状態のために有効な鎮痛治療が限られることから，痛みが治療抵抗性である（緩和できる手段がない）ことが判断しやすくなる場合が多い。痛みが治療抵抗性と判断された場合，他に苦痛を有効に緩和する手段がなければ持続的鎮静は必要となる場合がありうる。持続的鎮静を検討する場合は，患者の希望と医療チームによる判断をよりどころにして，総合的に慎重に判断する。患者の希望について，患者の意思確認の過程（P94参照）に沿って再度確認する。医療チームによる判断は，多職種が同席するカンファレンスで合意形成を行う。意思決定能力，苦痛の治療抵抗性，および，予測される患者の生命予後について判断が困難な場合には，適切な専門家にコンサルテーションする。専門家が近くにおらず相談できない場合は，実施可能な範囲でできるだけより臨床経験の多い医療者の意見を得る[注9]。

[注]

1)　生命予後が長い患者に持続的鎮静，特に持続的深い鎮静が実施された場合，実際上患者の生命予後を（確実に，相当期間）短くする結果になった場合の倫理的な妥当性が十分に議論されていないことや，法的な懸念が生じる可能性があること，そもそも治療抵抗性の苦痛が生じるのは死期が切迫した状況であることがほとんどであるという事実から，持続的鎮静を行う相応性の判断の基準の一つに予測される生命予後を含めるものとした。

2)　本手引きでは，「日の単位」とは7日以内を指す。「日の単位」が何日程度までを指すかについて広く受け入れられているコンセンサスはないが，どの程度を指すかを明確化するほうがよいと考え，委員の臨床的経験に基づいた合意により7日以内とした。一方，法的検討における「死期の切迫」の具体的程度については，数日から1週間程度を念頭においた裁判例や学説が多く，結果として臨床上の「日の単位」と法的な「死期の切迫」が同程度の解釈となった。

　　後述するPiPS modelsでは余命を「日単位」「週単位」「月単位」のカテゴリに分類しているが，この予測予後ツールにおける「日単位」の定義とは異なることに注意されたい。

3)　PiPS modelsは，変数から数式を計算して，「日単位（0〜13日）」「週単位（14〜55日）」「月単位（56日以上）」を予測する。用いる変数は，原発病変，いずれかの遠隔転移，肝転移，骨転移，認知機能（mental test score），脈拍数，食欲不振，倦怠感，呼吸困難，嚥下困難，体重減少，Eastern Cooperative Oncology Group（ECOG）のperformance status, global health, 白血球数, 好中球数, リンパ球数, 血小板数, 尿素, ALT

(GPT)，ALP，アルブミン，CRP である（血液検査所見はなくても算出可能）。https://www.ucl.ac.uk/psychiatry/research/marie-curie-palliative-care-research-department/research/pips-prognosticator（2023 年現在）から算出可能である。日本国内の ALP の測定法は，2020 年に JSCC 法（日本臨床化学会）から，国際的に用いられている IFCC 法（国際臨床化学連合）に変更すると日本臨床化学会が発表した。PiPS models の ALP 値は，IFCC 法の測定値に基づいている。
〔Baba M, Maeda I, Morita T, et al. Eur J Cancer 2015; 51: 1618-29〕

4)　Ⅳ章-3「苦痛に対する閾値をあげ人生に意味を見出すための基盤となるケア」参照（P69）。精神的苦痛には，せん妄は含まない。身体的苦痛と併存しているもの（呼吸困難や痛みに併存した不安など），精神疾患（うつ病や不安障害など），スピリチュアルペインなどがある。

5)　例外的に持続鎮静が対象となりうる場合としては，生命予後が日の単位と見込まれる場合で，精神的苦痛・スピリチュアルペインと身体的苦痛が一体化しており，区別できない場合がある。この場合は，身体的苦痛に対する持続的鎮静と解釈し持続的鎮静の適応となりうる。

6)　体系化が十分でないことに加えて，さまざまな要因や時間経過によって，精神的苦痛・スピリチュアルペインの程度や治療・ケアの有効性の変動が大きいため，本当に治療抵抗性なのかの判断が困難となる。

7)　ここでの痛みは身体的な痛みを指す。Ⅳ章-2-2「痛みに対する緩和ケア」参照（P31）。

8)　IVR（interventional radiology）：神経ブロックやオピオイドのくも膜下投与など画像診断装置を用いて透視下にデバイスを挿入して行う治療の総称。Ⅳ章-2-2「痛みに対する緩和ケア」参照（P40）。

9)　鎮静が生命予後を短縮するとみなした場合（法律上は間接的安楽死とみなされる場合），一般的に，法的に許容されると考えられる患者の生命予後は 1 週間以内とするものが多い（P119，Ⅶ章「法的検討」参照）。したがって，これより長い生命予後が予測される患者においては，間接的安楽死が法的に正当化される要件を満たさない。
　　しかし，他に苦痛緩和の手段がない場合に，患者の希望に従って苦痛緩和を行うことは正しい医療行為であると本鎮静ガイドライン委員会は考える。この場合，①患者の希望を確認し，医療チームによる判断を行うなど適応の確認をより厳密に行うこと（手続き的正義），②生命予後を短縮させないと医学的に考えられる方法を優先して検討すること，③他に苦痛を緩和する方法がない場合は，調節型鎮静を行い，痛みが緩和できない場合にその結果生じた深い鎮静を苦痛があるとみなされる間実施すること（定期的に鎮静の必要性の評価を行うこと：P109，Ⅴ章-6「実際の投与方法と評価・ケア」参照）によって，患者の苦痛緩和を図ることができる。

3 意図の確認

　鎮静薬を投与する意図は，生命の短縮ではなく，苦痛緩和であることを，医療チームと，患者・家族で共有する。

　調節型鎮静を行う場合は，苦痛の程度にあわせて鎮静薬の投与量を調整するため，意識の低下を直接の目的として意図しない。意識の低下が生じたとしてもそれは苦痛緩和を目的とした鎮静薬の調整による副次的な結果であることを共有する。持続的深い鎮静を行う場合は，苦痛を緩和するための手段として意識の低下が必要と考え，当面の目標として（やむを得ず）意識の低下を意図していることを共有する[注1]。

[注]

1)　患者・家族，また医療者も生命の短縮を意図した積極的安楽死と鎮静を同一視する傾向にあるため，鎮静は苦痛緩和を意図していることを共有する必要がある。患者・家族にとって受け入れがたい状況であることも多いため，共有できたかの確認を行うことも重要である。

V
章

4 患者の意思確認の過程

　　鎮静薬を持続的に投与する倫理的根拠として自律性（患者が持続的鎮静を希望していること）が重要である。患者自身が自己の価値観に照らして鎮静を希望する，または，少なくとも患者の価値観に照らして鎮静を希望するであろうことが推定されることが必要である。病状が進行するにつれて患者の意思決定能力が低下する場合が多いため，あらかじめ患者の意思を確認することを検討する。もし，患者の意思決定能力の低下が疑われる場合は，患者の意思決定能力を評価することが望ましい。

　　また，鎮静が患者のみならず家族に与える影響を考えると，家族が理解し，希望していることが望ましい[注1]。

1 あらかじめ患者の意思を確認することについての考え方

　　持続的鎮静が必要となる状況では患者に意思決定能力がない（意思表示ができない）ことがしばしばある。したがって，患者が将来起きることについて知りたいと希望しており，患者が知ることが利益になると考えられるならば，緩和困難な苦痛が生じた時にとりうる手段について，前もって情報を提供し，鎮静について本人の希望を確認しておくことを検討する。この際に，患者が将来について話し合うことの準備ができているかについて十分に配慮する。

　　患者が「今後起こりうる苦痛」に対する不安を口にした時（例えば，「先生，この先もっと苦しくなるのでしょうか」「母が亡くなった時とてもつらそうでした。私もそうなるのでしょうか」といった発言があった時）や，治療抵抗性となりうる苦痛に対する治療（呼吸不全に伴う呼吸困難に対するオピオイドの持続投与など）を患者に説明する際に，鎮静の選択肢についてあらかじめ相談するきっかけになることが多い。しかし，こうした不安は言語的に表現されるとは限らず，患者・家族の不安そうな態度や表情が話し合いの糸口になることもある。

[あらかじめ患者の意思を確認する場合のコミュニケーションの例]

●苦痛緩和に努めることを保証し，詳細を話し合う準備があるか確認する。患者の意向に従ってあらかじめ鎮静について説明する

　　「先々つらいことが増えて苦しむのではないか，と心配されているのですね。以前と違ってつらさを和らげるいろいろな方法があります。私たちは○○さんのつらさがなるべく少なくなるように十分対応していきますので安心してください。今，もう少し具体的な方法についてご相談したほうがよろしいですか？」

　　「息苦しさはこの先少し強くなってくるかもしれません。当面の息苦しさは今のお薬（オピオイド）を調節して和らげることができます。ただ，状況によっては，息苦

しさをとろうとすると眠気が増えたり，結果としてはうとうとするかたちで苦しさを和らげるという方法になる時もあります。もちろん，その折々の○○さんの希望を伺いながら治療していこうと思いますが，もしもそのようになったら，うとうとしてもつらさが和らぐ治療をご希望されますか？」

2　意思決定能力の評価の仕方

　意思決定能力の有無や程度は，①鎮静を含めた苦痛緩和について自分の意思を伝えることができること，②意思決定する内容に関連する情報を理解していること，③鎮静によって生じる影響の意味を認識していること，および，④鎮静または他の方法を選択した理由に合理性があること，をもとに主に診療に携わる医師が判断する。特に，抑うつや軽度の意識混濁は見落されやすいが，発生頻度が高く，患者の意思決定能力に影響を与えうるので，適切な評価が必要である。

　なお，意思決定能力の評価を行うのと同時に，本人が意思決定するための支援を行うことが重要である。意思決定能力が低下している場合でも，どのようにしたら本人のもっている能力が最大限活かされるか考え，自らの意思に基づいた苦痛緩和が受けられるように家族と共に支援する。例えば，認知力低下のある場合には内容をより理解しやすいような個々にあわせたコミュニケーションの工夫をする。また，せん妄による意識障害で意思決定能力が影響を受けている場合でも，意識障害の程度は変動することが多いため，なるべく意識障害の程度が軽いタイミングに意思決定が行えるようにするなどの配慮が必要である。

3　意思決定能力がある患者の希望の確認の仕方[注2]

　患者に意思決定能力がある場合は患者自身に持続的鎮静の希望を確認する。切迫した状況で詳細な説明や希望の確認ができない場合でも，少なくとも，患者の希望を反映したものであるか確認することが必要である。以下2点の両方が起こらないようにすることが重要である。①鎮静を望まない患者に鎮静が行われる，②治療抵抗性の苦痛があり，患者が鎮静を希望するにもかかわらず，鎮静が行われない。

　鎮静を希望する明確な意思表示がある，あるいは，苦痛緩和を希望する一貫した意思表示がある（例：「苦しまずに最期を迎えたい」と以前から言っていた）など，本人の意思を十分に確認することが望ましい。

　あわせて，今後の苦しみへの過剰な不安などの心理的影響や，家族や医療者の意見に同調せざるを得ないなどの圧力により，患者の意思決定が影響されていないことにも気を配る。

［患者の鎮静の希望を確認するコミュニケーションの例］[注3]

●鎮静の選択肢を提示して，患者の意向を確認する

　「今，苦痛を和らげるために十分に手を尽くしていますが，今の方法でつらい症状を楽にすることは難しいように感じています。苦しさをさらに和らげるためには，

（眠気を生じる薬を使用する／ぐっすりと眠る）方法もあります。どのくらいの苦しさならよしとするかは，お一人おひとりで違いますので少し相談させていただけますか？」

「苦しい感じを和らげられるのなら，今よりも眠気が強くなってもいいとお感じでしょうか？　それとも，今より眠くなってしまうのは困るとお感じでしょうか？」

［鎮静が患者に与える影響を伝えるコミュニケーションの例］

●鎮静がコミュニケーションへ与える影響を説明する

「苦しさを和らげることが目的ですので，使うお薬の量は健康な人であれば眠気はでても全く眠ってしまうほどの量ではありません。でも，苦しいのにあわせてお薬を増量すると，結果的に，眠ってしまうことになる時があります。そうすると，お薬を使って楽になったあと，お話が（できない状態になる／できないままお別れになる）かもしれません。苦しさだけがとれることを目標として慎重にお薬を使っていきますが，もしもの時に備えて，お伝えしておいたほうがいい方や，そばにいていただいたほうがよい方はいらっしゃいますか？」

「苦しい感じを和らげる方法をとった結果ぐっすりと眠ってしまい，苦しさは感じなくなりますが，お話をすることは難しくなると思います。」

4　患者に意思決定能力がない場合の対応の仕方[注4]

患者に意思決定能力がないと判断された場合，患者の価値観や以前に患者が表明していた意思に照らし合わせて，現在の状態で患者が何を希望するかについて，家族または家族がいない場合には，親しい友人や介護者などの患者の価値観を知りうる人と共に，患者が苦痛緩和に必要な鎮静を希望するかについて検討する。

この際，①家族に期待される役割は患者の意思を推測することであり，家族がすべての意思確認の過程の責任を負うわけではないこと，および，②鎮静の意思確認の過程については医療チームが責任を共有することを明確にする。

［患者の意思を家族と推測するコミュニケーションの例］

●患者が意思表示できれば何を希望するかを家族と相談する

「本来であれば〇〇さんに伺うことができれば一番よいのですが，今は難しいので，今後のことについてご家族と少し相談させていただきたいと思います。私たちは，今までの〇〇さんの生き方や価値観を大切にしたケアをしたいと考えています。もし，ご本人が十分にお話できる状態でしたら，ご本人（患者）は今の状態でどのような治療を一番に希望されるでしょうか？　以前に何かおっしゃっていたことはありますか？」

[医療チームが責任を共有することを家族へ伝えるコミュニケーションの例]

●家族からの情報をもとに，鎮静が選択肢になると考えたことを伝え，責任を共有する

「今伺ったことから考えると，（眠気が強くなる可能性があっても/眠るようなかたちであっても），苦しみを感じなくてすむようにして差しあげることが一番よいと思いますが，いかがですか？」

「この決断はとてもつらい決断だと思います。決して，『ご家族の方だけで決めてください』ということではありません。私たちは，ご家族のお考えを伺ったうえで，一番良い方法を一緒に考え，行っていきたいと考えています。」

5　説明内容

　説明を行う前に，患者・家族がどのように病状を認識しているか，どの程度までの情報を希望しているかを確認し，情報提供による益と害を見積もる必要がある。そして，説明内容は，患者・家族の情報提供に関する希望と，情報提供により生じる影響とを十分に検討したうえで個別に判断する。すなわち，知りたいという患者・家族に対して十分な情報提供ができるよう配慮するとともに，患者・家族が知りたくない場合，あるいは，情報提供による害が益を上回る（利益が実際にない）と予測される場合には，提供する情報の内容や伝え方に十分に配慮する。

　一般的に，苦痛を和らげるために鎮静薬を持続的に投与すること，そのために意識の低下が予測されることは，どのような緩和治療を希望するかを確認するうえで明確に説明するほうがよい。しかし，鎮静が必要な時期には身体的苦痛に加え精神的苦痛が強いことが多いため，予測される生命予後などの情報は，伝えることにより不安を悪化させるなどの害が大きいこともある。このため，あらかじめ患者の意思を確認する過程のなかで，病状認識の確認をより明確に行うことや，生命予後を含めた全身状態について伝えることがその時点で適切かどうかを検討するほうがよい。

　鎮静が生命予後に与える影響としては，生命予後が日の単位の患者に本手引きに沿って持続的に鎮静薬を投与する限りにおいては，生命予後を極端に短くすることはないと考えられる。患者・家族が，鎮静が生命予後を短くすることを懸念している場合には，その心配はないことを伝えるほうがよい。一方で，生命予後を短くする可能性があると考えられる場合（例：予測される生命予後が長い患者に持続的鎮静を行う）は，生命予後を短縮する可能性について伝える必要がある。患者・家族に提供する情報として，検討するべき内容は表1の通りである。これらは「説明することを検討するべき内容」であり，すべてを一律に説明することが必ずしもよいとは限らない[注5]。

[鎮静による生命予後短縮を家族が心配している際のコミュニケーションの例]

●病状が厳しいため鎮静薬による生命予後の短縮の幅は小さいことを伝える

「鎮静薬を使用したことで，寿命が短くなるのではと心配されているのですね。今の苦しさは，（酸素が取り込めない，肝臓が機能していないといった）生命を維持す

表1　持続的な鎮静薬投与にあたって説明を検討するべき情報

項目	具体的な内容
全身状態	身体状況についての一般的説明（根治的な治療法がないこと，現在の状態，今後予測される状態と生命予後など）
苦痛	耐えがたい治療抵抗性の苦痛の存在，苦痛の原因，これまで行われた治療や鎮静以外の方法で苦痛緩和が得られないと判断した根拠（専門家へのコンサルテーションの結果など）
鎮静の目的	苦痛の緩和であること。調節型鎮静では，苦痛の強さを指標として鎮静薬の投与量を調節することで苦痛を緩和すること。持続的深い鎮静では，深い鎮静でなければ苦痛が十分に緩和されないという見込みを前提とし，患者の意識そのものが深い鎮静状態になるように鎮静薬の投与量を調節して苦痛を緩和すること
鎮静の方法	鎮静薬を目的にあった投与方法で調節して使用すること（例：シリンジポンプを用いて麻酔や集中治療室での鎮静に用いられる鎮静薬のミダゾラム注射薬を，苦痛の強さを指標として調整しながら持続的に静脈投与する調節型鎮静を行う，など）
鎮静が与える影響	予測される意識低下の程度（調節型鎮静では結果として患者の意識は低下することもしないこともありうること。持続的深い鎮静では患者の意識は深いレベルまで低下すること），精神活動・コミュニケーション・水分や食事の摂取・生命予後に与える影響，合併症の可能性
鎮静後の治療やケア	苦痛緩和のための治療やケアは継続されること，患者の希望が反映されること，状況に応じて中止できることなど
鎮静を行わなかった場合に予測される状態	他の選択肢（間欠的鎮静，もしあれば鎮静以外に試みる苦痛緩和のための治療），苦痛の程度（現在の苦痛がどうなっていくと予測されるか），鎮静薬を使用しない場合に予測される生命予後

ることができなくなっていることが原因なので，鎮静薬を使用しなかったとしても数日以内にお別れになる可能性が高く，急な変化もありうると考えられます。ですので，鎮静薬を使用したからといって極端にもともとの寿命が短くなるわけではありません。ただ，例えば普段もよく使う解熱剤や睡眠薬でもその作用が強く出るくらい全身状態が不安定なので，鎮静薬を使用してうとうと眠られたかと思うとそのまま呼吸が止まってしまうことはあるかもしれません。それでも，○○さんが望まれていたように，今は苦しくないようにすることが一番大事なことだと思います。できるだけ苦しくない状況になることを目指して，苦しさをとるお薬を慎重に使おうと思います。」

[参考　患者・家族に対する鎮静についての説明文書例]
　図1に患者や家族に対して，鎮静薬の持続投与について説明する場合の文書を例として示す[注6]。使用にあたっては，患者と家族の病状理解や悲嘆反応に十分に配慮し，各々に応じた説明が必要である。説明文書を使用することによって，かえって，「事務的で冷たい」と感じる患者や家族もいるため，説明文書は丁寧で心をこめた説明に置き換わるものではなく，説明を補足するものであることを認識して使用する。

図1　患者・家族に対する鎮静薬の持続投与についての説明文書例

【全身状態】
（　　　　　　　　　　　　　　　　　　　　　　　　　　　　　　　　　　　　　　）
※身体状況についての一般的説明（根治的な治療法がないこと，現在の状態，今後予測される状態と生命予後など）を記入する

【苦　痛】
　現在，患者さんに現れている最もおつらい症状は（　　　　　　　　　　　）であり，患者さんの訴えやご家族の捉えているご様子，医療従事者の判断から，それは非常に耐えがたいものであり，患者さんの日々の生活を著しく妨げているものであると考えられます。その原因は，（　　　　　　　　　　　）であると考えています。
　私たちは，原因に対する治療，薬物療法，薬物以外の治療方法などさまざまな治療を通して，苦痛を和らげることを目指してきました。しかし，専門家（　　　　　　　など）と相談した結果，これまでの方法では和らげることのできない苦痛であると判断しています。

【鎮静薬投与の目的と方法】
　そのような苦痛を和らげる治療方法として，鎮静薬（意識を下げるような薬剤，麻酔薬など）を続けて使用することにより，苦痛を感じにくくする鎮静があります。鎮静の目的は，苦痛を和らげることです。
　鎮静薬の使い方として，①少量から苦痛にあわせて調節して，苦痛がとれればそれで増量をしない方法と，②最初から患者さんの意識がなくなるくらいまで使用する方法とがあります。前者の場合でも，結果的に，患者さんの意識が保たれないこともありえます。
　現在，患者さんに投与を考えている薬剤は（　　　　　　　　　　　），投与方法は，（点滴/静脈注射/持続皮下注射/坐薬）を考えています。

【鎮静が患者に与える影響】
　鎮静を患者さんに行うと，程度の差はありますが，複雑な会話をすることが難しくなったり，受け答えができなくなる可能性があります。一方，鎮静薬を使用することで，患者さんは苦痛を感じることが少なくなり，現在よりも穏やかに過ごすことができると考えています。
　鎮静を行うことによって，食事や水分をとることは難しくなります。それに対しては，点滴などの水分・栄養補給を（行いますが，患者さんにとって効果がない場合には中止/副作用のない範囲で継続/行うかは，鎮静薬を使用していくかを決定してから改めて相談）します。
　鎮静薬の使用は，一般的には命の長さを短くすることは少ないと考えられていますが，現在の状況での患者さんの全身状態は非常に不安定なので，必ずしも鎮静薬が原因とは限りませんが，鎮静薬の使用を開始した後に呼吸停止などを含む急な状態の変化が起こる可能性はあります。

【鎮静開始後の治療やケア】
　鎮静を開始した後も患者さんが快適に過ごせるように，これまでと同様に日々の治療や看護を引き続き行っていきます。また，患者さんの状況によってはご相談のうえ鎮静を中止したり，薬剤の量を調整します。

【鎮静を行わなかった場合に予測される状態】
　持続的な鎮静薬の投与を行わない場合は，夜間や日中の数時間だけの鎮静薬の投与を行うことで，なるべく苦痛が少なく，お話しできるかどうかを試みることができます。この他，（※　　　　　　　　）がありえます。
※鎮静以外に試みる苦痛緩和のための治療など

　何かわかりにくい内容がありましたら，いつでも医師や看護師にお尋ねください。私たちは常に，患者さんとご家族が穏やかに安心して生活を送っていただくことを願っています。

6　患者と家族の意思が異なる時の考え方

❶ 患者が明確に持続的鎮静を希望するが家族が希望しない場合[注7]

　基本的な考えとして，鎮静薬の持続投与を行ううえで，家族が理解し，希望していることが望ましい。しかし現実には，患者が苦痛緩和のために鎮静を明確に望んでいるが，家族が希望しないことがしばしば生じる。その場合，なぜ患者が鎮静を望むのか，なぜ家族が希望しないのか，をできるだけお互いが理解し，お互いの納得につながるように医療者が両者を支援することが重要である[注8]。

　例えば，家族が患者に付添いのできる環境を整える，家族に十分な説明を行うなど，患者の苦痛や状態を家族が十分に理解できるように配慮したうえで，患者と家族が話し合い，共に納得できる方法を見出すことができるよう支援する。また，意思の相違に影響していると考えられる家族の心理的要因（悲嘆や自責感など）に配慮した情緒的サポートを行う。

　患者と家族の意思が異なるために話し合いを続けている間，患者の意思が最大限尊重され，患者の益が最大になる手段を検討する。例えば，患者が鎮静を希望しているが，家族が希望しない場合，間欠的鎮静などにより患者の苦痛を最小にすることを検討する。これらの努力によってもどうしても患者と家族の希望で折り合いのつけられる対応策がみつからない場合は，患者の希望をできる限り尊重できるようにする。患者と家族の意思が一致しないまま患者に意思決定能力がなくなった場合でも，患者の希望をできる限り尊重できるようにする。

[患者が鎮静を希望するが家族が希望しない場合のコミュニケーションの例]

●なぜ家族が持続的鎮静を希望しないのかを聞き，不安に対処する

　「お話を伺っていると，○○さんとご家族の希望に少し違いがあるように感じました。私たちはできる限り，○○さんもご家族も納得のいく治療を行っていきたいと考えています。最初に，ご家族が……をご希望される理由や心配事を教えていただけますか？　なるほど，……を心配されているのですね。ご心配はとてもよくわかります。とてもおつらいと思います。（家族の悲嘆の表出を促進し，個別の心配事に対処する）」

[家族との妥協点を探すことと間欠的鎮静を提案する際のコミュニケーションの例]

●患者の体験や意思を共有することを勧め，当面の妥協できる手段を提示する

　「例えば，当面，次のことを提案したいのですが，いかがでしょうか。まず，○○さんがどう思われているか，一緒にお部屋で過ごしていただいて，○○さんに聞かれてはどうでしょうか。もし，直接お話しされるのがおつらいようでしたら，私たちがそれとなく話してみますので，傍で聞いていただいてもいいかと思います。そのあとで，またご家族みなさんで相談されてはいかがでしょうか。」

　「これは大切なことなので，しっかりと時間をとって話し合っていきたいのです

が，もしこの間，○○さんがとても苦しい場合には，その時間だけ休めるようにお薬を使って（1時間後に中止する/夜間のみ眠れるように睡眠薬を使用する）方法はどうでしょうか。」

❷ 患者が鎮静の情報提供を希望しているが，家族が患者への情報提供を希望しない場合

　本来患者へ必要な情報を伝えることについて必ずしも家族の許可は必要ない。一方で，患者が鎮静の情報提供を希望しているが，家族が医療者から患者へ情報提供をして欲しくないと希望することがしばしば生じる。そのような場合は，なぜ家族が伝えたくないと考えているかについて理由を尋ね，家族の心理的背景を知り，家族の意向の理解に努める。そのうえで，意思決定に必要な情報を心理的負担に配慮したうえで患者に伝えることが，患者の希望が最大限尊重されるために重要であることを共有する。

　さらに，患者が現状や鎮静についての説明を聞くことで自分の病状が厳しいと思ってしまうのではないか，あるいは，医療者から生命予後が短いということをストレートに伝えられて，患者がショックを受けてしまうのではないか，と家族が心配している場合がある。患者がどのような病状認識で，どの程度の情報提供を希望しているのか，情報提供による益と害を医療者がどう見積もっているのか，意思決定に必要と考えられる情報は何か，などについて家族と共有する。そのうえで，本人へどのように情報提供するのが妥当かを具体的に家族と共に検討する。

［患者への鎮静の情報提供に不安を感じている家族とのコミュニケーションの例］

●患者の病状認識や希望を伝え具体的な情報提供の内容を共有する
　「今後苦痛が強くなった時の対応，特に鎮静について○○さんへ伝えると，○○さんが自分の余命が厳しいと感じてしまうのではないかとご家族は心配されているのですね。最近○○さんは，『明日起きられるかな。もうそろそろだと思う。』と言われており，ご自分で病状がかなり悪くて命の問題になってくると感じておられるようです。そのため最期苦しむのではないかと不安になり，今後苦痛が強くなった時の対応について尋ねられたのではないかと思います。」

　「○○さんはご自分の病状については十分自覚されておられるので，余命についてさらに今言葉で繰り返してお伝えするする必要はないと思います。つらさがなるべく和らぐように今後も緩和治療を行っていくことを保証し，もしも耐えられないようなつらさになった場合も鎮静により苦痛緩和が可能であることをお伝えし，そのような場合は鎮静を希望されるかをお聞きしておくことは，かえって○○さんの安心につながるのではないかと思います。」

［注］
　　1)　本手引きでは，持続的鎮静を実施することを家族が理解し，希望していることが望ましいとした。これは，患者と家族の意思が異なる場合に，患者の意思をより重視する観

点から検討したものである（P100，Ⅴ章-4-6「患者と家族の意思が異なる時の考え方」
参照）。

2）　Ⅶ章-2-3「患者が意志表示できる時に，どのような説明内容・説明方法が求められる
のか」参照（P130）。

3）　ここに挙げた「コミュニケーションの例」はある場面での例であって，患者が実際に
どのような説明を希望するか，また，心の準備などに応じて個別に判断することが必要
である。

4）　Ⅶ章-2-4「患者が意思表示できない時に，推定された患者の意志はどのような意味を
もつのか」参照（P132）。

5）　鎮静による危険性を強調しすぎると，患者や家族が鎮静の益に比べて害を重く考えす
ぎることで医学的にも適切で患者の希望に沿った鎮静が行われないおそれがある。その
場合は，家族に，自分たちの判断のために患者を苦しめたという精神的負担をかけるこ
とにつながる。その時点での影響のみならず，看取りの時や死別後までの影響も考慮す
る必要がある。場合によっては，生命予後には大きな影響がないと伝えたり，苦痛の緩
和が主目的であり，医療者も鎮静薬の持続投与が最善であると考えていることを強調す
ることによって，家族の精神的負担に配慮することも必要である。
　　例えば，患者は持続的鎮静を希望することが推測されるが意識障害のため意思表示で
きない状況で，家族から鎮静薬の生命予後に与えうる影響について質問があり，回答す
る場面での説明方法を例として考えてみる。
　　医学的な事実としては，①集団の平均として，持続的鎮静を受けた患者と受けなかっ
た患者とで，観察が開始されてから（入院や在宅サービスの開始から）死亡までの生存
期間に差がない，②少数の場合で鎮静薬の効果による合併症は生じうる，③もともと鎮
静薬の投与を受けなかったとしても生命予後が限られているため生命予後を極端に短く
することはない，といえる（P159，Ⅷ章 CQ9「鎮静は生命予後を短くするのか」参照）。
　　したがって，説明に含めることを検討する内容としては，理論上は，①もともとの状
態から鎮静薬を持続的に投与したからといって極端に生命予後が短くなることはないこ
と，②頻度は少ないが鎮静薬による合併症が生じうること，③薬剤の影響のためとは限
らないが使用後に亡くなられる可能性があることがある。

6）　本来説明文書は患者や家族が選択して決定することの助けになることを目的とするた
めのものであり，医療者の免責のために取得するものではない。本手引きで参考として
示す文書を使用する場合には，基本的な内容は重視しつつも，必ずしもこのまま画一的
に使用するのではなく，個々の施設や事例に適するように修正して使用することを勧め
る。

7）　持続的な鎮静薬の投与を行う際に，患者が鎮静を希望していれば，家族が理解し，希
望していることは必須とはせず望ましいとした。これは，家族が希望しない場合に，そ
のことを理由に患者に苦痛を負わせたままにすることは非倫理的である（臨床倫理，医

療者の職業倫理に照らして不適切である）と考えたためである。もちろん，家族に対する配慮やケアは必要であるが，納得のできる合意を得る努力を重ねたとしても家族が鎮静を希望しない場合は，患者の希望を重視する立場を明確にしている。倫理的視点からの検討については，P114 も参照。

8) 家族内の意思が異なる時にも，患者の苦痛や状態を家族各々が十分理解できるように配慮したうえで，家族内で直接話し合う機会をつくり，各々が納得できる方法を見出せるよう支援する。

5 チーム医療

1 医療チームによる判断[注1]

　治療方針の決定については医師が最終的な責任を負うが，決定過程は医療チーム[注2]内の合意として行い，多職種が同席するカンファレンスで行うことが望ましい。現実的に，医師が1名の施設，夜間や休日，緊急時などスタッフが限られている場合は，複数の医師の意見を求めることや正式な多職種カンファレンスでなくても，実施可能な範囲でできるだけ複数の視点からの意見を求めるようにすることが重要である。夜間の場合は翌日にチームで確認するのも一つの方法である。これによって，苦痛緩和の手段が妥当かどうかや，患者・家族の価値観や意思が多角的に明らかになることが期待される。

　また，医師に心理的負担があると，鎮静の選択に影響を与える可能性がある（医師の燃え尽きは持続的鎮静を行いやすい方向に関連する）。一方で，鎮静に関わる看護師は，負担感や無力感をしばしば経験する。医療チームで行うカンファレンスを通して，医療スタッフが鎮静について共通の理解をもち，患者の希望を明確化し，方針を話し合うことは，医療者の抱えているこれら負の感情を軽減し，妥当な治療方針の決定を行うことに役立つ。

　意思決定能力，苦痛の治療抵抗性，および，予測される患者の生命予後について判断が困難な場合には，適切な専門家にコンサルテーションすることが望ましい。専門家が近くにおらず相談できない場合は，実施可能な範囲でできるだけより臨床経験の多い医療者の意見を得るように心がける。

2 診療記録への記載

　持続的鎮静を実施する場合には，**表1**の内容を医師が診療録に記載する[注3]。必要な事項について正確に診療録に記載することは，チーム医療による治療方針の決定とそのための情報共有やその後の適宜の検証・評価などに必要不可欠な医師の義務である。また，医療チームの医師以外の各医療者も，それぞれの記録を作成しておくことが大切である。

表 1　診療録に記載するべき内容

1.　目　的
　　鎮静薬の持続投与は苦痛の緩和を目的として行われていること
2.　治療のプロセス
　1）何が苦痛か（何の症状による苦痛が，耐えがたい状態であるか）
　2）苦痛が患者にとって耐えがたいと判断した理由
　　　患者に確認した，患者が意思表示できない場合は一般的に耐えがたい苦痛と判断された，など
　3）苦痛を治療抵抗性と判断した根拠
　4）予測される患者の生命予後とその医学的根拠
　5）持続的鎮静を実施するうえで相談した他職種や専門家がいる場合，その過程
　6）患者の状態や苦痛を継続して評価した過程
　　　特に鎮静薬の増量をした場合はその増量した理由
3.　説明と同意（検討するべき説明内容については P97 を参照）
　1）患者に伝えた情報と意思表示
　　　患者に説明した内容，それに対してどのような話し合いを行い，最終的に患者はどのような希望を
　　　表現したか。患者に意思決定能力がない場合には持続的鎮静を希望することが推測された理由
　2）家族に伝えた情報と意思表示

Ⅴ
章

[注]

　　1）　Ⅴ章-1「表 1　持続的な鎮静薬の投与を行う要件」の「D. 医療チームによる判断」参
　　　　照（P86）。

　　2）　Ⅲ章-1-4「その他の定義」参照（P23）。

　　3）　「診療録」とは，医師が診療をした時に記載する患者情報や診療内容（病名や症状，治
　　　　療方法，診療年月日をはじめとした必要事項）を指す。「診療記録」とは，診療録に加え
　　　　て，それ以外の診療に関する諸記録（特に，看護記録や心理職の記録など各職種の記録
　　　　がある）をあわせたものを指す。

6 実際の投与方法と評価・ケア

持続的な鎮静薬の投与を行う際には，効果と安全性（全身状態や生命予後に与える影響）について考慮したうえで鎮静薬の調節を行う必要がある。鎮静により期待される効果は苦痛緩和であり，安全性で懸念されるのは，意識の低下，呼吸抑制，誤嚥，循環動態の悪化による全身状態の悪化や生命予後の短縮をもたらす可能性である。

1 鎮静薬の投与方法

持続的鎮静のための薬剤は，少量で緩徐に開始し目的が得られるまで投与量を漸増する。調節型鎮静では苦痛の強さを指標とするため，苦痛が緩和された場合はそれ以上鎮静薬を増量しない。苦痛緩和が得られたが鎮静が深くなりすぎた場合は，減量を検討する。持続的深い鎮静では患者が深い鎮静状態となるまで鎮静薬を増量することが原則であるが，増量する過程で十分な苦痛緩和が得られた場合にはさらに増量する必要はない。投与初期には血中濃度を治療域に到達させるため，必要に応じて（全身状態から総合的に判断して適切ならば），早送り（追加投与）[注1] を行うか，または，一定量のローディングドーズ（負荷投与）[注2] を行ってから減量する。

持続的鎮静に用いる薬剤の第一選択薬はミダゾラムである。ミダゾラムが有効でない場合には，フェノバルビタール注射薬などを使用する[注3]。注射薬が使用できない場合にはベンゾジアゼピン系坐薬やバルビツール系坐薬を代替薬とする（調節しにくく効果も不安定なため，坐薬を持続的鎮静として用いるのは他に代替手段がない場合である）[注4]。2023年現在，いずれの薬剤も苦痛を緩和するために使用する鎮静目的の保険適用はない。

オピオイドは意識の低下をもたらす作用が弱く，かつ，蓄積により神経毒性（傾眠，せん妄，ミオクローヌスなど）を生じうるため，鎮静に用いる主な薬剤としては使用しない。ただし，痛み・呼吸困難が苦痛症状である場合には，症状緩和として適切な量を鎮静薬と併用することを考慮する（P31，Ⅳ章-2-2「痛みに対する緩和ケア」参照；P57，Ⅳ章-2-4「呼吸困難に対する緩和ケア」参照）。同様に，ハロペリドールは意識の低下をもたらす作用が弱いため，鎮静に用いる主な薬剤としては使用しない。ただし，せん妄が苦痛症状である場合には，症状緩和として適切な量を鎮静薬と併用することを考慮する（P45，Ⅳ章-2-3「難治性せん妄に対する緩和ケア」参照）。

表1と表2に持続的鎮静に使用される薬剤の使用例を参考として示す。ミダゾラムの投与量については，概念の違いがわかるように調節型鎮静と持続的深い鎮静に分けて使用例として示した。後者は窒息や気道出血など調節型鎮静では苦痛が緩和されないと医学的に見込まれるなど，安全性よりも確実な苦痛緩和が優先される例外的な状況を想定している。資料4（P186）にミダゾラムの調整と評価方法の具体例を示した。

鎮静薬の必要量は患者の状態によって大きく異なるため，注意深く患者を観察して調節することが必須である。投与方法は一つの目安であり，上記の方法で投与すれば十分に効果が出るもしくは過量投与にはならない，というものではない。個々の患者で細かく調節

表1 持続的鎮静に用いるミダゾラムの使用例[注5]

	調節型鎮静	持続的深い鎮静
導入	・0.5〜1 mg/時間で持続皮下・静注を開始する。投与開始時に 0.5〜1 mg 程度の早送り（追加投与）*を行ってもよい。 ・15〜30 分毎を目安に，目標（苦痛緩和）が得られているかと，全身状態の変化を評価する。 ・苦痛緩和が得られない場合は，0.5〜1 mg 程度の早送り*を行い，持続投与量を数時間毎に 30〜50％を目安に増量する。患者の状況#によっては，早送りのみを行い持続投与量は増量しないで経過をみる。	・ローディングドーズ（負荷投与，通常は数時間）†として 3〜5 mg/時間で持続皮下・静注を開始する。投与開始時に 0.5〜1 mg 程度の早送り（追加投与）*を行ってもよい。苦痛が軽減できない場合，早送り*を苦痛が緩和するまで繰り返し行ってもよい。 ・15〜30 分毎を目安に，目標（深い鎮静）が得られているかと全身状態を評価する。 ・深い鎮静が得られない場合は，0.5〜1 mg 程度の早送り*を行い，持続投与量を 30〜50％を目安に増量する。深い鎮静になかなか導入できない場合は，10 mg/時間までを目安に増量する。 ・目的とする鎮静水準に到達すれば，持続投与量を 1/2〜1/3 に減量して継続する（ローディングドーズ†の終了）。
維持	・いったん苦痛緩和が得られた場合は，数時間毎に評価を行う。 ・苦痛緩和が不十分な場合は，早送り*を行い，持続投与量を数時間毎に 30〜50％を目安に増量する。患者の状況#によっては，早送り*のみを行い持続投与量は増量しないで経過をみる。 ・苦痛緩和が得られたが鎮静が深くなりすぎた（鎮静を浅くすることが適切と考えられた）場合，持続投与量の減量，中止を行う。場合によっては，拮抗薬（フルマゼニル）$の投与を検討する。	・いったん深い鎮静が得られた場合は，数時間毎に評価を行う。 ・鎮静が不十分になった（深い鎮静が得られなくなった）場合は，早送り*を行い，持続投与量を数時間毎に 30〜50％を目安に増量する。患者の状況#によっては，早送り*のみを行い持続投与量は増量しないで経過をみる。 ・苦痛緩和が得られたが鎮静が深くなりすぎた（鎮静を浅くすることが適切と考えられた）場合，持続投与量の減量，中止を行う。場合によっては，拮抗薬（フルマゼニル）$の投与を検討する。 ・深い鎮静を目的として鎮静薬の投与を開始したが，鎮静薬を調節する過程で十分な苦痛緩和が得られた場合には，目的を持続的深い鎮静ではなく調節型鎮静に変更することを検討する。 ・深い鎮静に導入した後に，深い鎮静を中止しても患者の苦痛が再燃せず不利益とならないと考えられる場合には，調節型鎮静へ切り替え，鎮静薬を調節（必要に応じて減量・中止）する。

ミダゾラムの投与方法の例を調節型鎮静と持続的深い鎮静に分けて記載している。調節型鎮静でのみ鎮静薬の投与量の調節が必要で，持続的深い鎮静では投与量の調整が必要ないという意味ではない。持続的深い鎮静においても調節が必要である。深い鎮静状態に導入・維持することだけに注目するのではなく，患者の状態や苦痛の程度にあわせて鎮静薬を調節して投与する。苦痛が再燃しない範囲で鎮静薬を減量できないかを常に検討することが必要である。調節型鎮静の維持量は 0.5〜5 mg/時間（通常 1〜2 mg/時間）である。

持続的深い鎮静の使用例として想定したのは，窒息や気道出血などの緊急時にできるだけ速やかに深い鎮静に導入するような場面であり，その方法の一例を示している。持続的深い鎮静の適応と考えられる場合でも，緊急ではない場合にはより少量の投与量で十分な鎮静を得られる場合がある。

ミダゾラムは本来体重あたりの投与量を書くことが一般的であるが，使いやすさを重視して/kg ではなく/body で表記した。

*1 回の早送り（追加投与）量は 0.5〜1 mg 程度から開始し，患者の状態と効果を観察しながら早送り量を調節する。
　静注の場合，早送りは 1 分程度かけて緩徐に投与し，T_{max} は 6 分程度であるため早送り後 10 分間は慎重に観察する。持続的深い鎮静の導入期では 10 分程度間隔をあけて必要に応じて早送りを繰り返してもよい。その際の総量は 2〜3 mg 程度を目安とする。
　皮下注の場合，T_{max} は 20〜30 分程度であるため，20 分程度間隔をあけて必要に応じて早送りを繰り返してもよい。
#苦痛が早送り1，2 回のみで和らぎ持続しない場合は，持続投与量は必ずしも増量しなくてもよい。
†ローディングドーズ（負荷投与）は，目的とする治療効果が得られたあとに減量することを前提としている。ローディングドーズ開始からローディングドーズを終了するまでの期間は，特に注意深く観察する必要がある。
$フルマゼニルの投与方法については，IV章-4「間欠的鎮静」の注2を参照。

することが重要である。特に，ミダゾラムの必要量は個人差が非常に大きいため，投与量，増量・減量間隔，増量・減量幅は患者の状況（体重や全身状態）に応じて適宜調節する。

　薬剤投与中の患者の状態や苦痛の評価についての考え方は「鎮静中の継続的な評価」の項（P109）を参照。

　患者の全身状態によっては（鎮静薬による影響は医学的に明確にはできないが，結果的に），鎮静薬の投与直後に患者が死亡する場合がある。かといって，危険性を強調しすぎ

表2　ミダゾラム以外の薬剤を持続的鎮静に用いる場合の使用例

薬剤名	投与経路	製剤規格	使用例
フェノバル ビタール注 射薬*	皮下	100 mg/1 mL	10〜15 mg/時間で持続投与を開始する。開始時に ローディングドーズ（負荷投与）として100 mg/時 間で4時間程度（合計400 mg）の投与を行ってもよ い。投与開始時や苦痛緩和が不十分な場合は50〜 100 mg の早送り（追加投与）を行ってもよい。十分 な鎮静が得られたら減量する（維持量は通常5〜10 mg/時間）。
フェノバル ビタール静 注用*#	静脈	250 mg/バイアル（V）	初日は，250 mg（1V）を生理食塩液に溶解し，点滴 静脈注射を1時間以上かけて，1回または2回（4〜 6時間あけて）行う。2日目以降は，100〜250 mg （0.4〜1V）を1時間以上かけて1回点滴静脈注射す る。苦痛緩和が不十分な場合は50〜100 mg（0.2〜 0.4V）の追加点滴静注を行ってもよい。必要に応じ て投与量を500 mg/日（1Vを2回投与）まで増量 する。十分な鎮静が得られたら減量する（維持量は通 常125〜250 mg（0.5〜1V）/日）。
フェノバル ビタール坐 薬*†	経直腸	15 mg, 30 mg, 50 mg, 100 mg	50〜200 mg/回を患者の状態をみながら定期的に1 日2〜3回投与する。
ジアゼパム 坐薬†	経直腸	4 mg, 6 mg, 10 mg	4〜10 mg/回を患者の状態をみながら定期的に1日 2〜3回投与する。
ブロマゼパ ム坐薬†	経直腸	3 mg	1.5〜3 mg/回を患者の状態をみながら定期的に1日 2〜3回投与する。

*フェノバルビタールは脂溶性のため蓄積しやすい。鎮静のための維持量は経時的に少なくなる。したがっていった
　ん目標とする鎮静状態に達したあとは日々減量することが多い。
#フェノバルビタール静注用を，定期投与を前提として使用する場合は，持続的鎮静とみなす。
†坐薬を鎮静で使用する場合，定期投与を前提とされていれば持続的鎮静とみなし，苦痛時のみの指示を使用して適
　宜使用する場合は間欠的鎮静（の反復）とみなす。

ると，患者や家族が鎮静の益に比べて害を重く考えすぎることで医学的にも適切で患者の希望に沿った鎮静が行われないことにつながる。患者の意思確認の過程について十分に検討する（P94，Ⅴ章-4「患者の意思確認の過程」参照）。

2　鎮静開始直前の患者・家族への配慮

鎮静薬の投与を開始する前にしておきたいこと（大切な人と会っておくこと，話をすることなど）について，患者と家族の気持ちを確認する。

［鎮静薬の投与を開始する前の患者とのコミュニケーションの例］

●鎮静薬の投与による影響を説明し，しておきたいことがないかを質問する

「しばらくして先ほどお話したお薬を始めます。少しずつ眠くなってくる（ことが多いと思います/可能性があります/とは限りませんが，眠気が強くならないと苦しさがとれないかもしれません）。眠くなる前にお話しておきたい方や伝えておきたいことはありますか？」

3 鎮静中の継続的な評価 （P186，資料4）

　鎮静を開始した後，定期的に，苦痛の程度，意識水準，鎮静による有害事象，および，鎮静以外の方法で苦痛が緩和される可能性，病態の変化，患者・家族の希望の変化について評価する。評価回数は，目標とする鎮静が達成されていない状態では15～30分間に1回以上，目標とする鎮静が達成されている状態では数時間毎を基本とする。内容や頻度は，患者の状態や治療環境，目標とする鎮静水準によって，個別に判断する。

　苦痛の程度を評価するためには，Integrated Palliative care Outcome Scale（IPOS）または Support Team Assessment Schedule（STAS）（P184，資料1，2）で評価可能である[注6]。IPOS/STAS は苦痛そのものを評価する尺度であり，日本の緩和ケアにおいては頻用される評価尺度である。鎮静の時の苦痛を評価するために作成されたものではないものの，苦痛の言語的訴え，表情，体動をもとに他者評価が可能である。IPOS/STAS の想起期間は，観察時現在（current）または前回観察時から評価時までの平均を用いる。IPOS/STAS 以外にも，人工呼吸器装着中の患者の痛みの評価のために開発された日本語版 Critical-Care Pain Observation Tool（CPOT-J）（P192，資料5）も鎮静中の痛みの評価に使用可能である。

　意識の水準を評価するためには，Richmond Agitation-Sedation Scale（RASS）を用いる。緩和ケアで使用されることを前提として多少の修正を加えられた緩和ケア用 RASS では，評価のために痛覚刺激を加える必要はない（P185，資料3）。

　有害事象としては，呼吸抑制（呼吸数，呼吸パターンの急激な変化など），舌根沈下，誤嚥，循環抑制，精神症状（せん妄など）について，適切な鎮静が行われるように継続的な評価を行うことが必要である。どのような方法が適切であるかは患者の状況や希望によって異なる。一般的な診療の場面では鎮静薬の使用においては，低酸素血症や血圧低下を生じないように酸素飽和度や血圧をモニタリングすることや，呼吸停止・心停止に備えた体制をとって使用することが勧められている。一時的な間欠的鎮静など治療目標によって，これらのモニタリングが患者の利益になると考えられるなら，モニタリングを実施する。一方，死期が切迫しており治療目標が苦痛緩和であることで合意が得られている場合には，自然な経過としても低酸素血症や血圧低下を高率に来す死亡直前期に，厳密なモニタリングを行うことが患者にとっての利益となるとは限らない。視診や触診などで呼吸回数などを観察し，酸素飽和度の持続的モニターや血圧測定は行わないことも適切である。その場合は，治療は患者の快適さを目的としており，もし鎮静水準が予測より深くなり覚醒しなかった場合や呼吸抑制が生じた場合にどのような対応をとるのか（例：鎮静をそのまま継続する，鎮静薬を減量する，など），あらかじめよく相談しておく。

4 鎮静中の患者・家族へのケア

　鎮静開始前と同じように，誠実に，患者の尊厳に配慮して，声かけや環境整備などのケアを行う。不快な症状の出現を注意深く観察し，鎮静薬の効果の評価を患者・家族と共に話し合う。口腔・眼のケア，清拭，排泄，褥瘡ケアに関しては，患者・家族の意思や治療目的からみた患者にとっての利益と負担を判断の基準として行う。

　家族の心配や不安を傾聴し，悲嘆や身体的・精神的負担（鎮静決定後の心の揺れなど）

に対する支援を行う。特に，家族が患者のためにできること（そばにいる，声をかける，手足に優しく触れる，好きだった音楽を流すなど）を共に考える。

　経過に従って必要とされる情報（患者の状態，苦痛の程度，予測される変化など）を十分に提供する。特に，他の手段について十分に検討し施行したが有効ではないこと，鎮静によって生命予後が短縮する可能性は少ないと考えていること，患者の状況によって鎮静を浅くする（中止する）ことも可能な場合があることを伝える。ただし，全身状態によっては，鎮静薬を中止または減量しても意識が回復しない場合もある。

［家族との鎮静中のコミュニケーションの例］

●家族がどんな気持ちでいるのかを聞く

　「よく休まれているようです。付き添われていて，何かご心配なことやこうしてあげられたらと思われていることはありますか？」

5　水分・栄養の補給などについての考え方

　水分・栄養の補給を行うかは，患者の意思や治療目的からみて，患者にとっての利益と負担を総合的に評価する（表3）。水分・栄養の補給は，鎮静とは別に判断するべきものである。鎮静開始前に患者が経口摂取できている場合，あるいは，水分・栄養の補給を受けている場合，鎮静開始後の水分・栄養の補給についてあらかじめ患者・家族と相談しておくことが望ましい。

　水分・栄養補給による体液過剰徴候が苦痛を増悪させる場合，患者・家族の意思を尊重したうえで減量・中止を検討する。水分・栄養補給が患者の苦痛を和らげている可能性がある場合，患者・家族の意思を尊重したうえで継続する。一般的には，体液過剰となっている場合が多い。また，口渇は輸液によっては改善せず，口腔ケアをしっかり行うことのほうが口渇を和らげる効果がある。

　バイタルサインの精密な監視，定期的な採血など，治療目的と一致しない治療や検査の実施についても，あらかじめ患者・家族と相談しておくことが望ましい。苦痛緩和のため

表3　鎮静を受ける患者における輸液の益と害

	益	害
輸液をする	・オピオイドの代謝産物が排泄されるため，せん妄，ミオクローヌスなどの神経毒性が緩和する可能性がある。 ・「最低限の治療が行われている」という家族の精神的安定につながる可能性がある。	・胸水・腹水・浮腫・気道分泌の亢進など体液過剰に伴う症状が悪化する可能性がある。 ・排尿そのものが患者の負担になることがある。 ・輸液をするための静脈注射・皮下注射が患者の負担になることがある。
輸液をしない	・胸水・腹水・浮腫・気道分泌の亢進など体液過剰に伴う症状が緩和する可能性がある。 ・排尿や輸液に伴う医療行為そのものによる患者の負担が軽減する。	・オピオイドの代謝産物の排泄遅延のため，せん妄，ミオクローヌスなどの神経毒性が悪化する可能性がある。 ・「見捨てられた・何も治療してもらっていない」という家族の精神的負担になる可能性がある。

に鎮静前から投与されていた薬剤は，効果がないと判断される場合を除いて継続する。鎮静前まで栄養補給に用いていた経鼻胃管の留置や使用の継続は，鎮静後の栄養補給や投薬の方法や，患者の利益と負担，および希望を総合的に評価したうえで判断する。

[輸液の減量について家族が不安に思っている場合のコミュニケーションの例]

●胸水や腹水など体液過剰に伴う苦痛のある患者で輸液の減量・中止を提示し，輸液を減量したために衰弱が進行するわけではないことを保証する

「最近，（むくみ/腹水/胸水）が増えてきました。今まで，お食事が召しあがれないので点滴をしてきたのですが，かえって負担になっているようです。今は，体に水分はあるのですが，有効に使うことができず，たまってきている状態です。この状況ですと，点滴の量は少なくしたほうが，体は楽になると思います。」

「点滴を減らすと，そのせいで余計に衰弱するという心配をされるかもしれませんが，今の状態では点滴を無理に入れても栄養や水分が吸収されていない状態ですので，点滴を減らしたせいで衰弱するということはないと考えています。」

[注]

1) 早送り（追加投与）は，鎮静薬を持続投与している際に，苦痛の悪化を速やかに軽減させることや，持続投与開始初期に血中濃度を治療域に早く到達させるために，一定量を追加することを指す。鎮静薬の早送り量は，痛みに対するオピオイド投与の時のように持続投与速度と比例する（例：1時間分を早送り量とする）とは限らないため，持続投与量とは別で設定する。

2) ローディングドーズ（負荷投与）は，持続投与開始初期に血中濃度を治療域に到達させるために，一定時間（通常は数時間以内）持続投与量を増量することを指す。迅速に深い鎮静状態への導入が必要な際に用いられ，目標が達成したら，速やかに持続投与量を減量することを前提としている。

3) ミダゾラム，フェノバルビタール注射薬以外に使用しうるものに，本手引きでは検討の対象としなかったが，プロポフォール，デクスメデトミジン，クロルプロマジン，レボメプロマジンなどがある。各鎮静薬の特徴については，IV章-4「間欠的鎮静」の表1を参照（P82）。

4) 鎮静ガイドライン改訂委員の合意として，持続的鎮静を行うとしたならば，最も適した方法は調節性の高いミダゾラムの持続注射であるとの認識であった。しかし，ミダゾラムの注射薬が実際上の理由で使用しにくい治療環境で治療抵抗性の苦痛が生じた場合，鎮静薬として坐薬を記載していないことで患者の苦痛を軽減するための方策がなくなる可能性がある。その場合，鎮静薬として使用が勧められていないオピオイドの増量が行われれば，かえって患者に害が生じうる。以上のことから，本手引きでは，坐薬を記載する立場とした。

　　　　坐薬は鎮静の持続時間や深さを調整しにくいこと，投与後に減量できないこと，在宅で家族が坐薬を投与した後に患者が死亡した場合に（薬剤が原因でなくても坐薬を投与したために死亡したようにみえるため）家族の精神的負担が大きい可能性に留意が必要である。

5）　患者個々に調整する必要があることを明記し，安全性を重視した使用例を記載した。また，鎮静実施の経験の少ない医療者にとって，なるべく具体的な方法が記載されているほうが役立つと考え，本手引きの2種類の持続的鎮静の概念に沿った鎮静薬の調節や苦痛や意識の評価方法の具体例を資料4に示した（P186）。本手引きはそもそも診療ガイドラインではなく，かつ，手引きとしても使用例として示しているにすぎないため，記載例以外の使用方法を制限するものではない。本手引きに記載した使用例の範囲で苦痛緩和効果が不十分な場合や，許容しがたい副作用のおそれがある場合には，患者の状態に応じて記載例に示された以外の投与量や投与方法で鎮静薬を調整する必要がある。ミダゾラムとそれ以外の薬剤の特徴や投与量については，Ⅳ章-4「間接的鎮静」の表1を参照（P82）。

6）　苦痛を評価する指標として IPOS/STAS を用いることを勧めるのは，本指標が国内において比較的普及しているというのが最も大きい理由であり，苦痛緩和のための鎮静を実施する際の苦痛評価の指標として優れているという理由ではない。IPOS/STAS は医療者による評価であるため，特に使用に慣れていない場合には観察者によってばらつきが生じる可能性がある。Numerical Rating Scale の代理評価やその他の苦痛の評価尺度の使用を否定するものではない。

Ⅵ章

倫理的検討

1　鎮静の益と害

　鎮静がもたらす益（好ましい効果：benefits）は，苦痛緩和である。害（好ましくない効果：harms）は，意識の低下により，コミュニケーションをはじめとする通常の人間的な生活ができなくなること，状況によっては生命予後の短縮をもたらす可能性が否定できないことである。このように，鎮静には益とともに害が伴うため，医療者が担う「相手の益になるようにする（与益：beneficence）」と「相手に害を与えない（無危害：nonmaleficence）」という倫理的要件との関連で，鎮静の倫理的妥当性を明確にする必要がある。

2　鎮静の倫理的妥当性

　鎮静は，以下の4条件をすべて満たす場合には倫理的に妥当だと考えられる。

❶ 相応性

> 　患者の苦痛緩和を目指す諸選択肢のなかで，鎮静が相対的に最善と判断されることが必要である。

　相応性原則（principle of proportionality）とは，「一定の目的をもって何かに対処する際に，その目的を達成すると見込まれる選択肢のなかで最も害が少ないものを選ぶ」という原則である。この場合，「相応である（proportional）」とは，対処が必要な状況に対して，対処法として選んだ選択肢が，他の選択肢に比べて最も適している（＝相応である）という意味で使われている。

　鎮静は，患者の意識を下げ人間的な生活を難しくする（状況によっては生命予後を短縮する可能性があるかもしれない）という害を伴って，苦痛緩和という益を得るものである。そのため，実施に際しては，鎮静の益と害は，他に取りうる治療法と十分比較される必要がある。著しい苦痛があり，他の手段では緩和される見込みがなく，かつ患者の死期が切迫している場合（特に持続的深い鎮静の場合）には，鎮静が相対的には最善の選択肢となるが，そうでない場合は他の手段をとることが倫理的に妥当である。

　なお，鎮静が相対的に最善である場合でも，耐えがたい苦痛の緩和が達成できる限りで，鎮静を実施する時間は長い（持続的鎮静）より短い（間欠的鎮静）ほうが，また，意識の低下は深いより浅いほうが，人間的な生活の基礎となるコミュニケーション能力を確保するという観点からは好ましい。そのため，鎮静が相対的に最善と評価される場合においても，鎮静薬の投与期間や投与量は苦痛緩和という目的を達成するために必要最低限であることが求められる。この点で，相応性原則は，鎮静を開始する時のみならず，実施後の定期的な評価の時にも使用されるものである。

❷ 医療者の意図

> 鎮静を行う医療者の意図が苦痛緩和にあり，生命予後の短縮にはないことが明示される必要がある。生命予後の短縮を意図して鎮静を行うことは倫理的に許容されない（これは生命予後の短縮を予見することとは異なる）。医療者は鎮静の目的が苦痛緩和にあることを患者・家族および医療チームとの間で明示的に話し合い，目的が関係者間で共有されていることを確認することが望ましい。

　鎮静を実施する際の医療者の意図は「苦痛緩和」にある。例えば，持続的深い鎮静は「意識を失う」という好ましくない効果を介して「苦痛緩和」という好ましい効果を達成すると一般的に解釈される。その行為は，医療者が単純に「患者の意識を失わせることを意図している」ことと倫理的に同等ではない。医療者は「苦痛緩和を目指してやむなく患者の意識を失わせることを意図する」のであり，「意識を失わせる」ことがどういう意図でなされているか，つまりは意識の低下の目的が倫理的評価を左右するからである。

　そもそも，調節型鎮静では苦痛の緩和を指標にして鎮静薬を投与するのであり，意識の低下そのものは意図されない。症状緩和の程度に応じて意識状態を保ちつつ苦痛緩和を行う点で，一般的な緩和治療（例えば痛みに対するオピオイドの投与）と本質的に同じである。また，持続的深い鎮静は意識の低下を指標として実施するものの，医療者の意図は苦痛緩和にあり，その他の要件が満たされる限り倫理的に妥当である。

　なお，ここでいう「意図」とは，当該医療行為の目的を尋ねられた際にその理由として医療者が説明可能なものであり，単に結果を予見することではない。例えば，鎮静薬を投与することによって患者の生命予後が短縮する可能性がある状況を考える。医療者は，生命予後の短縮を予見していたとしても，鎮静をした理由を尋ねられたならば目的は苦痛緩和であり，生命予後の短縮は（もし生じたとしても）副次的な結果にすぎないと説明するだろう。しかし，もしこの場合に医療者が「（命を縮めることで）早く楽にしてあげたい」と患者に伝えて鎮静を行うのであれば，それは生命予後の短縮を意図した行為とみなされるため，許容されない。

❸ 患者・家族の意思

> 患者に意思決定能力がある場合，鎮静を希望する明確な意思表示があることが必要である。患者に意思決定能力がない場合は，患者の価値観や以前に患者が表明していた意思に照らし合わせて，当該の状況で苦痛緩和に必要な鎮静を希望するであろうことが合理性をもって推定できることが必要である。

　「自律原則（principle of autonomy）」に照らす限りでは，原則として患者本人が鎮静の実施を希望していることが必要である。とりわけ，持続的深い鎮静は自律の基礎となる意識をなくしてしまう行為であり，通常の医療行為に比べて本人の自発的な同意がより一層重要である。ただし現実には，鎮静が検討されている時点で患者に意思決定能力がない場合もあり，家族が鎮静に関する意思決定において大きな役割を果たすことも少なくない。その場合，医療者は家族との話し合いを通じて，鎮静の実施に関する患者の意思を推定する必要がある。

　鎮静の実施において家族の同意を求めるかは難しい課題であるが，本手引きでは家族の

同意については必須とせず，本人の明示の意思ないしは推定意思により鎮静が実施されることとしている。もちろん，緩和ケアにおいて家族は患者同様ケアの対象であり，鎮静に関する意思決定に際して十分な配慮が必要である。そのため，本人が鎮静を希望し，家族が反対している場合には，患者にとっての最善について繰り返し家族と話し合い，合意するよう最大限努力することが必要である。

しかし，家族の同意を必須の要件とした場合，患者本人が強く鎮静を希望しているにもかかわらず，家族から同意が得られないために患者の希望する鎮静が実施できない可能性がある。そのため，本手引きでは，十分な話し合いを行っても合意が得られない場合には，苦痛緩和のための治療を受けたいという患者の意思を優先する立場を支持することとした。苦痛緩和は医療者の基本的な務めであり，家族の同意が得られないことのみを理由として鎮静を実施しないことは，倫理的に妥当ではないと考えたからである。

❹ チームによる判断

> 意思決定は医療チーム内の合意として行い，必要な場合については専門家にコンサルテーションを求めることが必要である。多職種が同席するカンファレンスを行うことが望ましい。特に，患者・家族，医療者の間で鎮静の可否について意見の不一致がある場合には，繰り返し患者の最善について話し合う必要がある。もっとも，在宅療養など，担当医療者が限定されている場面における緊急避難的な鎮静の場合，チームでの意思決定が現実的ではない時もある。その場合は，鎮静開始後の可能な限り早期に他のチーム・メンバーと相談することとする。

鎮静の倫理的妥当性は，地域や医療機関の特徴や事情，個々の医療者の経験や技術，患者・家族の状況などに応じて個別に検討されるべきものであり，個々の事情や文脈を無視して判断することはできない。そのため，特に判断が難しいケースに関しては，本手引きで原則を示した考え方に即して繰り返し話し合うことが必要となる。一定の情報の収集の仕方や話し合いのプロセスを踏むことは独断による決定を避けるとともに，事後的な説明責任を果たすことにも通じる。

3　まとめ

終末期患者の治療抵抗性の苦痛に対して行う鎮静は，相応性，意図，患者の意思，チームでの判断から検討された場合に倫理的に妥当な選択肢であると考えられる。

[補注]
鎮静の倫理的妥当性に関するその他の重要な議論について，本手引きとの関係を補足的に説明する。

1）二重効果の原則

鎮静の倫理的正当化においては，しばしば二重効果の原則（principle of double effect）が用いられている。二重効果の原則では，好ましい効果を意図した行為が，好ましくな

い結果を生じることが予見される時に，良い意図の存在によって，好ましくない結果を許容しようとする。すなわち，好ましくない結果が生じることが予見されても，①行為自体が道徳的である，②好ましい効果のみが意図されている，③好ましい効果は好ましくない効果によってもたらされるものではない，④好ましくない結果を許容できる相応の理由がある，場合に妥当であると考える。

　鎮静の倫理的正当化における二重効果の原則の解釈は多様であり，鎮静の好ましくない効果を意識の低下と捉えるか，生命予後を短縮する可能性と捉えるかの考え方がある。また，議論の前提であった鎮静による生命予後の短縮について，現在では複数の実証研究によってそもそも鎮静は生命予後を極端に短縮しないという知見が示されている。そのため，鎮静の対象となる生命予後が時間から日の単位と考えられる大多数の場合において，二重効果の原則に基づく議論は不要であるとする見解もある。さらには，二重効果の原則が重視する意図は本来的にあいまいさであるとの指摘，意図より（少なくとも同じくらい）結果を重視するべきであるという反論，生命予後の短縮や意識の低下を好ましくない効果とすることに完全に同意しない意見もある。

　以上のように，二重効果の原則はしばしば用いられているものの，解釈は多様であり，それだけで十分であるとの合意は得られていない。そこで，本手引きでは，二重効果の原則のみによって鎮静の倫理的正当化を行うことはせず，相応性，意図，患者の意思，チームでの判断という4つの要件を明示することとした。特に，二重効果の原則がしばしば良い意図によってあらゆる状況を正当化しようとするのに対して，本手引きでは医療者の意図以外にも患者・家族の意思やチーム医療といった要件を追加している点が特徴的である。

　なお近年の鎮静の議論においては，二重効果の原則の④を相応性原則として取り出し，これによって倫理的正当化を行うことが試みられている。ただし，実際には相応性原則の理解は多様であり，「相応な理由」の解釈も明確化されていない。これに対して，本手引きでは，相応性原則の内容をより明確化し，「目的を達成すると見込まれる選択肢のなかで最も害が少ないものを選ぶ」という定義を採用した。現実に鎮静の実施の妥当性を判断する際には，鎮静とそれ以外の選択肢を比較し，患者に対する益と害のバランスから，いずれが妥当かという判断を行うことになるため，この定義を用いることが妥当だと判断したためである。また，鎮静を実施する際には必要最小限の投与期間や投与量を選択すべきという考え方も本手引きの定義する相応性原則と最もよく一致すると考えられる。

2) 持続的深い鎮静と「ゆっくりとした安楽死」

　持続的深い鎮静については，実際に生命予後を短縮する効果を伴うかどうかにかかわらず，安楽死（特に積極的安楽死）との異同についての懸念が提示されることがあるという事情に鑑み，この点についての見解を示す。

　積極的安楽死とは，患者の希望に従って医師が致死性の薬物を投与することを意味し，日本においては合法ではない。持続的深い鎮静と積極的安楽死は，意図（意識を下げることによる苦痛緩和 vs 死による苦痛緩和），方法（深い鎮静をもたらす鎮静薬の投与 vs 致死量の薬物の投与），および，成功した場合の結果（苦痛が緩和された生 vs 死による苦痛の終わり）の3点において異なる医療行為である。

　しかし現実には持続的深い鎮静と積極的安楽死との間にはグレーゾーンが存在してい

るという見解がある（「ゆっくりとした安楽死（slow euthanasia）」とも呼ばれる）。すなわち，比較的全身状態が良く，経口摂取ができているなど死期が切迫してはいない患者に対して持続的深い鎮静が施行された場合がそれである。こうした患者に対して死亡まで持続的深い鎮静が継続され，同時に人工的な水分・栄養補給も中止された場合，医療者が生命予後の短縮を意図していないと説明することは合理的ではない。

　本手引きでは，そもそも，最初から患者が死亡するまで鎮静を継続すると決定して開始される鎮静を許容していないため，常に定期的な再評価が必要となる。また，鎮静の倫理的妥当性の判断においては，医療者の意図や患者・家族の意思と独立して，予測される生命予後を検討の要素とした相応性の原則に従うことを求めている。そのため，患者が「生きている意味がない」といった精神的苦痛のために持続的深い鎮静を求めたとしても，予測される生命予後から考えて相応ではない場合には，原則として鎮静の対象とならない。

　いずれにしても，比較的全身状態の良い患者に対する持続的深い鎮静には十分議論されていない課題があり，社会全体での議論やコンセンサス形成が必要である。

VII章

法的検討

1 総　論

1 法的な観点についての検討の経緯

　　日本緩和医療学会が編集する鎮静ガイドライン（手引き）については，2004 年，2010 年版の段階から法学者が参画して，法的な観点につき配慮を加えてきたが，2018 年版「手引き」では，資料という位置づけで，「Ⅸ章　法的検討」が記載されるに至った。さらに，今回の改訂では，法的な位置づけや限界についてより積極的な説明を求める声があったため，会員からの法的な観点の疑問点の提出を受け，法学者も複数名参加し，協議を重ね，本章が作成された。

2 法的な観点から検討する意味と刑事（法）的な観点を中心とすること

❶ 法的な許容性について

　　法的な観点からの検討は，法的な許容性（適法性，合法性や正当化などの言葉も本章では同じ意味で用いる）を示すことが主眼となる。この検討は，医療行為に携わる医療従事者に法的なリスクを回避させることのみを直接的な目的とするのではなく，現在広く行われている鎮静のプラクティスに，適切な枠組みを示し，過度または過小な鎮静を回避し，必要な患者に適切な手順で適切な鎮静が行われることに躊躇なきようにする本手引きの趣旨を全うするためにある。

❷ 許容性の根拠と，許容性に疑念が生ずる事項の提示

　　本章では，専門の異なる複数の法学者を中心に，法的な観点から検討を行ったが，あらゆる法的な観点からの検討ではなく，当面，参加した法学者が社会的な合意が可能と想定される〔通説（法理論ないしは法解釈にあたり学説上多数に支持されている説をいう）や過去の裁判例に基づく〕範囲が示されている。

　　ところで，日本では，法学の分野では鎮静が許容されるとすることについてこれまで疑念が抱かれることもなく，一部の裁判例を除いて，刑事司法の場で議論されることもなかった。そのため，積極的な理由づけに関しても統一されたものが共有されてこなかった。そこで，総論部分では可能な限り許容性の根拠を示すこととした。

　　他方，許容性を支える根拠との関係で，鎮静薬の投与の許容性に疑念が生ずる事項を提示することが必要である。この観点から，「精神的な苦痛についての鎮静」「生命予後が比較的長期であることが予想されている場合の鎮静」「患者へのインフォームド・コンセントが十分でないなかでの鎮静」「患者の推定的意思」の論点について，各論で説明を加える。

❸ 刑法の基本的な考え方

　　犯罪は，ある行為が犯罪の行為類型（構成要件という）に該当し，違法で，行為者に責

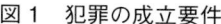

図1　犯罪の成立要件

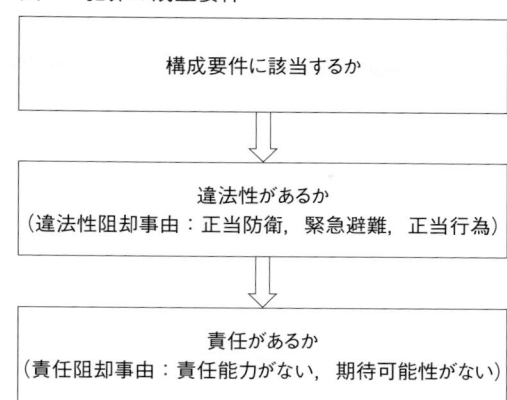

任が肯定される時に，成立する。この関係を図示すると，**図1**のようになる。

　構成要件は違法な犯罪行為を類型化したものであるから，構成要件に該当する行為は，通常，違法であることが推定される。したがって，ある行為が適法であるかを検討する場合には，法に規定された犯罪の構成要件の該当性を判断したうえで，違法であるとの推定を覆す事由があるかを検討することになる。違法とは，法令に反することをいうが，形式的には法令に違反しても，考慮するべき事由があるために違法ではない場合があり，これを違法性阻却事由（正当化事由）と呼ぶ。刑法は，違法性阻却事由として正当防衛（刑法36条），緊急避難（同法37条），正当行為（同法35条）の3つを規定するが，これに尽きるわけではない。

　本章では，鎮静についての構成要件該当性と，違法性阻却事由を検討することになる。

3　法的な観点からの検討の制約と，行政ガイドラインと倫理的な観点との関係

　日本では，法を中心に生命倫理的な問題に対処するという立法政策はとられず，患者権利法といった基本法や，苦痛緩和行為を直接規律する法律もない。また，具体的な事例が頻繁に裁判所に持ち込まれ，法を補う先例（裁判例）が適切にあるという訴訟による解決を志向する社会でもない。そのため，生命倫理的な問題は，直接の法律を欠くなか，これらの問題を予定していない刑法の一般理論をもとにして，数少ない判決を手がかりにして検討せざるを得ない。また，日本での議論は，致死量の薬物投与（後述のように積極的安楽死と呼ばれる）や，人工呼吸器の中止・差し控え（後述のように消極的安楽死と呼ばれる）を中心として議論がなされ，鎮静（生命予後の短縮を伴う場合は，後述のように間接的安楽死に分類される）のプラクティスの法的な問題点を検討するということは少なかった。そのような限られた実定法，法理論，裁判例を用いての検討となる。

　他方，日本では，上記の法をめぐる状況を補うように，行政のガイドラインや学会のガイドラインが存在する。そのなかで参考となるのが，厚生労働省の，「人生の最終段階における医療・ケアの決定プロセスに関するガイドライン」である。

　ところで，法は，裁判規範，つまり裁判所が具体的紛争解決として裁判するにあたり判

断基準として用いられる。これに対して，ガイドラインは，あくまでもガイドラインであって，法としての効力はない（したがって，免責や有責の要件を厳格に定めるものではない）が，行政府が適切な手続きを踏んで作られたガイドラインは，事実上尊重され，本章でも同ガイドラインで示された観点や手順を配慮して検討されている。

　本手引きには，別章で，鎮静の倫理的な基礎づけがなされているが，倫理的な基礎づけは，法的に許容されると判断するプロセスと無関係ではなく，むしろ法的に許容されると判断する原則の基礎づけの一部を構成すると考えられる。したがって，倫理的な根拠づけは，通常法的な正当化事由の一部と重なる。

4　緩和医療行為としての鎮静を対象とする

　本手引きのなかでは鎮静の一義的な定義は示されていないが，おおむね，他の方法では緩和できない治療抵抗性の身体的苦痛に対して，苦痛が緩和されるだけの最小の量の鎮静薬を，苦痛にあわせて投与する調整的鎮静であって，死期が数日に迫っていることが確実で調節型鎮静では苦痛が緩和されないと見込まれる場合には，持続的な深い鎮静を行うことも可能であるという考え方を前提としている。

　このような鎮静行為を，後述のように「安楽死」という文脈で扱うことに違和感を覚える医療者もあるであろう。しかし，法を使う分野での認識では，命を何よりも重視する立場（生命の絶対不可侵性）をとっているので，「命を短くする（可能性のある）行為」については，やや医療現場での認識と異なる面があるかもしれない。

　なお，鎮静が生命予後を短縮するかという臨床の疑問に答えを出すことは方法論的に難しいとされていることから，「仮に生命予後に影響を与えると仮定した場合」として，検討を加えている。間欠的鎮静や調節型鎮静のように生命予後に影響しないことを前提とした鎮静については特段の法律上の問題は存在しない。生命予後に影響を与えると仮定した場合の鎮静は，持続的な深い鎮静を念頭に置いて論じる。

5　鎮静が法的に許容されることについての複数の見解

❶　正当業務行為としての違法性阻却について

　治療行為は，時に人の身体・健康に干渉する行為（医的侵襲行為）であり，危険を伴う行為といえる。他方，治療行為には，疾患を治癒ないし予防するという利益がある。そこで，治療行為は，刑法上傷害罪（刑法204条）の構成要件に該当するが，正当行為（同法35条）の一種である正当業務行為として，違法性が阻却されると説明される。治療行為の正当業務行為としての正当化要件は，刑法の通説によれば，医学的適応性があること（その処置がその疾患の適切な治療手段であることが，医学界で一般に承認されていること），医術的正当性があること（医学的に妥当な方法で行われる），インフォームド・コンセントを得ることとされている。

　鎮静は，これにより患者の意識が低下するとみなせば，上記の医的侵襲行為（傷害罪の構成要件）に形式的に該当するが，本手引きでは，医学的適応性，医術的正当性，さらに患者のインフォームド・コンセントが満たされるのであるから，鎮静の違法性は阻却され，傷害罪は成立しないと考える。

❷ 自己決定権の保障と制限，さらに「死の権利」

　自己決定権とは，私事に対し，自ら決定することができる権利（人格的利益）である。自己決定権は日本国憲法には明示されていないが，通説は，「個人の尊重」「幸福追求に関する国民の権利」（憲法 13 条）という包括的基本権に含まれるとする。したがって，患者はその人格権に基づいて医療に関する意思決定をする権利を有している（「エホバの証人輸血拒否事件」最高裁平成 12 年 2 月 29 日判決）。

　他方，その自己決定権にも限界がある。この問題は，個人の自己決定を最大限尊重する立場と，生命の絶対不可侵性を主張する立場とを両端として多くの考えがあるが，終末期の選択についても，本人の意思決定する権利がある，つまり患者が望めば，自己の死の選択が許されるのか（「死の権利」を認めるのか）という形で問題となる。現行法上は，患者が自己決定権を行使した（死について同意した）場合でも，殺人罪（刑法 199 条：死刑・無期もしくは 5 年以上の懲役）ではなく，同意・承諾殺人罪となる（同法 202 条：6 月以上 7 年以下の懲役・禁固）であり，本人の意思の存在により法定刑は軽減されている。

　このことからすると，患者の意思だけで，鎮静の許容性を根拠づけることは難しいが，説明を受けたうえでの患者の意思は許容性を検討するために重要な要素であることは間違いない（事前の意思や，推定的意思は尊重されるべきである）。

❸ 死期の短縮を伴う行為の許容性について

　日本の法学において，「安楽死」とは，死期が切迫している者の耐えがたい苦痛を緩和ないし除去することによって，安らかに死を迎えさせる行為をいう[注1]。そして，これは，「積極的安楽死：苦痛の除去を目的として致死性の薬剤の投与などによって患者の死期を積極的に早めること」と，「消極的安楽死：延命のための医療が患者に苦痛・不快感を与える場合に，すでに開始した延命治療を中止したり，延命治療を差し控えることで，死期が早まること」と，「間接的安楽死：苦痛除去・緩和のために行う医療行為の副作用により生命の短縮を伴うこと」とに分類されるが，ある鎮静が生命の短縮を伴うとすると，法学上は間接的安楽死に該当することになる。

　患者の死期を早める行為は「殺す」行為に該当し，刑法上は，患者の同意や承諾がなければ殺人罪の成否が，あれば同意殺人罪の成否が問題となる。

　もし，鎮静行為が，生命予後に影響しないなら，「純粋安楽死：苦痛除去・緩和のための治療を行い，それが死期に影響を与えない」に分類され，（同意）殺人罪の構成要件に該当しないとされる。

　そのうえで，細部については学説上議論があるが，間接的安楽死が許容されるために必要とされる要件は，おおむね次の通りとされる。
①耐えがたい肉体的苦痛が存在していること[注2]
②死期が切迫していること
③苦痛を除去・緩和するために方法を尽くし他に代替手段がないこと
④苦痛の除去・緩和のための治療行為として行われること
⑤患者の意思表示

6　総論と各論の架け橋

　　各論としては，次のような点が問題となり，後述される。

(1) 耐えがたい苦痛について，肉体的苦痛のほか，不安・抑うつ，心理・実存的苦痛など の精神的苦痛を含むのか

(2) 予想される生命予後の長さは鎮静の許容要件に影響するのか

(3) 患者が意思表示できる時に，どのような説明内容・説明方法が求められるのか

(4) 患者が意思表示できない時に，推定された患者の意思はどのような意味をもつのか

[注]

1)　英語圏においては，安楽死（euthanasia）とは積極的安楽死を指すことが一般的であ る。国内刑法学における「純粋安楽死」（死期に影響を与えない苦痛除去・緩和のための 治療）を安楽死と呼称することは英語圏では通常ない。

2)　法学では「身体的苦痛」を「肉体的苦痛」と呼ぶことが多いため，肉体的苦痛と表記 する。

2 各　論

1 耐えがたい苦痛について，肉体的苦痛のほか，不安・抑うつ，心理・実存的苦痛などの精神的苦痛を含むのか

　鎮静により生命予後が短縮されるとするならば，（刑）法学上は間接的安楽死に分類されるが，間接的安楽死は法的に正当化可能であるとするのが通説的な理解である。間接的安楽死が正当化されるためには，患者が耐えがたい肉体的苦痛にさいなまれていることが必要であると考えられている（肉体的苦痛を対象とした間接的安楽死については正当化できる）。他方で，精神的苦痛に対する間接的安楽死が正当化されるかについては，否定的な見解が多い。

　以下，法学が肉体的苦痛と精神的苦痛をどのように捉えているかを理解する助けとするために，判例実務を参照する（間接的安楽死のみを扱った裁判例は非常に少ないため，積極的安楽死に関する裁判例を含めて取り上げる[注1]）。

　例えば，東京地裁昭和25年4月14日判決[1]は，積極的安楽死について，「精神的苦悩はそれがいかに激烈であつても疾病による肉体的苦痛が激烈でない以上，精神的苦悩を取り除くため死を惹起する行為があつても，これを正当行為とすることができない」と述べている。

　また，横浜地裁平成7年3月28日判決[2]（いわゆる東海大学安楽死事件判決）は，間接的安楽死も含めた安楽死一般の許容要件として，耐えがたい激しい肉体的苦痛の存在を挙げている。同判決は，精神的苦痛をも考慮すべきであるとの弁護人の主張に対して，「末期患者には症状としての肉体的苦痛以外に，不安，恐怖，絶望感等による精神的苦痛が存在し，この二つの苦痛は互いに関連し影響し合うということがいわれ，精神的苦痛が末期患者にとって大きな負担となり，それが高まって死を願望することもあり得ることは否定できない」としながらも，「苦痛については客観的な判定，評価は難しいといわれるが，精神的苦痛はなお一層，その有無，程度の評価が一方的な主観的訴えに頼らざるを得ず，客観的な症状として現れる肉体的苦痛に比して，生命の短縮の可否を考える前提とするのは，自殺の容認へとつながり，生命軽視の危険な坂道へと発展しかねないので，現段階では安楽死の対象からは除かれるべきである」と述べて，これを退けている。

　以上より，名古屋高裁昭和37年12月22日判決[3]のように，積極的安楽死の正当化要件として「病者の苦痛が甚だし」いことを挙げて，苦痛を身体的なものに限定していないかのようにみえるものもあるものの，判例実務では精神的苦痛を理由とする安楽死は許容されないとの立場をとっていることがわかる。

　学説においても，安楽死の正当化要件としての苦痛を肉体的なものに限定すべきであるとの見解が圧倒的であるが，その理由としては，①精神的苦痛の有無や程度の評価は患者の主観的な訴えに頼らざるを得ず，判断が難しいこと，②要件に精神的苦痛を含めると，末期状態という時期的な限定が緩やかになり，死の選択へと傾くおそれが大きくなるこ

と，③精神的苦痛に悩む患者の自己決定は不安定であり，家族関係その他の事情によって影響を受けやすいこと，④精神的苦痛は治療によって取り除かれるべきであること，などが挙げられている[4,5]。これらに対して，精神的苦痛が治療を受けてもなお耐えられないものであるならば，精神的苦痛を肉体的苦痛と同等に位置づける必要があるのではないかとの主張や，肉体的苦痛と精神的苦痛とはしばしば同時的であり関連しているのであるから，死に直面した者の苦悩をも考慮すべきである旨の指摘もある[6,7]。しかし，このような見解はごく一部にとどまっており，精神的苦痛を安楽死の（少なくとも単独の）要件とすることは認められていない。

　以上をまとめると，①法学では肉体的苦痛と精神的苦痛を区別して捉えている，②肉体的苦痛を対象とした間接的安楽死については正当化できるとされている，③精神的苦痛を対象とした積極的安楽死および間接的安楽死は許容されないとされているが，その根拠づけについてはほとんど議論がない，といえる。

　また，鎮静に関連する臨床家の疑問点に関する詳細な議論もほとんどみられない。例えば，患者の肉体的苦痛が耐えがたいとまではいえない場合に精神的苦痛を理由とした間接的安楽死が正当化されうるか，精神的苦痛の内容が抑うつや不安のような精神症状の場合と，生きていることに意味がない（いわゆるスピリチュアルペイン）と感じる場合とでは異なるのかに関する議論はほとんどなされていない。

　以上の理解と専門家の議論から，本手引きでは，苦痛緩和のための鎮静が生命予後を縮めることが想定される場合（間接的安楽死とみなされる場合）[注2]には，苦痛の対象は，耐えがたい肉体的苦痛に限ることが望ましいと考える。精神的苦痛が耐えがたく，他に緩和する手段がない場合には，最も生命予後への影響が少ない鎮静手段（間欠的鎮静の反復や調節型鎮静）がより妥当である。

[注]

1) 法学では，間接的安楽死の法的正当性を議論する枠組みと，積極的安楽死の法的正当性を議論する枠組みは同じである。

2) 一部の持続的深い鎮静を念頭に置いている（患者の状態によっては持続的深い鎮静においても生命予後に影響しないとエビデンスに基づいて主張することも可能である）。調節型鎮静や間欠的鎮静は生命予後に影響しないという認識があると考える。

【文　献】

1) 東京地裁昭和25年4月14日判決・裁判所時報58号4頁
2) 横浜地裁平成7年3月28日判決・判例時報1530号28頁
3) 名古屋高裁昭和37年12月22日判決・高等裁判所刑事判例集15巻9号674頁
4) 甲斐克則. 安楽死と刑法，東京，成文堂，2003: 166頁
5) 中山研一. 安楽死と尊厳死，東京，成文堂，2000: 206頁
6) 神山敏雄. 臨死介助をめぐる刑法上の諸問題，東京，成文堂，2019: 49頁
7) 小野清一郎. 安楽死に関する判例評釈. 判例タイムズ1950; 5号：11頁

② 予想される生命予後の長さは鎮静の許容要件に影響するのか

　鎮静により生命予後が短縮されるとするならば，（刑）法学上は間接的安楽死に分類され，間接的安楽死が正当化されるためには，「死期が切迫していること」が要件とされる。

　間接的安楽死の正当化根拠に関する見解の一つは，苦痛の除去・緩和のための行為に生命の短縮を伴う危険があっても，患者の同意を前提として，適法な治療行為として違法性が阻却されるというものである[1]。また，別の見解は，耐えがたい肉体的苦痛という緊急状態下においては，患者本人の同意により生命維持の利益よりも苦痛の緩和ないし除去という利益を優先することができるとする[2]。

　（刑）法においては，人の生命は最も重要な法益（法が守るべき利益）であり，その他の利益に優先して保護されなければならない。すなわち，人の生命は本人の自己決定権よりも優先されるとされる。それはいかなる場合でも，その人が健康であろうと死に瀕していようと変わらないというのが原則である。原則に従って考えれば，患者自身が苦痛の緩和・除去という利益を選択して生命の短縮という不利益を甘受したとしても，法的には生命短縮行為の正当化を認めることはできないはずである。それにもかかわらず，学説が間接的安楽死の正当化を容認することでおおむね一致しているのは，「生命の短縮される期間がわずかだから」であると考えられる。患者に残された生命がわずかな場合にのみ，例外的に，患者が自身の自己決定権に基づいて，短期間の生命維持よりも苦痛の緩和・除去を選択することが許される。このことから，単に患者が終末期にあるというだけではなく，死期の切迫性が要件とされるのである。

　以下，法学が死期の切迫性をどのように捉えているかを理解する助けとするために，判例実務を参照する（間接的安楽死のみを扱った裁判例は非常に少ないため，治療中止や積極的安楽死に関する裁判例を含めて取り上げる）。

　治療中止（消極的安楽死）の許容性について最高裁判所が初めて判断を下した平成21年12月7日決定[3]（川崎協同病院事件決定）は，被告人による気管内チューブの抜管行為が法律上許容される治療中止に当たらない理由の一つとして，被害者の余命などを判断するために必要とされる脳波などの検査が実施されておらず，その回復可能性や余命について的確な判断を下せる状況になかったことを挙げた。本決定では法的に許容される治療中止の具体的な要件は示されていないが，最高裁においても患者の余命が治療中止の可否を判断するにあたって重要な要素の一つであると考えられていたことがうかがえる。

　横浜地裁平成7年3月28日判決[4]（東海大学安楽死事件判決）は，安楽死の一般的許容要件の一つとして「患者について死が避けられず，かつ死期が迫っていること」を挙げたうえで，その理由を，「苦痛の除去・緩和の利益と生命短縮の不利益との均衡からして，死が避けられず死期が切迫している状況ではじめて，苦痛を除去・緩和するため死をもたらす措置の許容性が問題となり得る」としている。

　このように，法学では，生命の短縮が想定される行為を正当化するには「死期が切迫していること」を求める。しかし，実際に予想される死期がどの程度まで迫っていれば「切迫している」といえるのかを決める法的な基準は明らかではない。そこで，具体的な生命予後に言及している裁判例をみてみる（ここでも，間接的安楽死のみを扱った裁判例は非常に少ないため，積極的安楽死に関する裁判例を含めて取り上げる）。

　積極的安楽死の6要件を示した裁判例として知られる名古屋高裁昭和37年12月22日判決[5]は，その要件の1つめに「死が目前に迫っていること」を挙げるものの，具体的に患者の余命がどの程度であれば「死が目前に迫っている」といえるのかは明らかにしていない。しかし，同判決では，被害者は「不治の病に冒され命脈すでに旦夕に迫っていた[注1]」として要件の充足が認められている。

　上記横浜地裁平成7年判決は，被害者である患者の余命はあと1日ないし2日，積極的な対症療法を行ったとしても4日ないし5日であったと認定して，患者に死期が迫っていたと判断している。

　東京高裁平成19年2月28日判決[6]（川崎協同病院事件控訴審判決）は，患者が「約1週間後に死に至るのは不可避であったとはいえず，同人の死期が切迫していたとは認められない」としている。

　これらの裁判例がどのような根拠からこのような日数を導き出したのかは不明であり，また，わずか数件の裁判例から実用に耐える基準を導き出すことはできない。学説においても，やはり根拠は示されていないものの，「数時間[7]」「2日程度[8]」「1週間とか10日程度[9]」などと主張されている。

　なお，横浜地裁平成7年判決は，死期の切迫性の程度について，積極的安楽死については高度のものが要求されるが，間接的安楽死についてはそれよりも低いものでも足りると述べた。しかし，これに対しては，安楽死の種類によって死期の切迫性の程度を相対化すべきではないとの批判もある[10]。

　以上をまとめると，①間接的安楽死を法的に正当化するには，「終末期である」だけではなく「死期が切迫している」ことが必要である，②「死期が切迫している」ことの具体的な程度については数日〜1週間程度を念頭に置いた裁判例や学説が多いといえる。

　以上の理解と専門家の議論から，本手引きでは，苦痛緩和のための鎮静が生命予後を縮めることが想定される場合（間接的安楽死とみなされる場合）には[注2]，患者の予測される生命予後は，時間の単位〜日の単位（数日〜1週間以下）を前提とすることが望ましいと考える。

[注]
　　1)　旦夕は朝晩のこと。この朝か晩かというほどに危機が迫っているという意味。

　　2)　一部の持続的深い鎮静を念頭に置いている（患者の状態によっては持続的深い鎮静においても生命予後に影響しないとエビデンスに基づいて主張することも可能である）。調節型鎮静や間欠鎮静は生命予後に影響しないという認識があると考える。

【文　献】
　1)　内藤　謙. 刑法講義 総論（中），東京，有斐閣，1986: 536 頁
　2)　甲斐克則. 安楽死と刑法，東京，成文堂，2003: 4 頁
　3)　最高裁平成21年12月7日決定・最高裁判所刑事判例集63巻11号1899頁
　4)　横浜地裁平成7年3月28日判決・判例時報1530号28頁
　5)　名古屋高裁昭和37年12月22日判決・高等裁判所刑事判例集15巻9号674頁

6）東京高裁平成 19 年 2 月 28 日判決・最高裁判所刑事判例集 63 巻 11 号 2135 頁
7）小野清一郎．安楽死に関する判例評釈．判例タイムズ 1950; 5 号：11 頁
8）斎藤信治「安楽死と治療中止・尊厳死―東海大事件・川崎協同病院事件および『鎮静』について―」中央ロー・ジャーナル 2008; 5 巻 1 号：71 頁
9）甲斐克則．終末期医療と刑法，東京，成文堂，2017: 65 頁
10）甲斐克則．安楽死と刑法，東京，成文堂，2003: 166 頁

VII
章

3 患者が意思表示できる時に，どのような説明内容・説明方法が求められるのか

　鎮静が生命予後を短縮すると仮定した場合，（刑）法学上は間接的安楽死に該当する鎮静を正当化する要件には患者本人が希望するまたは同意する旨の意思表示（インフォームド・コンセント）が不可欠である。そのインフォームド・コンセントが有効であるためには，適切な説明が行われていることが必要であり，法的にはどのような説明内容・説明方法が求められるのかを理解しておくことは重要である。しかし，間接的安楽死を正当化する要件に焦点を絞った患者のインフォームド・コンセントに関する法的な考え方があるわけではないため，医療行為全般において法的に妥当とされる意思決定のあり方を考える観点から議論をまとめる。

　適切なインフォームド・コンセントは，①医療者による適切な説明がなされ，②説明を受けた患者がその説明内容について正しい理解をして，③理解したことに基づいて患者が自発的に（他者に強制されずに）同意するといった3つのプロセス（要素）から構成される。

　鎮静を行うことが医療上の選択肢になる場合には，それについて医療者が患者本人に適切な説明をすることが原則である。説明をするのは必ずしも医師に限定されないが，チーム医療における責任者である医師が患者に説明されたこと全般については責任を負う。

　一般的に，医療行為を実施する前に説明すべき内容は，次のように項目立てることができる[1,2]。すなわち，①診断の内容，患者の現在の状態，②これから実施しようとする医療行為の概要（目的と方法），③その医療行為が患者にもたらす危険性と副作用の可能性，④その医療行為を実施しなかった場合に予測される結果，⑤自分が実施しようとする方法以外の医療行為の有無，その概要とメリット/デメリットである。これらの説明すべき内容は鎮静の場合にも当てはまる。患者の状態によっては，患者の意思決定に影響しないような説明を省略することは許容される場合も想定されるが，患者の意思決定を左右するような情報については伝える必要がある[注1]。特に，間接的安楽死とみなされうる鎮静を念頭に置くと，法が重視する（ということは，社会一般で多くの人が重視することを意味する）生命の保持や意識の維持という利益に対して，患者自身が苦痛の緩和・除去という利益を選択し，生命の短縮や意識の低下という不利益を甘受することについて，医療者から明確に説明されることが原則である。

　一方，適切な説明の仕方とはどのようなものかについて，法的な基準を設定することは難しい。医療行為一般に対する法的な評価方法としては「医療水準」という考え方が一般的である。これは，実施された医療行為が実施時の臨床医学の水準・標準に照らして適切なものであったか否かで判断する考え方である[3]。説明のあり方についても，同じような状況の医療現場で標準的に行われるような説明の仕方を各医療者が求められると考えてよいだろう。

　しばしば臨床の医療者のもつ疑問として，文書による説明が口頭による説明よりも望ましいかということがある。法律上は，契約は口頭のみで成り立ち，書面の作成などの手段は必要ない（民法522条）。医療行為の同意においても文書は必須要件ではない。文書（説明するための文書と同意するための文書）を作る意義としては，説明義務違反を問わ

れた時の証拠として利用することがある。文書を用いない場合は，医療者が説明した事実と内容および患者が同意したことについて診療記録に記録することは法律上も有用である。カルテは法律で保存義務が課される医療上の重要な文書であり（医師法24条2項），その改ざんは刑法上の文書偽造の罪に問われる可能性があるので，証拠能力は高いと推定される。

　以上をまとめると，次の3点が重要である。①間接的安楽死に該当しうる鎮静を正当化するには，患者の同意は不可欠である。②適切なインフォームド・コンセントは，医療者による適切な説明，説明を受けた患者の正しい理解，理解したことに基づく自発的な同意から成り立つ。③その場合の説明と同意の具体的内容としては，患者が置かれている現状や選択肢を理解したうえで「患者自身が苦痛の緩和・除去という利益を優先し，生命の短縮や意識の低下という不利益を甘受することを選択した」ことである。

　本手引きでは，苦痛緩和のための鎮静が生命予後を縮めることが想定される場合（間接的安楽死とみなされる場合）[注2]，意思決定能力のある患者では，現状や選択肢を理解したうえで「患者自身が苦痛の緩和・除去という利益を選択して生命の短縮や意識の低下という不利益を甘受することを選択した」ことが明確であることが必要であると考える。逆に，患者の意思（希望）がはっきりしない状況下においては，生命の短縮や意識の低下という不利益（侵襲）のより少ない鎮静（間欠的鎮静や調節型鎮静）を用いるべきである。

[注]

1) 例えば，患者が余命については聞きたくないという意思表示をしている時に，（患者の意思決定に影響しないという判断のもとに）予後に関する情報を明確に伝えるのを控えることは許容されると考える。

2) 一部の持続的深い鎮静を念頭に置いている（患者の状態によっては持続的深い鎮静においても生命予後に影響しないとエビデンスに基づいて主張することも可能である）。調節型鎮静や間欠的鎮静は生命予後に影響しないという認識があると考える。

【文　献】
1) 最高裁昭和56年6月19日第二小法廷判決・集民133号145頁
2) 最高裁平成13年11月27日第三小法廷判決・民集55巻6号1311頁
3) 最高裁昭和57年3月30日第三小法廷判決・集民135号563頁

4 患者が意思表示できない時に，推定された患者の意思はどのような意味をもつのか

　鎮静が生命予後を短縮すると仮定した場合，（刑）法学上は間接的安楽死に該当する鎮静を正当化する要件には患者本人の意思表示が含まれる。しかし，鎮静を行う場面では，意識障害のために患者に意思決定能力がないと考えられる場合があり，通常の医療行為における同意を得る過程を実施できない場合もある。

　一般的に，患者が意思表示できない場合に，その時点における患者の意思を推定して本人も同意するだろうと考えることを「推定的同意」と呼ぶ。そうした緊急事態において，生命・身体という法が保護する利益（法益）の主体である患者本人はその事態を認識できる状態にないが，もし認識していたら同意を与えるであろうという場合に，推定的同意は認められ，法益侵害行為の違法性が阻却されうると考えられている。例えば，事故に遭って意識不明の状態で病院に搬送されてきた者に対して，医師が緊急手術を行う場合が該当する。

　間接的安楽死（鎮静が該当する場合）をめぐっては，患者の意思確認が不可能な場合に，推定的同意によって正当化できるかについて法学上の議論が分かれる。生命という法益を放棄することは，法益主体である本人の明確な同意があったとしても完全には認められていないという立場に立てば，推定的同意で間接的安楽死を正当化することはできない[1]。他方，生命予後の短縮という不利益を甘受してでも耐えがたい苦痛から逃れたいという意思があると合理的に推定されるとすれば，（死期の切迫を前提として）限られた生の時間よりも苦痛の緩和を優先するという意思を推定することが許され，必ずしも患者の明示的な意思表示を要求しない立場もある[2]。

　裁判例を確認すると，東海大学病院安楽死事件判決[3]では，間接的安楽死は「客観的に医学的適正性をもった治療行為の範囲内の行為として行われると考えられることから，……患者の推定的意思（家族の意思表示から推定される意思も含む。）でも足りると解される。」としている。また，日本における一定の基準となる考え方を示したものとして実務上しばしば参照される「人生の最終段階における医療・ケアの決定プロセスに関するガイドライン[4]」においては，本人の意思確認ができない場合には，「家族等が本人の意思を推定できる場合には，その推定意思を尊重し，本人にとっての最善の方針をとることを基本とする」として，推定的意思を用いることを認めている。

　なお，患者の意思の推定に役立つ方法として，治療抵抗性の苦痛が生じた場合にどのような治療を希望するかを患者と相談し，あらかじめその意思（希望）を共有しておくことがある。いわゆるアドバンス・ケア・プランニングの実践である。日本において，あらかじめの意思表示には法的に明確な位置づけはないが，患者が意思表示できない場合の意思を推定する時の判断材料になると考えられる。

　以上をまとめると，次の点が重要である。間接的安楽死に該当する鎮静を正当化するには，患者の意思表示が必要であるが，その意思表示には十分に検討された推定意思を含んでよいとする見解もあるといえる。

　本手引きでは，苦痛緩和のための鎮静が生命予後を縮めることが想定される（間接的安楽死とみなされる）場合で[注1]，患者に説明して意思を確認することができない時には，

患者の意思を実質的に推定できる立場にある者[注2]による十分な検討による推定意思を用いることを許容する。

[注]

1) 一部の持続的深い鎮静を念頭に置いている（患者の状態によっては持続的深い鎮静においても生命予後に影響しないとエビデンスに基づいて主張することも可能である）。調節型鎮静や間欠鎮静は生命予後に影響しないという認識があると考える。

2) まずは，家族が該当すると考えられるが，必ずしも家族に限定されるわけではない。大切なことは，患者の現在の意思を実質的に推定できるということであり，あくまで家族はそのような立場の筆頭と一般的に考えられる存在ではあるが，すべての患者にとって家族がそのような存在であるかは留意が必要である。

【文　献】

1）甲斐克則．終末期医療と刑法，東京，成文堂，2017: 2 頁
2）井田　良．講義刑法学・総論（第 2 版），東京，有斐閣，2018: 363-4 頁
3）横浜地裁平成 7 年 3 月 28 日判決・判例時報 1530 号 28 頁
4）厚生労働省．「人生の最終段階における医療・ケアの決定プロセスに関するガイドライン（解説編）」平成 30 年改訂
　　https://www.mhlw.go.jp/file/04-Houdouhappyou-10802000-Iseikyoku-Shidouka/0000197702.pdf

Ⅷ章

背景知識

　本章では，治療抵抗性の苦痛に対して鎮静薬を投与すること（いわゆる苦痛緩和のための鎮静）に関する文献的な検討を行った。検討の目的は治療Aと治療Bの効果を計量的に比較するメタアナリシスを行うといった目的ではないため，鎮静に関する概要を把握することのできるような分析方法を採用した。研究方法・文献は，CQ1〜CQ9，CQ10に分けて章末に示す。

臨床疑問

[CQ1]　鎮静はどのように定義されているか
[CQ2]　鎮静はどのくらいの頻度で行われているか
[CQ3]　鎮静は治療場所によって頻度が異なるか
[CQ4]　鎮静の対象となる苦痛は何か
[CQ5]　鎮静にはどのような薬剤がどのくらいの投与量で用いられるか
[CQ6]　鎮静の効果はどうか
[CQ7]　鎮静の安全性はどうか
[CQ8]　患者・家族は意思決定にどのように参加しているか
[CQ9]　鎮静は生命予後を短くするのか
[CQ10]　鎮静に関して家族はどのような体験をしているのか

※各CQの図表は主要なものを抜粋して掲載し，その他はWebサイトに掲載した。詳細は以下を確認されたい。

金原出版ホームページ
https://www.kanehara-shuppan.co.jp/_data/books/10225/

CQ1　鎮静はどのように定義されているか

　各研究で用いられている鎮静の定義を**表1（Web）**に示す。54研究中，3件で鎮静に関する定義の記載がなく，37件で定義は著者の規定によるものであった（記載にあいまいさがあるので，数値は概数，以下も同じ）。11件では先行研究の定義が用いられていたが，同一の研究チームが自らが過去に規定した定義を用いていることが多かった。用いられていた定義は，Moritaの定義（3件），Mercadanteの定義，Chenryの定義（各2件），Broeckaertの定義，Bilsenの定義，ヨーロッパ緩和医療学会の定義，イタリア緩和医療学会の定義（各1件）であった。

　著者の規定による定義はさまざまであったが，大きく分けて，鎮静に関する定義を文章で表現したもの（25件），鎮静薬を使用した場合に鎮静としたもの（5件），簡略にcontinuous deep sedationなどと記載したもの（4件），鎮静薬の投与プロトコルで規定したもの（3件）があった。

　定義の記載では，治療抵抗性の苦痛に対して行う（23件），意図的に患者の意識を低下させる（24件）といった記載が比較的多く，さらに，苦痛の緩和を目的とする（11件），死亡直前であること（9件）がしばしば記載されていた。意識の低下の程度は，記載がないもの，苦痛がとれる程度である（proportional）と記載しているもの，患者を就眠状態にする・深い鎮静状態にする・反応がない状態にする（sleep, total loss of consciousness, unresponsiveness）などと記載しているものがあり，多様であった。

　鎮静薬を使用することによって鎮静とみなすものとしては，薬剤と投与量で規定するもの（ハロペリドール20 mg/日，レボメプロマジン25 mg/日，ミダゾラム10 mg/日以上），薬剤と投与方法で規定するもの（経静脈的なベンゾジアゼピン，内服以外の鎮静薬すべてなど）などであった。

　暫定的な類型(P166, **表9**参照)としては，持続的深い鎮静（continuous deep sedation, CDS）が11件，CDSに限らない持続鎮静が14件，特定薬物の投与が3件，これ以外の鎮静（間欠鎮静を含む/広い意味での鎮静）が26件と分類された。

解　釈

　苦痛緩和のための鎮静の定義については，「治療抵抗性の苦痛に対して，苦痛の緩和を目的として意図的に患者の意識を低下させること」とする定義が比較的多いものの，意図を含まない鎮静薬の使用で定義する場合もあるなど国際的に統一されていないと考えられた。すなわち，同じ薬剤を同じ量で使用していても，ある報告では鎮静に分類され，別の報告では鎮静とみなされないことになりうる。現状では（それを鎮静と呼ぶか呼ばないかではなく），苦痛を緩和するために鎮静薬を投与することの意義や患者にとっての益と害について具体的に論じるほうがよいと考えた。

▶以下の図表はWebサイトに掲載（P136参照）

　表1　苦痛緩和のための鎮静に関する研究

CQ2　鎮静はどのくらいの頻度で行われているか

　　間欠鎮静を含む/広い意味での鎮静，CDS に限らない持続鎮静，CDS の頻度を**図1**に示す。鎮静の頻度は，研究間における差が大きかったが，順に，18％（18-19），11％（10-11），16％（15-17）であった。症例数の多い単施設研究を除外した場合には，それぞれ，2～3％ほど頻度が上昇し，20％（20-21），12％（12-13），19％（18-20）であった。

　　多施設前向き研究だけに限ると，研究間のばらつきは小さくなり，順に，22％（20-23），26％（23-29），17％（16-18）であった。

解釈

　　鎮静は全体として20％ほどで行われており，持続的鎮静に限っても頻度は20％前後とみなされる。多施設前向き研究でない場合（単施設研究，後ろ向き研究）には研究間の差が大きく，1つの研究から結論に至ることは難しい。一般化可能性のある知見を得るためには，多施設前向き研究からの知見が必要である。

　　注意するべきこととして，定義がまちまちであることが挙げられる。例えば，最も高い鎮静の施行率を報告しているのは Vitetta（2005，オーストラリア）の94％であるが，記述内容から考えて苦痛緩和のための鎮静薬の使用すべてを含んでいる可能性がある。St. Christpher's ホスピスの Sykes の報告では，投与量から鎮静とみなされた頻度は48％であったが，ミダゾラムの投与を受けた患者は82％であった（Sykes, 2003）。すなわち，鎮静薬を投与しても，意識の低下を意図しているか症状緩和とみなすかによって鎮静の頻度は異なる可能性がある。したがって，鎮静の頻度に関して研究間の比較や頻度そのものの議論は臨床的な意義が乏しいと考えられる。現状の知見からは，最大限の緩和治療を行ったとしても，苦痛を緩和するために鎮静薬を必要とする患者が一定数いると考えられる，とするのが妥当な結論である。

図1 鎮静の頻度

❶間欠鎮静を含む/広い意味での鎮静

●すべての研究での鎮静の頻度

Study	No. of Patients	Frequency (95%CI)	
Ventafridda 1990	63/120	0.525 (0.432-0.617)	
Morita 1996	69/143	0.483 (0.398-0.568)	
Stone 1997	30/115	0.261 (0.183-0.351)	
Fainsinger 1998	23/76	0.303 (0.202-0.419)	
Fainsinger 2000a	10/150	0.067 (0.032-0.119)	
Chiu 2001	70/251	0.279 (0.224-0.339)	
Sykes 2003	114/237	0.481 (0.416-0.547)	
Muller-Busch 2003	80/540	0.148 (0.119-0.181)	
Cameron 2004	20/100	0.2 (0.127-0.292)	
Kohara 2005	63/124	0.508 (0.417-0.599)	
Vitetta 2005	96/102	0.941 (0.876-0.978)	
Maltoni 2009	267/518	0.515 (0.471-0.559)	
Claessens 2011	20/266	0.075 (0.047-0.114)	
Jaspers 2012 (PCU, 05)	70/537	0.13 (0.103-0.162)	
Jaspers 2012 (PCU, 06)	120/1018	0.118 (0.099-0.139)	
Jaspers 2012 (hospice, 05)	26/102	0.255 (0.174-0.351)	
Jaspers 2012 (hospice, 06)	66/287	0.23 (0.183-0.283)	
Krishna 2012	61/238	0.256 (0.202-0.317)	
Calvo-Espinos 2015	35/250	0.14 (0.099-0.189)	
Gu 2015	82/244	0.336 (0.277-0.399)	
Azoulay 2016	38/179	0.212 (0.155-0.28)	
Schur 2016	502/2414	0.208 (0.192-0.225)	
Caraceni 2018 (hospice)	370/1799	0.206 (0.187-0.225)	
Caraceni 2018 (home)	161/1095	0.147 (0.127-0.169)	
Palacio 2018	66/2890	0.023 (0.018-0.029)	
Kim 2019	1334/8309	0.161 (0.153-0.169)	
Ingravallo 2019	122/326	0.374 (0.322-0.429)	
Won 2019	89/306	0.291 (0.241-0.345)	
Total	4067/22736	0.179 (0.174-0.184)	
Total exclude Palacio	4001/19846	0.202 (0.196-0.207)	

●多施設前向き研究だけの鎮静の頻度

Study	No. of Patients	Frequency (95%CI)	
Fainsinger 2000a	10/150	0.067 (0.032-0.119)	
Maltoni 2009	267/518	0.515 (0.471-0.559)	
Claessens 2011	20/266	0.075 (0.047-0.114)	
Caraceni 2018 (hospice)	370/1799	0.206 (0.187-0.225)	
Caraceni 2018 (home)	161/1095	0.147 (0.127-0.169)	
Total	828/3828	0.216 (0.203-0.23)	

❷持続的深い鎮静（CDS）に限らない持続鎮静

●すべての研究での鎮静の頻度

Study	No. of Patients	Frequency (95%CI)	
Ikenaga 1995	138/202	0.683 (0.614-0.747)	
Morita 1996	28/143	0.196 (0.134-0.27)	
Muller-Busch 2003	48/540	0.089 (0.066-0.116)	
Mercadante 2009	42/77	0.545 (0.428-0.659)	
Alonso-Babarro 2010	29/245	0.118 (0.081-0.166)	
Jaspers 2012 (PCU, 05)	21/537	0.039 (0.024-0.059)	
Jaspers 2012 (PCU, 06)	44/1018	0.043 (0.032-0.058)	
Jaspers 2012 (hospice, 05)	12/102	0.118 (0.062-0.196)	
Jaspers 2012 (hospice, 06)	32/287	0.111 (0.078-0.154)	
Mercadante 2012	49/370	0.132 (0.1-0.171)	
Maltoni 2012	72/226	0.319 (0.258-0.384)	
Mercadante 2014	24/176	0.136 (0.089-0.196)	
Shinjo 2015	24/73	0.329 (0.223-0.449)	
van Deijck 2016	130/467	0.278 (0.238-0.321)	
Schur 2016	356/2414	0.147 (0.134-0.162)	
Monreal Carrillo 2017	27/254	0.106 (0.071-0.151)	
Imai 2018 (PPS)	32/398	0.08 (0.056-0.112)	
Schildmann 2018	149/192	0.776 (0.71-0.833)	
Palacio 2018	46/2890	0.016 (0.012-0.021)	
Prado 2018	203/374	0.543 (0.491-0.594)	
Tin 2019	81/180	0.45 (0.376-0.526)	
Kim 2019	509/8309	0.061 (0.056-0.067)	
Won 2019	28/306	0.092 (0.062-0.13)	
Gamblin 2020	54/512	0.105 (0.08-0.135)	
Total	2178/20292	0.107 (0.103-0.112)	
Total exclude Palacio	2132/17402	0.123 (0.118-0.127)	

●多施設前向き研究だけの鎮静の頻度

Study	No. of Patients	Frequency (95%CI)	
Maltoni 2012	72/226	0.319 (0.258-0.384)	
Mercadante 2014	24/176	0.136 (0.089-0.196)	
van Deijck 2016	130/467	0.278 (0.238-0.321)	
Total	226/869	0.26 (0.231-0.291)	

図1（つづき）

❸持続的深い鎮静（CDS）

●すべての研究での鎮静の頻度

Study	No. of Patients	Frequency (95%CI)
Fainsinger 1991	16/100	0.16 (0.094-0.247)
Peruselli 1999	90/356	0.253 (0.208-0.301)
Fainsinger 2000b	97/387	0.251 (0.208-0.297)
Morita 2005	268/1432	0.187 (0.167-0.208)
Bulli 2007 (2000)	47/331	0.142 (0.106-0.184)
Bulli 2007 (2003)	89/744	0.12 (0.097-0.145)
Rietjens 2008	68/157	0.433 (0.354-0.514)
Maltoni 2009	68/518	0.131 (0.103-0.163)
Porzio 2010	16/44	0.364 (0.224-0.522)
Claessens 2011	17/266	0.064 (0.038-0.1)
Caraceni 2012	83/129	0.643 (0.554-0.726)
Koike 2015	22/1581	0.014 (0.009-0.021)
Maeda 2016	269/1827	0.147 (0.131-0.164)
Imai 2018 (CDS)	18/398	0.045 (0.027-0.071)
Park 2021	311/974	0.319 (0.29-0.35)
Total	1479/9244	0.16 (0.153-0.168)
Total exclude Koike	1457/7663	0.19 (0.181-0.199)

●多施設前向き研究だけの鎮静の頻度

Study	No. of Patients	Frequency (95%CI)
Peruselli 1999	90/356	0.253 (0.208-0.301)
Fainsinger 2000b	97/387	0.251 (0.208-0.297)
Morita 2005	268/1432	0.187 (0.167-0.208)
Bulli 2007 (2000)	47/331	0.142 (0.106-0.184)
Bulli 2007 (2003)	89/744	0.12 (0.097-0.145)
Maeda 2016	269/1827	0.147 (0.131-0.164)
Total	860/5077	0.169 (0.159-0.18)

〔①左図，②左図，③の図は，森田達也．続 終末期の苦痛がなくならない時，何が選択できるのか？　医学書院，2022; pp85-6（データ提供：日本緩和医療学会）より作成〕

CQ3　鎮静は治療場所によって頻度が異なるか

　　治療場所ごとの鎮静の頻度を**図 2A，2B** に示す。

　　ホスピス・緩和ケア病棟，在宅での鎮静の頻度は，間欠鎮静を含む/広い意味での鎮静および CDS に限らない持続鎮静がホスピス・緩和ケア病棟では 20％（19-21），在宅では 14％（13-16）であり，CDS がホスピス・緩和ケア病棟では 15％（14-16），在宅では 14％（12-16）であった（**図 2A**）。

　　緩和ケアチーム，一般病棟での研究は少なかったが，CDS 以外の鎮静の頻度は緩和ケアチームでは 22％（17-27），一般病棟では 17％（17-18）であった（**図 2B，Web**）。

解 釈

　　鎮静を必要とする苦痛が生じる頻度は，ホスピス・緩和ケア病棟では 15〜20％，在宅では 14％程度と想定される。緩和ケアチーム，一般病棟では報告が少なく，はっきりとしたことはいえない。

　　注意すべきこととして，対象の背景が異なるため鎮静の頻度の単純な比較はできない。例えば，緩和ケアチームで CDS の頻度が 64％であったとした Caraceni の報告では，苦痛の緩和できた患者は在宅に移行するため，緩和ケアチームで死亡まで継続して診療した患者はもともと苦痛が強かったと考えられる，としている（Caraceni, 2012）。また，報告のない国や地域における全国的な治療場所による鎮静の実施状況については明確にはわからない。

　　現状としては，治療場所にかかわらず，苦痛の強い患者集団を対象とした場合には治療抵抗性の苦痛が生じうると解釈するのが妥当である。

図 2A　鎮静の頻度：治療場所別（ホスピス・緩和ケア病棟/在宅）

❶間欠鎮静を含む/広い意味での鎮静

●ホスピス・緩和ケア病棟

●在宅

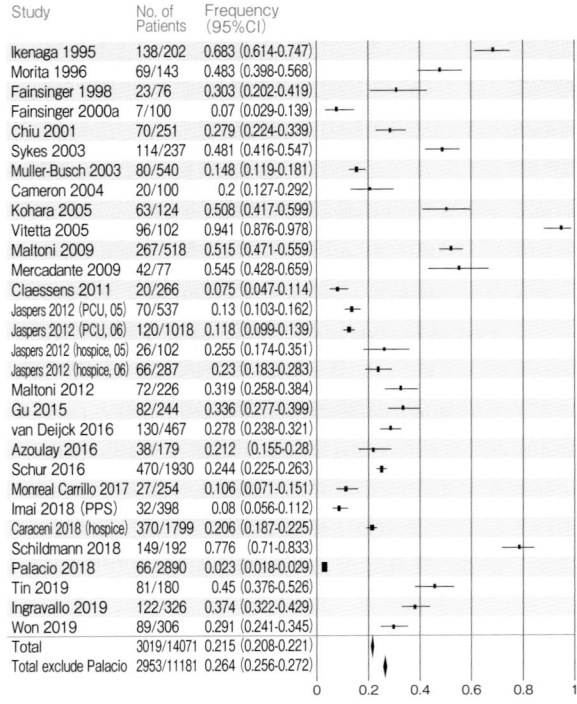
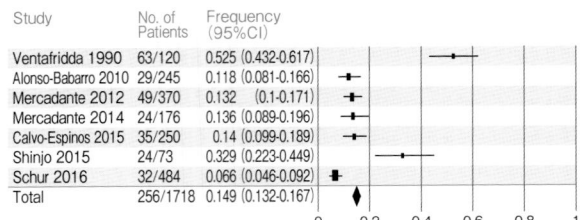

❷持続的深い鎮静（CDS）

●ホスピス・緩和ケア病棟

●在宅

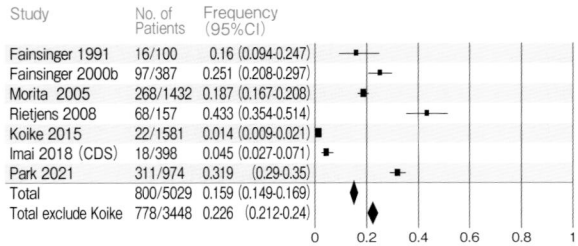
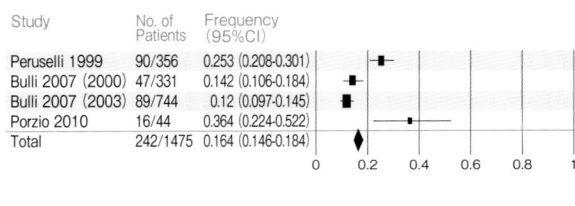

▶以下の図表は Web サイトに掲載（P136 参照）

図 2B　鎮静の頻度：治療場所別（緩和ケアチーム/一般病棟）

CQ4　鎮静の対象となる苦痛は何か

　鎮静の対象となる苦痛の頻度を，間欠鎮静を含む/広い意味での鎮静またはCDSに限らない持続鎮静（以下，鎮静），CDSに分けて算出したものを図3A〜Dに示す。鎮静の主たる対象となった苦痛は，せん妄と呼吸困難であった。せん妄は鎮静の46%（44-47），CDSの55%（51-59）を占め，呼吸困難は鎮静の32%（31-33），CDSの27%（24-31）を占めていた。痛みは，これよりは少ないが，鎮静の21%（20-22），CDSの20%（17-23）を占めていた（図3A）。

　この他の頻度の少ない身体的苦痛としては，悪心・嘔吐が鎮静の5.2%（4.3-6.2），CDSの2.1%（1.2-3.5），けいれんが鎮静の1.6%（1.1-2.3），CDSの0.5%（0.1-1.3），出血・窒息が鎮静の1.7%（1.2-2.3），CDSの1.4%（0.6-2.6），死前喘鳴が鎮静の0.5%（0.2-0.9），CDSの3.6%（2.3-5.3），と報告されていた（図3B，Web）。

　精神的苦痛は，鎮静の21%（20-22），CDSの5.9%（4.3-7.8）を占めていたが，精神的苦痛が単独で鎮静の適応となったのは鎮静の3.7%（2.8-4.7），CDSの0.6%（0.1-2.2）と稀であった（図3C，Web）。

　研究によって記載されていたり記載されていない身体的苦痛として，倦怠感，restlessnessがあった（図3D，Web）。倦怠感は鎮静の7.0%（6.0-8.2），CDSの8.0%（6.0-10），restlessnessは鎮静の5.0%（4.0-6.0），CDSの2.0%（1.0-3.3）と報告されていた。

解釈

　本レビューの結果，鎮静の対象となる主な症状はせん妄と呼吸困難であり，それぞれ，50%，30%程度を占めると考えられる。痛みはこれより少ないが20%程度で鎮静の対象症状の一つとなる。精神的苦痛は身体的苦痛と併存して鎮静の適応症状となることがしばしばある。5%程度かそれ以下にみられる身体症状として，悪心・嘔吐，けいれん，出血・窒息，死前喘鳴がある。これらの知見は2012年のMaltoniの系統的レビューとほぼ同じ結果であった（せん妄54%，呼吸困難30%，痛み17%，精神的苦痛19%）。したがって，鎮静の適応となる主たる苦痛は，せん妄，呼吸困難，痛みであるといえる。対象症状として最も多いせん妄については，せん妄だけが生じているのではなく，難治性の痛みや呼吸困難に対してオピオイドを増量した結果生じたせん妄に鎮静が行われている可能性があり，鎮静の対象としているせん妄の背景に難治性の痛みや呼吸困難があると考えられる。

　一方，精神的苦痛は，身体的苦痛と併存していてもCDSの適応症状となることは6%程度であり，さらに，精神的苦痛単独で鎮静の適応となるのはCDS以外の鎮静で5%以下，CDSで0.6%程度と見積もられた。精神的苦痛に対して鎮静を行うことは慎重に検討されていることを反映していると考えられる。

　注意するべき点として，「鎮静の適応となった苦痛」として挙げられている苦痛が，鎮静の適応となった主な苦痛1つだけを挙げている場合と，併存していた苦痛すべてを挙げている場合とがある。したがって，頻度は目安であり，具体的な数値の詳細な議論はあまり意味がない。また，研究によっては苦痛の組み合わせ（せん妄＋痛み＋精神的苦痛，呼吸困難＋不安など）を記載しているものがあるが，今回，苦痛の併存数は解析対象としなかった。さらに，終末期のいわゆる身の置き所のなさは，せん妄，agitation，restlessness，profound fatigue（倦怠感）などとさまざまに呼ばれていることが想定され，研究間で同

図 3A　鎮静の対象症状（1）頻度の高い身体的苦痛

❶せん妄

●間欠鎮静を含む/広い意味での鎮静
　または CDS に限らない持続鎮静

Study	No. of Patients	Frequency (95%CI)
Ventafridda 1990	11/63	0.175 (0.091-0.291)
Ikenaga 1995	22/138	0.159 (0.103-0.231)
Morita 1996	16/69	0.232 (0.139-0.349)
Stone 1997	18/30	0.6 (0.406-0.773)
Fainsinger 1998	22/23	0.957 (0.781-0.999)
Fainsinger 2000a	9/10	0.9 (0.555-0.997)
Chiu 2001	40/70	0.571 (0.447-0.689)
Muller-Busch 2003	11/80	0.138 (0.071-0.233)
Cameron 2004	9/20	0.45 (0.231-0.685)
Kohara 2005	13/63	0.206 (0.115-0.327)
Elsayem 2009	165/186	0.887 (0.833-0.929)
Maltoni 2009	210/267	0.787 (0.732-0.834)
Mercadante 2009	24/42	0.571 (0.41-0.723)
Rosengarten 2009	5/36	0.139 (0.047-0.295)
Alonso-Babarro 2010	18/29	0.621 (0.423-0.793)
Jaspers 2012 (PCU, 05)	27/70	0.386 (0.272-0.51)
Jaspers 2012 (PCU, 06)	63/120	0.525 (0.432-0.617)
Jaspers 2012 (hospice, 05)	21/26	0.808 (0.606-0.934)
Jaspers 2012 (hospice, 06)	28/66	0.424 (0.303-0.552)
Krishna 2012	17/61	0.279 (0.171-0.408)
Mercadante 2012	34/49	0.694 (0.546-0.817)
Maltoni 2012	44/72	0.611 (0.489-0.724)
Mercadante 2014	20/24	0.833 (0.626-0.953)
Calvo-Espinos 2015	24/35	0.686 (0.507-0.831)
Gu 2015	39/82	0.476 (0.364-0.589)
Shinjo 2015	22/24	0.917 (0.73-0.99)
van Deijck 2016	16/58	0.276 (0.167-0.409)
Azoulay 2016	27/38	0.711 (0.541-0.846)
Schur 2016	254/502	0.506 (0.461-0.551)
Monreal Carrillo 2017	15/20	0.75 (0.509-0.913)
Imai 2018 (PPS)	25/32	0.781 (0.6-0.907)
Caraceni 2018 (hospice)	168/370	0.454 (0.403-0.506)
Caraceni 2018 (home)	120/161	0.745 (0.671-0.811)
Schildmann 2018	9/149	0.06 (0.028-0.112)
Palacio 2018	30/66	0.455 (0.331-0.582)
Prado 2018	40/203	0.197 (0.145-0.259)
Tin 2019	33/81	0.407 (0.299-0.522)
Kim 2019	524/1334	0.393 (0.366-0.42)
Ingravallo 2019	37/122	0.303 (0.223-0.393)
Won 2019	54/89	0.607 (0.497-0.709)
Gamblin 2020	9/54	0.167 (0.079-0.293)
Total	2293/5034	0.456 (0.442-0.469)

●持続的深い鎮静（CDS）

Study	No. of Patients	Frequency (95%CI)
Fainsinger 1991	10/16	0.625 (0.354-0.848)
Fainsinger 2000b	59/97	0.608 (0.504-0.706)
Morita 2005	34/102	0.333 (0.243-0.434)
Rietjens 2008	42/68	0.618 (0.492-0.733)
Porzio 2010	13/16	0.812 (0.544-0.96)
Caraceni 2012	50/83	0.602 (0.489-0.708)
Koike 2015	1/22	0.045 (0.001-0.228)
Imai 2018 (CDS)	12/18	0.667 (0.41-0.867)
Park 2021	181/311	0.582 (0.525-0.637)
Total	402/733	0.548 (0.512-0.585)

じ苦痛を同じように呼称しているとは限らない。

[参考：鎮静の対象となる苦痛はどのくらいの頻度で生じるか]
　鎮静の対象となる患者ではなくもとの患者を母集団とした場合の，鎮静を必要としたせん妄，呼吸困難，痛みの頻度は，**表2** および **図4A，4B** の通りであった。
　がん患者全体でみた場合は，治療抵抗性のせん妄，呼吸困難，痛みは，それぞれ，9～10%，6～7%，3～4% で生じると考えられる。

図 3A（つづき）

❷呼吸困難

●間欠鎮静を含む/広い意味での鎮静
　または CDS に限らない持続鎮静

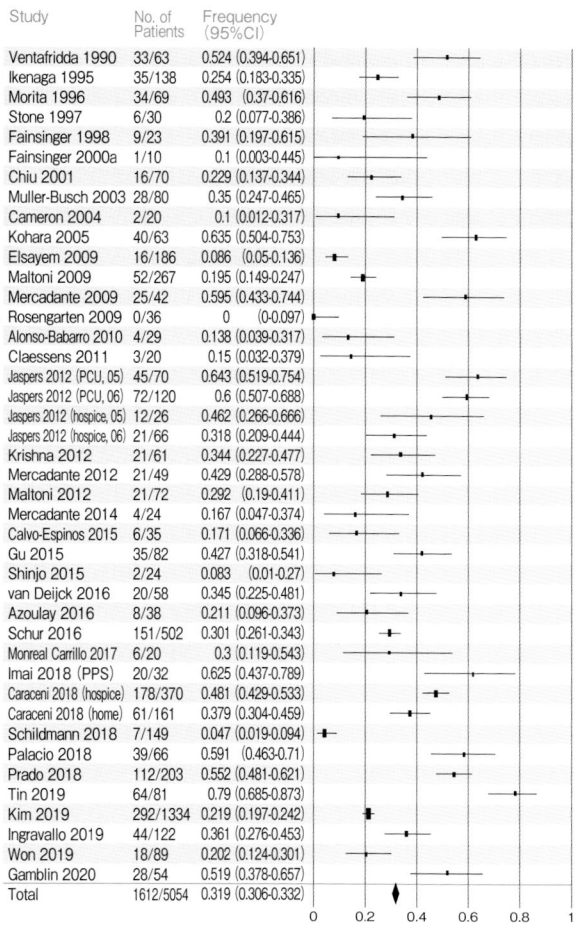

Study	No. of Patients	Frequency (95%CI)
Ventafridda 1990	33/63	0.524 (0.394-0.651)
Ikenaga 1995	35/138	0.254 (0.183-0.335)
Morita 1996	34/69	0.493 (0.37-0.616)
Stone 1997	6/30	0.2 (0.077-0.386)
Fainsinger 1998	9/23	0.391 (0.197-0.615)
Fainsinger 2000a	1/10	0.1 (0.003-0.445)
Chiu 2001	16/70	0.229 (0.137-0.344)
Muller-Busch 2003	28/80	0.35 (0.247-0.465)
Cameron 2004	2/20	0.1 (0.012-0.317)
Kohara 2005	40/63	0.635 (0.504-0.753)
Elsayem 2009	16/186	0.086 (0.05-0.136)
Maltoni 2009	52/267	0.195 (0.149-0.247)
Mercadante 2009	25/42	0.595 (0.433-0.744)
Rosengarten 2009	0/36	0 (0-0.097)
Alonso-Babarro 2010	4/29	0.138 (0.039-0.317)
Claessens 2011	3/20	0.15 (0.032-0.379)
Jaspers 2012 (PCU, 05)	45/70	0.643 (0.519-0.754)
Jaspers 2012 (PCU, 06)	72/120	0.6 (0.507-0.688)
Jaspers 2012 (hospice, 05)	12/26	0.462 (0.266-0.666)
Jaspers 2012 (hospice, 06)	21/66	0.318 (0.209-0.444)
Krishna 2012	21/61	0.344 (0.227-0.477)
Mercadante 2012	21/49	0.429 (0.288-0.578)
Maltoni 2012	21/72	0.292 (0.19-0.411)
Mercadante 2014	4/24	0.167 (0.047-0.374)
Calvo-Espinos 2015	6/35	0.171 (0.066-0.336)
Gu 2015	35/82	0.427 (0.318-0.541)
Shinjo 2015	2/24	0.083 (0.01-0.27)
van Deijck 2016	20/58	0.345 (0.225-0.481)
Azoulay 2016	8/38	0.211 (0.096-0.373)
Schur 2016	151/502	0.301 (0.261-0.343)
Monreal Carrillo 2017	6/20	0.3 (0.119-0.543)
Imai 2018 (PPS)	20/32	0.625 (0.437-0.789)
Caraceni 2018 (hospice)	178/370	0.481 (0.429-0.533)
Caraceni 2018 (home)	61/161	0.379 (0.304-0.459)
Schildmann 2018	7/149	0.047 (0.019-0.094)
Palacio 2018	39/66	0.591 (0.463-0.71)
Prado 2018	112/203	0.552 (0.481-0.621)
Tin 2019	64/81	0.79 (0.685-0.873)
Kim 2019	292/1334	0.219 (0.197-0.242)
Ingravallo 2019	44/122	0.361 (0.276-0.453)
Won 2019	18/89	0.202 (0.124-0.301)
Gamblin 2020	28/54	0.519 (0.378-0.657)
Total	1612/5054	0.319 (0.306-0.332)

●持続的深い鎮静（CDS）

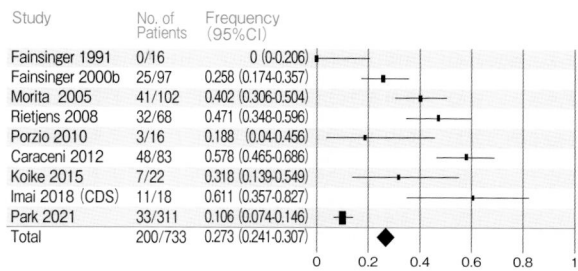

Study	No. of Patients	Frequency (95%CI)
Fainsinger 1991	0/16	0 (0-0.206)
Fainsinger 2000b	25/97	0.258 (0.174-0.357)
Morita 2005	41/102	0.402 (0.306-0.504)
Rietjens 2008	32/68	0.471 (0.348-0.596)
Porzio 2010	3/16	0.188 (0.04-0.456)
Caraceni 2012	48/83	0.578 (0.465-0.686)
Koike 2015	7/22	0.318 (0.139-0.549)
Imai 2018 (CDS)	11/18	0.611 (0.357-0.827)
Park 2021	33/311	0.106 (0.074-0.146)
Total	200/733	0.273 (0.241-0.307)

VIII 章

図 3A（つづき）

❸痛み

●間欠鎮静を含む/広い意味での鎮静
　または CDS に限らない持続鎮静

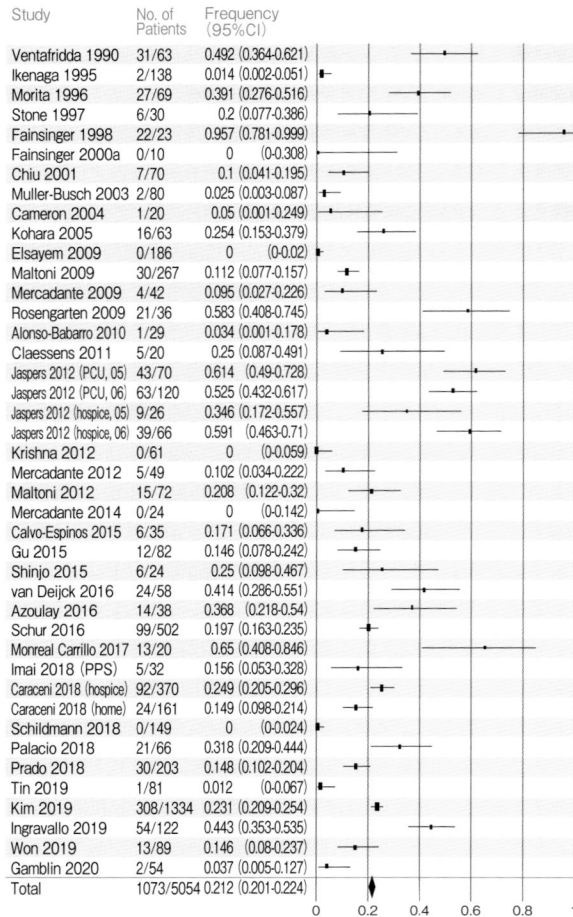

Study	No. of Patients	Frequency (95%CI)
Ventafridda 1990	31/63	0.492 (0.364-0.621)
Ikenaga 1995	2/138	0.014 (0.002-0.051)
Morita 1996	27/69	0.391 (0.276-0.516)
Stone 1997	6/30	0.2 (0.077-0.386)
Fainsinger 1998	22/23	0.957 (0.781-0.999)
Fainsinger 2000a	0/10	0 (0-0.308)
Chiu 2001	7/70	0.1 (0.041-0.195)
Muller-Busch 2003	2/80	0.025 (0.003-0.087)
Cameron 2004	1/20	0.05 (0.001-0.249)
Kohara 2005	16/63	0.254 (0.153-0.379)
Elsayem 2009	0/186	0 (0-0.02)
Maltoni 2009	30/267	0.112 (0.077-0.157)
Mercadante 2009	4/42	0.095 (0.027-0.226)
Rosengarten 2009	21/36	0.583 (0.408-0.745)
Alonso-Babarro 2010	1/29	0.034 (0.001-0.178)
Claessens 2011	5/20	0.25 (0.087-0.491)
Jaspers 2012 (PCU, 05)	43/70	0.614 (0.49-0.728)
Jaspers 2012 (PCU, 06)	63/120	0.525 (0.432-0.617)
Jaspers 2012 (hospice, 05)	9/26	0.346 (0.172-0.557)
Jaspers 2012 (hospice, 06)	39/66	0.591 (0.463-0.71)
Krishna 2012	0/61	0 (0-0.059)
Mercadante 2012	5/49	0.102 (0.034-0.222)
Maltoni 2012	15/72	0.208 (0.122-0.32)
Mercadante 2014	0/24	0 (0-0.142)
Calvo-Espinos 2015	6/35	0.171 (0.066-0.336)
Gu 2015	12/82	0.146 (0.078-0.242)
Shinjo 2015	6/24	0.25 (0.098-0.467)
van Deijck 2016	24/58	0.414 (0.286-0.551)
Azoulay 2016	14/38	0.368 (0.218-0.54)
Schur 2016	99/502	0.197 (0.163-0.235)
Monreal Carrillo 2017	13/20	0.65 (0.408-0.846)
Imai 2018 (PPS)	5/32	0.156 (0.053-0.328)
Caraceni 2018 (hospice)	92/370	0.249 (0.205-0.296)
Caraceni 2018 (home)	24/161	0.149 (0.098-0.214)
Schildmann 2018	0/149	0 (0-0.024)
Palacio 2018	21/66	0.318 (0.209-0.444)
Prado 2018	30/203	0.148 (0.102-0.204)
Tin 2019	1/81	0.012 (0-0.067)
Kim 2019	308/1334	0.231 (0.209-0.254)
Ingravallo 2019	54/122	0.443 (0.353-0.535)
Won 2019	13/89	0.146 (0.08-0.237)
Gamblin 2020	2/54	0.037 (0.005-0.127)
Total	1073/5054	0.212 (0.201-0.224)

●持続的深い鎮静（CDS）

Study	No. of Patients	Frequency (95%CI)
Fainsinger 1991	6/16	0.375 (0.152-0.646)
Fainsinger 2000b	7/97	0.072 (0.03-0.143)
Morita 2005	15/102	0.147 (0.085-0.231)
Rietjens 2008	19/68	0.279 (0.177-0.401)
Porzio 2010	0/16	0 (0-0.206)
Caraceni 2012	3/83	0.036 (0.008-0.102)
Koike 2015	5/22	0.227 (0.078-0.454)
Imai 2018 (CDS)	3/18	0.167 (0.036-0.414)
Park 2021	90/311	0.289 (0.24-0.343)
Total	148/733	0.202 (0.173-0.231)

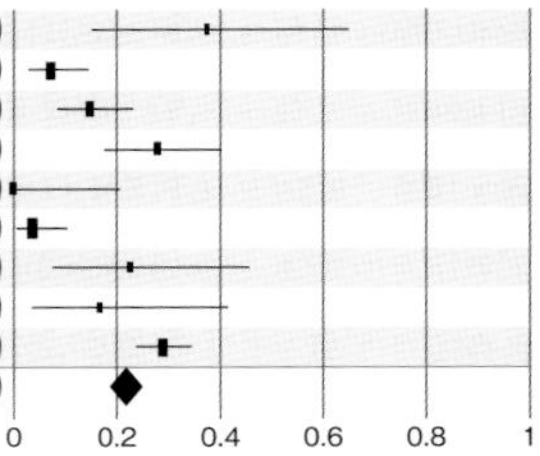

▶以下の図表は Web サイトに掲載（P136 参照）

図 3B　鎮静の対象症状（2）頻度の少ない身体的苦痛
図 3C　鎮静の対象症状（3）精神的苦痛
図 3D　鎮静の対象症状（4）研究によって扱いが異なる身体的苦痛

表2　治療抵抗性のせん妄，呼吸困難，痛みの頻度の推定

	間欠鎮静を含む/広い意味での鎮静または CDS に限らない持続鎮静	持続的深い鎮静（CDS）
せん妄	8.5%（8.2-8.8）	9.8%（8.8-10.8）
呼吸困難	5.9%（5.7-6.2）	6.9%（5.9-8.1）
痛み	3.9%（3.7-4.2）	3.5%（3.0-4.2）

括弧内は 95％信頼区間

図 4A　治療抵抗性のせん妄，呼吸困難，痛みの頻度の推定〔持続的深い鎮静（CDS）〕

❶せん妄

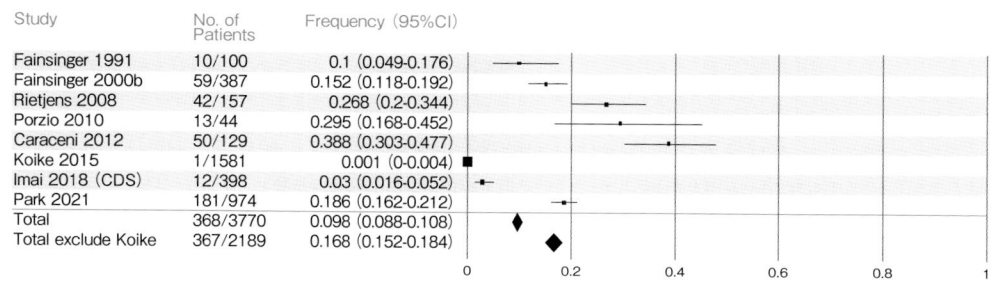

❷呼吸困難

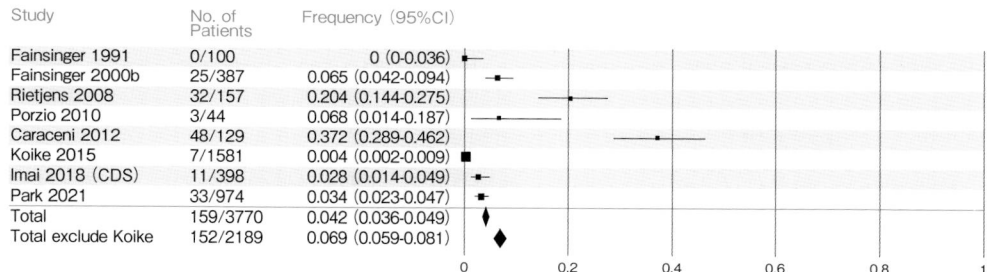

❸痛み

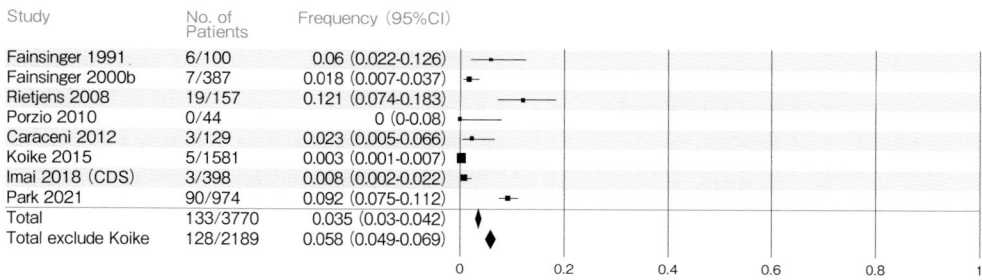

▶以下の図表は Web サイトに掲載（P136 参照）

図 4B　治療抵抗性のせん妄，呼吸困難，痛みの頻度の推定
　　　〔間欠鎮静を含む/広い意味での鎮静または CDS に限らない持続鎮静〕

CQ5 鎮静にはどのような薬剤がどのくらいの投与量で用いられるか

【薬剤の選択】

　鎮静で用いられた薬剤の頻度を，間欠鎮静を含む/広い意味での鎮静またはCDSに限らない持続鎮静，CDSに分けて算出したものを**図5A**，**5B**に示す。CDS以外の鎮静では，ミダゾラムが58%（57-60），ミダゾラム以外のベンゾジアゼピンが32%（30-34），クロルプロマジンが24%（21-26），レボメプロマジンが3.4%（2.2-5.0），バルビツールが12%（10-15）に用いられていた。CDSでは，ミダゾラムが76%（73-80）に用いられており，それ以外の薬剤は16%以下であった。

【投与量】

　鎮静薬の使用量について，開始量，維持量，最大投与量を一覧としたものを**表3**，**表4**に示す。

　ミダゾラムの投与量は，開始量：13〜84 mg/日，維持量：3.6〜53 mg/日，最大投与量：5〜100 mg/日であった。研究間の中央値は，開始量：27 mg/日，維持量：23 mg/日，最大投与量：36 mg/日であった。

　ハロペリドールの投与量は，開始量：2.8〜10 mg/日，維持量：3.6〜10 mg/日，最大投与量：4〜7.5 mg/日であった。クロルプロマジンの投与量は，開始量：34〜100 mg/日，維持量：56〜225 mg/日，最大投与量：48〜59 mg/日であった。レボメプロマジンの投与量は，維持量：19 mg/日，最大投与量：50〜125 mg/日であった。フェノバルビタールの投与量は，開始量：480 mg/日，最大投与量：530 mg/日であった。

解 釈

　鎮静にはミダゾラムが主に使用される。CDS以外の鎮静では，ミダゾラム以外のベンゾジアゼピンやクロルプロマジンも用いられる。ハロペリドールも鎮静に使用されている頻度は高い（CQ1：**表1**参照）。

　鎮静に使用される薬剤の使用量には研究間，個人間での差が大きく，患者の全身状態や個人差の影響に加えて，施設によって投与方法に差異がある可能性がある。しかし，全体的には，最大投与量の中央値はミダゾラムで36 mg/日程度であり，比較的少量から中程度までの投与量で苦痛緩和が得られると考えられる。これは，鎮静は比較的少量の鎮静薬を苦痛にあわせて投与した結果ともいえると考える。

　注意すべき点としては，使用している鎮静薬がすべて記載されているとは限らないこと，併用があること，中央値と平均値を区別せずに集計したこと，「/時間」を「/日」に置き換えて換算したことがある。また，せん妄に対する緩和治療として投与されたハロペリドールやクロルプロマジン，痛みや呼吸困難に対する緩和治療として投与されたモルヒネも，それぞれの研究での鎮静の定義に従って鎮静薬として含められている場合がある。

　鎮静薬の種類や投与量が妥当であるかを結論づけるには，投与方法を規定した実証研究が必要であり，今回の集計結果は参考程度にすることが望ましい。

図 5A　鎮静で用いられる薬剤：ミダゾラム

●持続的深い鎮静（CDS）以外の鎮静

Study	No. of Patients	Frequency (95%CI)
Ikenaga 1995	64/138	0.464 (0.379-0.551)
Morita 1996	38/69	0.551 (0.426-0.671)
Stone 1997	24/30	0.8 (0.614-0.923)
Fainsinger 1998	14/23	0.609 (0.385-0.803)
Fainsinger 2000a	5/10	0.5 (0.187-0.813)
Chiu 2001	17/70	0.243 (0.148-0.36)
Cameron 2004	12/20	0.6 (0.361-0.809)
Kohara 2005	62/63	0.984 (0.915-1)
Vitetta 2005	23/96	0.24 (0.158-0.337)
Elsayem 2009	18/186	0.097 (0.058-0.149)
Maltoni 2009	20/267	0.075 (0.046-0.113)
Mercadante 2009	42/42	1 (0.916-1)
Rosengarten 2009	20/36	0.556 (0.381-0.721)
Alonso-Babarro 2010	27/29	0.931 (0.772-0.992)
Jaspers 2012 (PCU, 05)	37/70	0.529 (0.406-0.649)
Jaspers 2012 (PCU, 06)	63/120	0.525 (0.432-0.617)
Jaspers 2012 (hospice, 05)	5/26	0.192 (0.066-0.394)
Jaspers 2012 (hospice, 06)	41/66	0.621 (0.493-0.738)
Krishna 2012	37/61	0.607 (0.473-0.729)
Mercadante 2012	48/49	0.98 (0.891-0.999)
Maltoni 2012	69/72	0.958 (0.883-0.991)
Mercadante 2014	24/24	1 (0.858-1)
Shinjo 2015	24/24	1 (0.858-1)
Azoulay 2016	33/38	0.868 (0.719-0.956)
Schur 2016	395/502	0.787 (0.748-0.822)
Imai 2018 (PPS)	32/32	1 (0.891-1)
Caraceni 2018 (hospice)	347/370	0.938 (0.908-0.96)
Caraceni 2018 (home)	121/161	0.752 (0.677-0.816)
Schildmann 2018	145/149	0.973 (0.933-0.993)
Palacio 2018	66/66	1 (0.946-1)
Prado 2018	187/203	0.921 (0.875-0.954)
Tin 2019	81/81	1 (0.955-1)
Kim 2019	385/1334	0.289 (0.264-0.314)
Ingravallo 2019	117/122	0.959 (0.907-0.987)
Won 2019	89/89	1 (0.959-1)
Gamblin 2020	54/54	1 (0.934-1)
Total	2786/4792	0.581 (0.567-0.595)

●持続的深い鎮静（CDS）

Study	No. of Patients	Frequency (95%CI)
Fainsinger 2000b	69/97	0.711 (0.61-0.799)
Morita 2005	78/102	0.765 (0.67-0.843)
Rietjens 2008	58/68	0.853 (0.746-0.927)
Porzio 2010	12/16	0.75 (0.476-0.927)
Caraceni 2012	32/69	0.464 (0.343-0.588)
Koike 2015	14/22	0.636 (0.407-0.828)
Maeda 2016	224/269	0.833 (0.783-0.875)
Imai 2018 (CDS)	18/18	1 (0.815-1)
Total	505/661	0.764 (0.73-0.796)

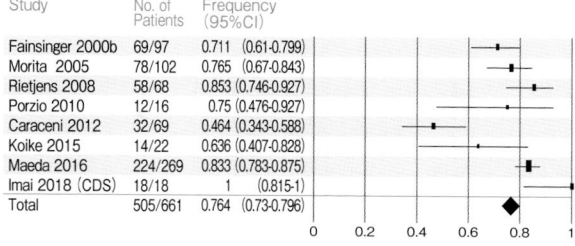

図 5B　鎮静で用いられる薬剤：その他の薬剤

❶ クロルプロマジン

● 持続的深い鎮静（CDS）以外の鎮静

Study	No. of Patients	Frequency (95%CI)
Morita 1996	3/69	0.043 (0.009-0.122)
Fainsinger 1998	2/23	0.087 (0.011-0.28)
Chiu 2001	2/70	0.029 (0.003-0.099)
Kohara 2005	3/63	0.048 (0.01-0.133)
Elsayem 2009	106/186	0.57 (0.495-0.642)
Maltoni 2009	101/267	0.378 (0.32-0.439)
Mercadante 2014	4/24	0.167 (0.047-0.374)
Gu 2015	9/82	0.11 (0.051-0.198)
Caraceni 2018 (hospice)	24/370	0.065 (0.042-0.095)
Caraceni 2018 (home)	40/161	0.248 (0.184-0.323)
Total	294/1315	0.224 (0.201-0.247)

● 持続的深い鎮静（CDS）

Study	No. of Patients	Frequency (95%CI)
Fainsinger 2000b	1/97	0.01 (0-0.056)
Morita 2005	4/102	0.039 (0.011-0.097)
Porzio 2010	3/16	0.188 (0.04-0.456)
Caraceni 2012	22/69	0.319 (0.212-0.442)
Total	30/284	0.106 (0.072-0.147)

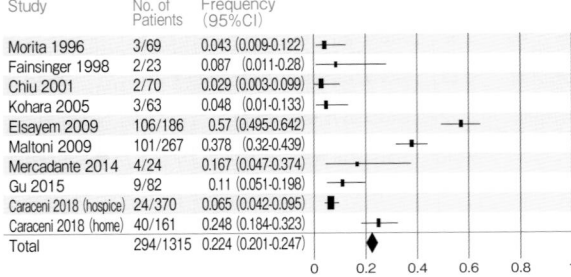
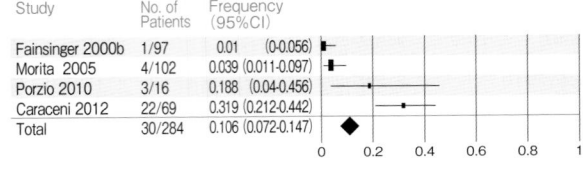

❷ レボメプロマジン

● 持続的深い鎮静（CDS）以外の鎮静

Study	No. of Patients	Frequency (95%CI)
Stone 1997	10/30	0.333 (0.173-0.528)
Fainsinger 2000a	3/10	0.3 (0.067-0.652)
Sykes 2003	50/114	0.439 (0.346-0.535)
Alonso-Babarro 2010	2/29	0.069 (0.008-0.228)
Schur 2016	17/502	0.034 (0.02-0.054)
Schildmann 2018	4/149	0.027 (0.007-0.067)
Total	86/834	0.103 (0.083-0.126)

● 持続的深い鎮静（CDS）

Study	No. of Patients	Frequency (95%CI)
Fainsinger 2000b	1/97	0.01 (0-0.056)
Morita 2005	4/102	0.039 (0.011-0.097)
Total	5/199	0.025 (0.008-0.058)

❸ ミダゾラム以外のベンゾジアゼピン

● 持続的深い鎮静（CDS）以外の鎮静

Study	No. of Patients	Frequency (95%CI)
Ikenaga 1995	1/138	0.007 (0-0.04)
Morita 1996	15/69	0.217 (0.127-0.333)
Fainsinger 1998	9/23	0.391 (0.197-0.615)
Fainsinger 2000a	2/10	0.2 (0.025-0.556)
Chiu 2001	7/70	0.1 (0.041-0.195)
Kohara 2005	1/63	0.016 (0-0.085)
Vitetta 2005	19/96	0.198 (0.124-0.292)
Elsayem 2009	62/186	0.333 (0.266-0.406)
Maltoni 2009	125/267	0.468 (0.407-0.53)
Gu 2015	59/82	0.72 (0.609-0.813)
Schur 2016	80/502	0.159 (0.128-0.194)
Caraceni 2018 (hospice)	4/370	0.011 (0.003-0.027)
Caraceni 2018 (home)	6/161	0.037 (0.014-0.079)
Kim 2019	686/1334	0.514 (0.487-0.541)
Total	1076/3371	0.319 (0.303-0.335)

● 持続的深い鎮静（CDS）

Study	No. of Patients	Frequency (95%CI)
Fainsinger 2000b	13/97	0.134 (0.073-0.218)
Morita 2005	4/102	0.039 (0.011-0.097)
Rietjens 2008	1/68	0.015 (0-0.079)
Caraceni 2012	18/69	0.261 (0.163-0.381)
Koike 2015	6/22	0.273 (0.107-0.502)
Park 2021	311/311	1 (0.988-1)
Total	353/669	0.528 (0.489-0.566)
Total exclude Park	42/358	0.117 (0.086-0.155)

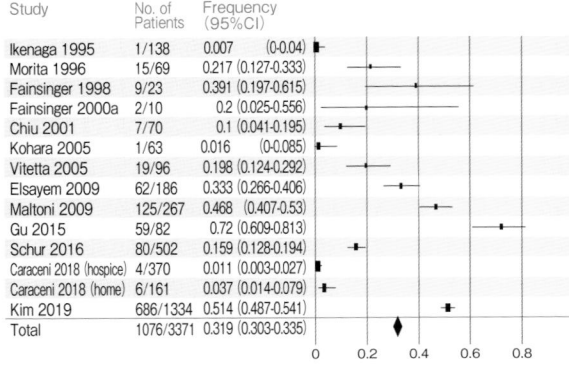

❹ バルビツール

● 持続的深い鎮静（CDS）以外の鎮静

Study	No. of Patients	Frequency (95%CI)
Ikenaga 1995	82/138	0.594 (0.507-0.677)
Morita 1996	3/69	0.043 (0.009-0.122)
Stone 1997	1/30	0.033 (0.001-0.172)
Caraceni 2018 (hospice)	13/370	0.035 (0.019-0.059)
Caraceni 2018 (home)	2/161	0.012 (0.002-0.044)
Won 2019	3/89	0.034 (0.007-0.095)
Total	104/857	0.121 (0.1-0.145)

● 持続的深い鎮静（CDS）

Study	No. of Patients	Frequency (95%CI)
Fainsinger 2000b	3/97	0.031 (0.006-0.088)
Morita 2005	35/102	0.343 (0.252-0.444)
Maeda 2016	24/269	0.089 (0.058-0.13)
Total	62/468	0.132 (0.103-0.167)

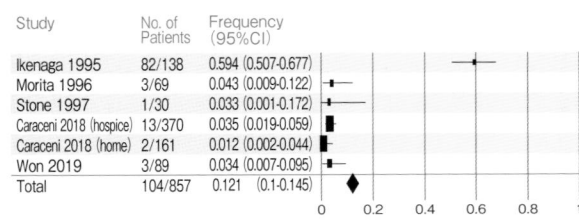
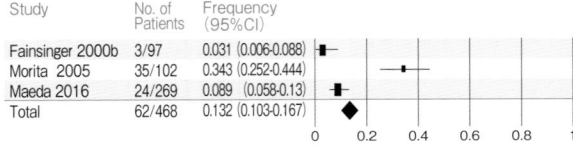

表3 ミダゾラムの投与量

	文献	開始量 (mg/日)	維持量 (mg/日)	最大投与量 (mg/日)
間欠鎮静も含む/広い意味での鎮静	Stone（1997）			22（—）*
	Fainsinger（1998）		30（15〜60）	
	Fainsinger（2000）		43*（24〜120）	
	Sykes（2003）			23（—）
	Cameron（2004）		19*（7.5〜40）	
	Kohara（2005）			31（68）
	Vitetta（2005）	13*（2.2）		18*（2.6）
	Elsayem（2009）			72（24〜288）
	Maltoni（2009）		42*（2.5〜110）	
	Rosengarten（2009）		—（12〜144）	
	Krishna（2012）			5（1〜24）
	Calvo-Espinos（2015）			40*（—）
	Schur（2016）	15（—）		24（—）
	Palacio（2018）	48*（8〜384）		100*（0〜480）
	Ingravallo（2019）	60（5〜160）		
	Won（2019）		48（24〜96）	
CDSに限らない持続鎮静	Mercadante（2009）	35*（15）		62*（47）
	Babarro（2010）			74*（—）
	Mercadante（2012）	28*（—）		22*（13）
	Mercadante（2014）	27*（3.9）		
	Maltoni（2012）			60（15〜450）
	新城（2015）	13*（4.8〜30）		12*（2.6〜30）
	Imai（2018）	19*（9.6）		50*（38）
	Schildmann（2018）		11*（1〜157）	
	Prado（2018）	18（14〜36）		36（22〜72）
	Tin（2019）		10*（5〜45）	
	Gamblin（2020）		3.6*（36）	86*（106）
CDS	Fainsinger（2000）		15（5〜60） 15（5〜135） 23（10〜45） 53（15〜180） （国別のデータ）	
	Morita（2005）	36（6〜480）		36（1.8〜330）
	Porzio（2010）		33*（24〜48）	
	Caraceni（2012）		18（5〜75）	
	Koike（2015）		23*（5〜100）	
	Imai（2018）	84*（70）		65*（101）

*：平均値（印のないものは中央値），括弧内は範囲（最小〜最大）または標準偏差，—：記載のないもの，CDS：持続的深い鎮静

表 4　抗精神病薬・フェノバルビタールの投与量

	文献	開始量 (mg/日)	維持量 (mg/日)	最大投与量 (mg/日)
ハロペリドール				
間欠鎮静も含む/ 広い意味での鎮静	Stone（1997）			5*（—）
	Cameron（2004）		8*（5〜10）	
	Kohara（2005）			7.5*（—）
	Vitetta（2005）	5.0*（0.5）		6.1*（0.9）
	Maltoni（2009）		3.6*（0.5〜10）	
	Rosengarten（2009）		—（48〜360）	
	Krishna（2012）			4（1〜19）
	Ingravallo（2019）	5（2〜20）		
CDS に限らない 持続鎮静	Mercadante（2012）	2.8*（—）		
	Mercadante（2014）	9.4*（3.6）		
CDS	Morita（2005）	10（0.96〜120）		5.0（0.4〜35）
	Caraceni（2012）		4（1.5〜24）	
	Koike（2015）		10*（—）	
クロルプロマジン				
間欠鎮静も含む/ 広い意味での鎮静	Maltoni（2009）		56*（2.5〜350）	
	Ingravallo（2019）	100（5〜100）		
CDS に限らない 持続鎮静	Mercadante（2014）		225*（163）	
	Prado（2018）	34（24〜72）		48（24〜96）
CDS	Morita（2005）	84（48〜600）		59（36〜96）
	Porzio（2010）		90*（72〜144）	
	Caraceni（2012）		68（25〜375）	
特定薬物の投与	McIver（1994）		75（39〜150）	
レボメプロマジン				
間欠鎮静も含む/ 広い意味での鎮静	Stone（1997）			64*（—）
	Sykes（2003）			50（—）
	Fainsinger（2000）		19（13〜25）	
	Calvo-Espinos（2015）			70*（—）
CDS に限らない 持続鎮静	Babarro（2010）			125*（—）
CDS	Morita（2005）	24（20〜31）		25（20〜30）
フェノバルビタール				
CDS	Morita（2005）	480（120〜1,920）		530（120〜1,920）

*：平均値（印のないものは中央値），括弧内は範囲（最小〜最大）または標準偏差，—：記載のないもの，CDS：持続的深い鎮静

CQ6 鎮静の効果はどうか

　　　　鎮静の効果については，いろいろな方法で評価されていた。

　　　　定義はまちまちであるが，苦痛が改善したことを有効とした場合の有効率の頻度を，間
欠鎮静を含む/広い意味での鎮静またはCDSに限らない持続鎮静，CDSに分けて算出した
ものを**図6**に示す。CDSの有効率を提示している研究は1件のみであり，83％（75-90）で
あった。CDS以外の鎮静では，有効率は，86％（84-88）であった。これらでは効果を評
価する方法として以下のような方法が用いられていた。

①全般的に苦痛が緩和したかどうかのみを簡便な方法で評価する（complete/partial/
　none, McIver, 1994；poor/fair/good, Fainsinger, 1998；very good/good/moderate,
　Lundström, 2005；marked/good/slight/no improvement, Rosengarten, 2009；complete
　relief, Caraceni, 2018；relieved/partially/unrelieved, Gamblin, 2020）

②最初に使用した薬剤以外の鎮静薬を併用する必要があったかで評価する（Morita,
　1996；Porzio, 2010；Won, 2019）

③何らかの評価指標を用いる（鎮静薬投与後4時間で1時間のうち15分以上の耐えがたい
　苦痛の有無，Morita, 2005；調節型鎮静では苦痛緩和（STAS≦2かつRASS≦0），深い
　鎮静では意識の低下（RASS≦−4），Imai, 2018；毎日の80％以上の時間で苦痛がコント
　ロール，Tin, 2019）

④「苦痛緩和が得られた」とのみ記載している（Vitetta, 2005；Alonso-Babarro, 2010；
　Azoulay, 2016）

⑤家族に苦痛緩和が得られたかを研究者が質問する（Mercadante, 2009）

　　　　頻度の記述がないため図に含められなかった，効果を評価したその他の研究としては以
下のものがあった。

　　　　評価指標を用いた研究では，Agitation Distress Scale（0〜18）が7.1から1.9，9.7から
2.4に減少した（Morita, 2005；Mercadante, 2014），Discomfort Scale（0〜17）が12から
7.8に低下した（van Deijck, 2016），STAS item2（0〜4）が調節型鎮静で3.8から0.8，深
い鎮静で3.7から0.3に低下した（Imai, 2018）。

図6　鎮静の有効率

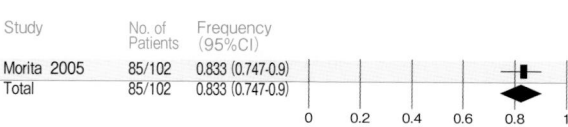

●間欠鎮静を含む/広い意味での鎮静
　またはCDSに限らない鎮静

Study	No. of Patients	Frequency (95%CI)
Morita 1996	32/38	0.842 (0.687-0.94)
Fainsinger 1998	23/23	1 (0.852-1)
Vitetta 2005	96/96	1 (0.962-1)
Mercadante 2009	36/42	0.857 (0.715-0.946)
Rosengarten 2009	28/36	0.778 (0.608-0.899)
Alonso-Babarro 2010	29/29	1 (0.881-1)
Azoulay 2016	28/38	0.737 (0.569-0.866)
Caraceni 2018 (hospice)	333/370	0.9 (0.865-0.929)
Caraceni 2018 (home)	142/161	0.882 (0.822-0.927)
Tin 2019	43/78	0.551 (0.434-0.664)
Won 2019	73/89	0.82 (0.725-0.894)
Gamblin 2020	37/48	0.771 (0.627-0.88)
Total	900/1048	0.859 (0.836-0.879)

●持続的深い鎮静（CDS）

Study	No. of Patients	Frequency (95%CI)
Morita 2005	85/102	0.833 (0.747-0.9)
Total	85/102	0.833 (0.747-0.9)

　症状ごとの評価では，鎮静薬の投与後の4時間後で1時間のうち15分以上の耐えがたい苦痛が倦怠感では46％から3.1％に，呼吸困難では39％から9.2％に，痛みでは20％から2.0％に，中程度以上の不穏が36％から7.1％に減少した（Morita, 2005），過活動型せん妄（0〜3）が1.5から0.03に低下した（Mercadante, 2009），10段階の代理評価で呼吸困難が2.9から0.7，せん妄が5.9から1.4に低下した（Mercadante, 2014）。

　家族の満足度もしばしば取得されており，満足/fairが87％（Chiu, 2001），goodが100％（Mercadante, 2012），optimal/goodが96％（Mercadante, 2014）と報告されている。

　鎮静薬の投与後の意識の変化については，以下のように報告されている。

①臨床評価では，コミュニケーションができたものが50％，15％，41％であった（Muller-Bush, 2003；Morita, 2005；Lundström, 2005）。「眠っているが容易に覚醒する」〜「眠っていて容易に覚醒しない」であった（McIver, 1994）

②複数項目の指標を用いたものでは，Communication Capacity Scale（0〜17）が8.3から15，12から16に上昇した（Morita, 2005；Mercadante, 2014）

③単一項目の指標を用いたものでは，RASS，Ramsey sedation scaleがしばしば用いられていた。52％でRASSが−5になったが42％はそれより浅い鎮静で苦痛緩和が得られた（Maltoni, 2012），RASSが調節型鎮静では+1.2から−1.7，深い鎮静では+1.4から−3.7になった（Imai, 2018），76％でRASS＝−3であった（Won, 2019）。Ramsay sedation scaleで5以上（聴覚刺激に弱い反応〜昏睡）になった（Alonso-Babarro, 2010），Ramsey sedation scaleで1以上/BISモニターで60以上で覚醒しているとみなされる患者が4時間後に70％から31％，95％から56％であった（Monreal-Carrillo, 2017），Ramsey sedation scale＝1/2が69％から3％に低下した（Palacio, 2018）。Communincation Capacity Scaleのitem1（0：清明〜5：覚醒しない）が1から4に悪化した（Mercadante, 2009），Glasgow Coma Scaleで3になった（Claessens, 2011）。

解 釈

　鎮静は総合的には80％前後で効果があるとみなされている。本手引きで概念化されている鎮静方法の効果をみた研究では，鎮静開始4時間後の有効率は，調節型鎮静で69％，深い鎮静で83％である（Imai, 2018）。

　注意すべきこととして，効果を評価するための指標として何が適切かに関するコンセンサスは得られておらず，研究ごとにさまざまな指標が用いられていることがある。そのため，効果の研究間の比較や薬剤間の比較が困難である。鎮静後の意識の変化についても，平均すれば意識は低下する傾向にあるものの，鎮静薬の使用方法や苦痛の程度によってはコミュニケーションが可能な状態も維持されているが，評価方法は統一されていない。さらに，痛みや呼吸困難などの身体的苦痛がどの程度緩和されたかは，鎮静下で患者の自己評価が困難となることから，医療者や家族による代理評価とならざるを得ないが，代理評価の信頼性や妥当性は十分に確認されていない。鎮静の効果に関しては今後さらに研究が必要である。

CQ7　鎮静の安全性はどうか

　鎮静の有害事象の頻度を，間欠鎮静を含む/広い意味での鎮静またはCDSに限らない持続鎮静，CDSに分けて算出したものを**図7**に示す。心肺停止の頻度は，CDS以外の鎮静で1.4%（0.5-2.9），CDSで3.3%（0.9-8.3）であった。呼吸循環抑制の頻度は，CDS以外の鎮静で11%（6.5-16），CDSで18%（12-26），奇異性反応の頻度は，CDS以外の鎮静で7.0%（3.5-12），CDSで2.9%（0.6-8.4）であった。

解釈

　鎮静薬によって生じうる有害事象について，鎮静をしていない患者群を対照群として比較した研究や，鎮静薬の投与方法によって有害事象の頻度を比較した研究はない。鎮静を受けた患者を対象とした単アームの研究では，治療抵抗性の苦痛のある死亡直前の終末期患者に対して鎮静薬を使用した場合には，1〜3%程度の頻度で鎮静薬の使用と関連する可能性のある心停止を生じる場合があることが示唆されている。一時的な呼吸・循環抑制はこれより頻度が高く，CDS以外の鎮静で11%程度，CDSで18%程度と見積もられる。

　注意すべきこととして，これらは対照群が設定されていないため，臨床的に「鎮静薬の使用との関連が否定できない」と臨床的に担当医が考えた基準を用いており，過大または過小評価している可能性がある。実際，鎮静は死亡直前に用いられることが多いため，血圧の低下や呼吸数の減少が生じたとしても，鎮静薬の投与と因果関係があるかどうかを判断することが困難である。鎮静薬が生命予後に与える影響を詳細に検討したSt. Christopher'sホスピスの研究では，鎮静薬が生命予後を明らかに短縮したと考えられるのは1.8%（0.2-6.2）にすぎなかったとしている（Sykes, 2003）。また，集団を対象として生命予後を比較した複数の報告で，鎮静を受けた患者と受けなかった患者とで生命予後への効果は認められていないため，少なくとも鎮静が平均的に生命予後を短縮するといった重篤な安全性に及ぼす影響はないと想定される（CQ9参照）。個々の患者における鎮静の安全性については，対照群をおいた，または，客観的な基準を明確にした研究が必要である。

図7　鎮静の有害事象

❶心肺停止

●間欠鎮静を含む/広い意味での鎮静
**　または CDS に限らない鎮静**

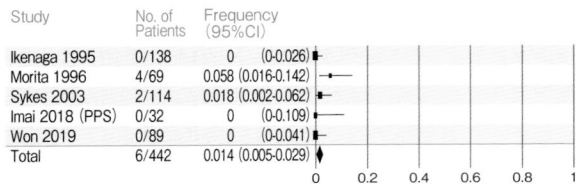

●持続的深い鎮静（CDS）

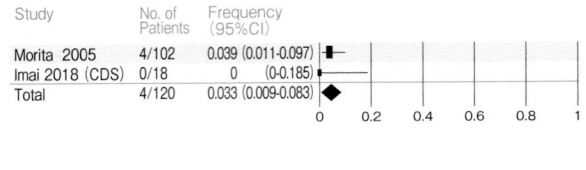

❷呼吸循環抑制

●間欠鎮静を含む/広い意味での鎮静
**　または CDS に限らない鎮静**

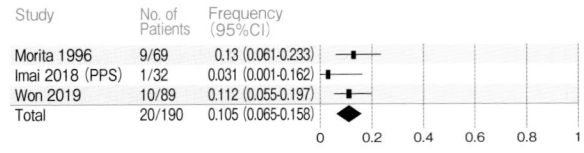

●持続的深い鎮静（CDS）

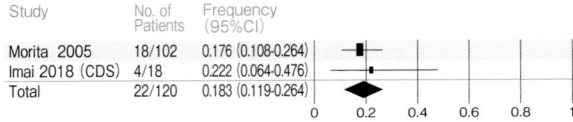

❸奇異性反応

●間欠鎮静を含む/広い意味での鎮静
**　または CDS に限らない鎮静**

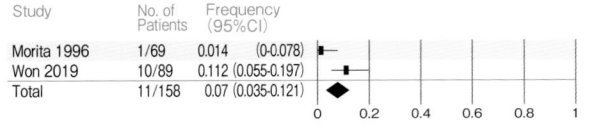

●持続的深い鎮静（CDS）

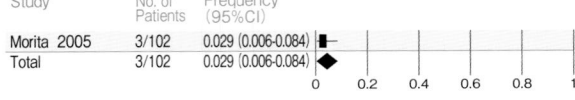

CQ8　患者・家族は意思決定にどのように参加しているか

　患者・家族が鎮静に同意した頻度を，間欠鎮静を含む/広い意味での鎮静またはCDSに限らない持続鎮静，CDSに分けて算出したものを**図8**に示す。患者が同意している頻度は，それぞれ，32%（30-35），59%（53-65）であり，家族が同意している頻度は，それぞれ，93%（92-95），94%（90-97）であった。患者に同意を取得していない理由は，認知障害（せん妄），患者の全身状態が極端に悪いこと（too serious）が主であった（CQ1：**表1**参照）。

解釈

　鎮静を行う場合には患者の半数程度から同意が取得されており，家族からはほとんどの場合で同意が得られている。鎮静が行われる状況では，患者はせん妄状態であることが多く，意思決定能力がない場合が多いことから，患者への同意の取得が半数程度であるのは説明できる。このなかには，「患者が病状を受け入れられる状態になるのを待っていたら，説明する機会がないまま病状が悪化してせん妄となった」「治療抵抗性の苦痛を生じたらどうするかをあらかじめ話し合っておいたほうがよいと周囲は考えていたが，患者に話を切り出すタイミングを先延ばしにしてきたまません妄になった」状況も考えられる。一方，「患者の全身状態が極端に悪いこと」は，患者にとって鎮静の説明を明確にすることが善であると臨床的に考えなかった場合（患者の不安が強い，それまでの病状に気持ちが追い付いていない，病状の詳細の説明を希望しないなど）があると想定されるが，詳細は明確ではない。患者自身と鎮静について説明できた患者では，鎮静の実施率が高かったとの研究があり，それまでの病状の受け入れと鎮静の実施との関係が示唆される（Ingravallo, 2019）。

　患者が意思表示できない場合には，家族から患者の推定意思を得て，意思決定の妥当性を担保する方法は90%以上で行われていると考えられる。

図8　鎮静についての患者・家族の同意

❶患者の同意

●間欠鎮静を含む/広い意味での鎮静
　または CDS に限らない鎮静

Study	No. of Patients	Frequency (95%CI)
Morita 1996	38/69	0.551 (0.426-0.671)
Chiu 2001	35/70	0.5 (0.378-0.622)
Muller-Busch 2003	23/80	0.288 (0.192-0.4)
Alonso-Babarro 2010	13/29	0.448 (0.264-0.643)
Claessens 2011	14/20	0.7 (0.457-0.881)
Maltoni 2012	27/72	0.375 (0.264-0.497)
Calvo-Espinos 2015	10/35	0.286 (0.146-0.463)
Gu 2015	17/82	0.207 (0.126-0.311)
Shinjo 2015	6/24	0.25 (0.098-0.467)
Caraceni 2018 (hospice)	103/370	0.278 (0.233-0.327)
Caraceni 2018 (home)	44/161	0.273 (0.206-0.349)
Tin 2019	17/81	0.21 (0.127-0.315)
Ingravallo 2019	44/122	0.361 (0.276-0.453)
Gamblin 2020	17/54	0.315 (0.195-0.456)
Total	408/1269	0.322 (0.296-0.348)

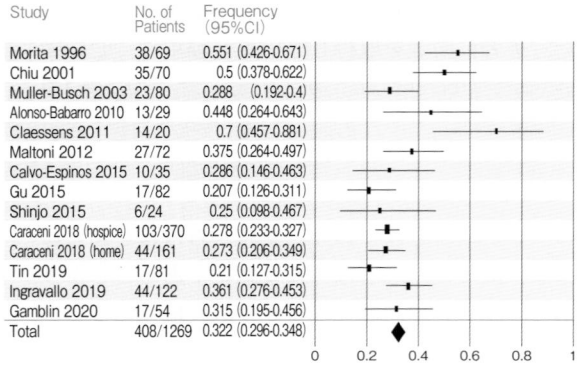

●持続的深い鎮静（CDS）

Study	No. of Patients	Frequency (95%CI)
Morita 2005	72/102	0.706 (0.607-0.792)
Bulli 2007 (2003)	35/89	0.393 (0.291-0.503)
Rietjens 2008	40/68	0.588 (0.462-0.706)
Koike 2015	18/22	0.818 (0.597-0.948)
Total	165/281	0.587 (0.527-0.645)

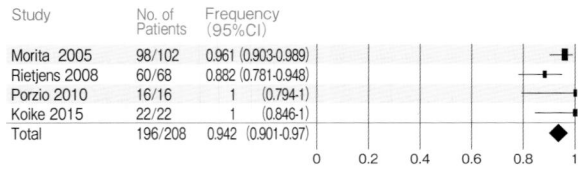

❷家族の同意

●間欠鎮静を含む/広い意味での鎮静
　または CDS に限らない鎮静

Study	No. of Patients	Frequency (95%CI)
Morita 1996	66/69	0.957 (0.878-0.991)
Chiu 2001	65/70	0.929 (0.841-0.976)
Mercadante 2009	42/42	1 (0.916-1)
Alonso-Babarro 2010	26/29	0.897 (0.726-0.978)
Maltoni 2012	72/72	1 (0.95-1)
Calvo-Espinos 2015	21/35	0.6 (0.421-0.761)
Gu 2015	75/82	0.915 (0.832-0.965)
Shinjo 2015	24/24	1 (0.858-1)
Caraceni 2018 (hospice)	347/370	0.938 (0.908-0.96)
Caraceni 2018 (home)	156/161	0.969 (0.929-0.99)
Tin 2019	79/81	0.975 (0.914-0.997)
Ingravallo 2019	116/122	0.951 (0.896-0.982)
Gamblin 2020	39/54	0.722 (0.584-0.835)
Total	1128/1211	0.931 (0.916-0.945)

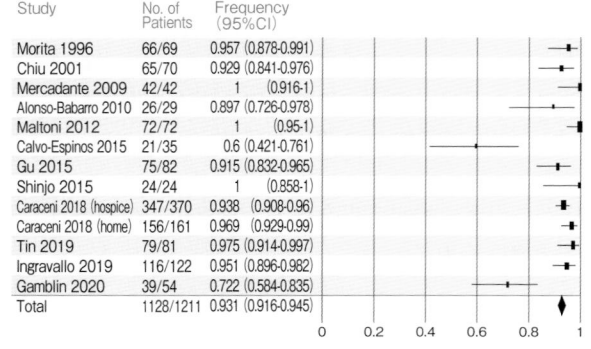

●持続的深い鎮静（CDS）

Study	No. of Patients	Frequency (95%CI)
Morita 2005	98/102	0.961 (0.903-0.989)
Rietjens 2008	60/68	0.882 (0.781-0.948)
Porzio 2010	16/16	1 (0.794-1)
Koike 2015	22/22	1 (0.846-1)
Total	196/208	0.942 (0.901-0.97)

CQ9　鎮静は生命予後を短くするのか

　　鎮静を受けた患者と受けなかった患者とでの生命予後を比較した研究を一覧として**表5
（Web）**に示す。生命予後の計算の起点はすべての研究で，緩和ケアサービスの開始（入
院または在宅サービスの開始）であった。比較をしている研究25件のうち，21件で生命
予後に有意差はなかった。4件では生命予後に有意差があったが，いずれも鎮静を受けた
群のほうが長かった（6 vs. 4日，34 vs. 16日，24 vs. 17日，14 vs. 12日；Schildmann,
2018；Prado, 2018；Bulli, 2007；Park, 2021）。

　　患者背景を一致させて比較した研究では，イタリアのmatched cohort研究では，間欠
鎮静を含む/広い意味での鎮静がありの群（n＝267）と鎮静なしの群（n＝251）とで，生
命予後に有意差はなかった（**図9A**；Maltoni 2009）。日本の傾向スコアマッチングを用い
た研究でも，CDSを受けた患者群（n＝269）と鎮静なしの群（n＝1,558）とで，生命予後
に有意差はなかった（**図9B**；Maeda 2016）。

　　すべての研究から中央値，平均値の加重平均を求めてみたところ，鎮静を受けた患者の
生命予後と受けなかった患者の生命予後は，中央値：14.3 vs. 13.6日，平均値：25.9 vs. 26.1
（n＝2,918, 8,301）。間欠鎮静を含む/広い意味での鎮静では，中央値：13.3 vs. 11.0日，平均
値：20.5 vs. 20.6（n＝1,421, 3,711）；CDSに限らない持続鎮静では，中央値：7.8 vs. 7.5日，
平均値：32.8 vs. 33.5（n＝713 vs. 1,341）；CDSでは，中央値：23.3 vs. 22.7日，平均値：
24.3 vs. 24.1（n＝784, 3,249）であり，両群に明確な差を認めなかった。

> ### 解　釈
　　鎮静が生命予後に影響を与えるかという臨床疑問を完全に明らかにすることは理論上難
しい。なぜなら，この疑問を検証するには，緩和困難な苦痛のある患者に鎮静を実施する
か実施しないかをランダム割り付けして，比較群では鎮静薬を使用しない状態で比較を行

図9　鎮静を受けた患者と受けなかった患者の生命予後を背景を一致させて比較した研究

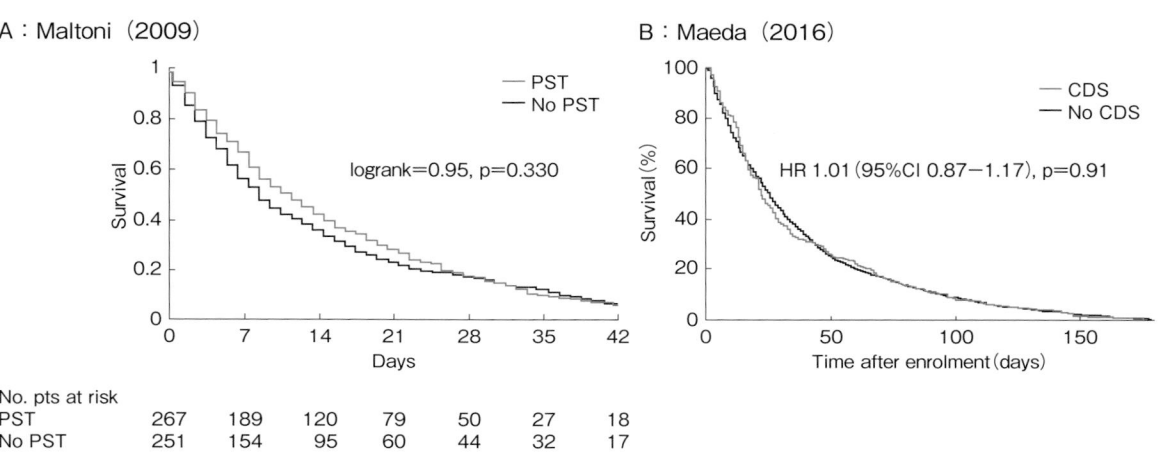

A：Maltoni（2009）

B：Maeda（2016）

PST: palliative sedation therapy,　CDS: continuous deep sedation

〔AはMaltoni M, et al. Ann Oncol 2009; 20: 1163-9より，BはMaeda I, et al. Lancet Oncol 2016; 17: 115-22より，それぞれ引用改変〕

う必要があるが，このような臨床試験を行うことは倫理的にも実施上も困難であると考えられるためである。

　次善策として，観察研究のデータを用いてこの疑問が検討されてきた。観察研究の結果からは，集団の平均として，鎮静を受けた患者と受けなかった患者とで，観察が開始されてから死亡までの期間に差があるという知見はない。したがって，もともと鎮静薬の投与を受ける患者の全身状態が不良である（鎮静薬の投与を受けなかったとしても生命予後が限られている）ことを考えれば，苦痛緩和のための鎮静は，生命予後が日の単位と考えられる患者に実施する限りにおいては，生命予後を極端に短くすることはないと想定される。

　注意すべき点として，観察研究にはさまざまな限界がある。すなわち，①定義があいまいなため間欠的鎮静，持続的鎮静，鎮静の深さなど複数の鎮静方法が混在している，②対象集団の背景の違いや実施された治療の違いなどさまざまな交絡因子の影響が調整されていないものが多い（補正したとしても測定されていない要因は補正できない），③多くの研究で入院や在宅サービスの開始が観察の起点となっており，鎮静の対象となる苦痛が生じてからの生存期間を直接比較していない（鎮静を受けていない群で「緩和困難な苦痛が生じてから」に相当する時期を特定できないため）。

▶以下の図表は Web サイトに掲載（P136 参照）

　表5　鎮静を受けた患者と受けなかった患者の生命予後を比較した研究

CQ10　鎮静に関して家族はどのような体験をしているのか

　鎮静を受けた患者の家族の体験に関する原著論文8件を**表6（Web）**に示す。国内外の内訳は，国外文献（ベルギー，オランダ，スイス，イギリス，イスラエル，韓国）6件，国内2件であり，研究デザインは，質的研究3件，量的研究5件であった。セッティングは在宅および施設（病院，ホスピス・緩和ケア病棟など）であった。鎮静を受けた家族の体験が調査された時期は，鎮静前1件，鎮静中と死別後を含む1件，死別後6件であった。**表7（Web）**は，文献レビュー論文2件を示す。

　各文献における家族の定義は，主に親戚とされており，親戚には家族や重要他者（親しい友人など）が含まれていたが，すべての文献で明確な記載がなかった。一部の研究では，患者自身が最も近い家族であると指名した人物，診療記録に記載されていた人物，もしくは医療者が患者に最も近いと特定した人物であると定義されていた。また，患者との続柄の多くは，配偶者もしくは子供であった。

　鎮静を受けた家族の体験を概観すると，鎮静に対する家族の満足度，家族の評価，家族の懸念，その他の体験に分類され，以下はその分類ごとに記述する。

　鎮静に対して家族は78〜93%で満足し，鎮静が患者の良い死（good death）に貢献したと信じていた（Bruinsma, 2014）。一方で，鎮静に対する強い苦痛を25%の家族が感じていたこと（Morita, 2004），また個人的な困難感を家族が抱えていたことが報告されていた（Vayne-Bossert, 2013）。

　家族による鎮静の評価において，鎮静開始の時期が適切であると70%，74〜62%[※]，77%の家族が評価した（Vayne-Bossert, 2013；Tursunov, 2016；Morita, 2004）。一方，鎮静の時期が早すぎる/多分早すぎる9.2%（Morita, 2004），遅すぎる/多分遅すぎる9.7%，12〜21%[※]と評価した家族もあった（Morita, 2004；Tursunov, 2016）。鎮静前に家族が患者の苦痛が強いと評価した割合は69%，94〜71%[※]と高く（Morita, 2004；Tursunov, 2016），鎮静後に患者の苦痛が解決したことを60%，鎮静が役立ったことを88%の家族が評価していた（Morita, 2004）。つまりこれは，患者の苦痛が鎮静によって減少したことを示唆した。

　また，多数の家族が鎮静を肯定的に捉えていたものの，鎮静に対する懸念も表明されていた。Morita（2004）の家族の懸念に関する質問項目では，家族の回答の割合の高い順に，鎮静によって「話ができなくなることがつらい」50%，「病状の変化に気持ちがついていかない」34%，「自分にまだできることがあると思った」28%であった。そして，他の文献と共通して「決める責任を負うことが重荷だった」25%，50%（Morita, 2004；Vayne-Bossert, 2013），「寿命が短くなったと思った」24%，32〜21%[※]，50%（Morita, 2004；Tursunov, 2016；Vayne-Bossert, 2013）であり，これらの懸念は，質的研究においても同様に報告されていた（Bruinsma, 2014）。

　上記の家族の懸念と満足度との関連については，満足度が低いほど「鎮静後の症状緩和の不十分さ」「情報提供の不十分さ」「患者の寿命を縮める可能性がある」などの懸念があり，家族の苦痛の決定要因は，「症状の緩和の不十分さ」「決定に対する責任を負うことの重荷」「病状の変化に気持ちがついていかない」などであった（Morita, 2004）。

　さらにBruinsma（2016）は，鎮静を受けた家族と受けなかった家族で，患者の死にゆく段階での家族の体験や死別後の健康に影響があったかどうかを比較した。その結果，家

族の体験に有意差はなく，家族は鎮静について概ね満足しており，死別後の家族の悲嘆や健康に悪影響がなかったことが明らかとなった。

　その他にも多様な家族の体験が報告され，それらは情報提供とコミュニケーション，患者との別れの会話，医療者の対応，倫理的な意味，安楽死の問題に集約された。特に，情報提供とコミュニケーションに関しては，医療者から鎮静に対する情報を受け取ったことを 75％，60〜100％，90％の家族が示し（Morita, 2004；Bruinsma, 2012；Vayne-Bossert, 2013），質的研究においても段階的に終末期の問題として話し合っていたことが報告されていた（Bruinsma, 2014）。しかしながら，Tursunov（2016）は，鎮静の説明がその開始日に行われ，家族は心の準備ができず，医師と話し合う機会を増やしたいと感じていたことを報告していた。また，患者との別れの会話に関して，横道（2020）は，患者と意味ある会話ができなくなる期間は，鎮静あり，なしで中央値が 13.5 日，12 日であり，鎮静開始の時期には自然と患者が会話できなくなること，患者と家族が「伝えたいことを伝えることができた」ことに有意差がないことを明らかにした。

　Eun（2017）は，鎮静を受けた家族の体験のみでなく，鎮静を受ける可能性がある終末期がん患者（予後 3 カ月未満）とその家族にインタビュー調査を実施し，患者および家族が，最期の時期に延命の希望と平穏な死への願いを同時に抱き，苦痛が増強する前に鎮静に関する決定が下されることを期待していること，家族間で死に関する話し合いが困難な場合は鎮静に関する知識と情報が不十分になることを報告した。

※鎮静中〜死別後の割合を示す

解　釈

　治療抵抗性の苦痛に対して実施された持続的な鎮静について，多数の家族は満足感を示していた。また，鎮静を開始した時期は適切であり，患者の苦痛が緩和されたと評価していた。さらに，鎮静を行ったことが家族の悲嘆や死別後の健康に悪影響を与えていないようだった。しかしながら，その一方で家族は鎮静に関して，「話ができなくなることがつらい」「病状の変化に気持ちがついていかない」「決める責任を負うことの重荷」「患者の寿命を縮める可能性がある」などの懸念を抱えており，これらは，家族の体験が一様ではなく，個別の体験であることを示唆する。

　上記の家族の懸念は，ケアの課題として捉える必要があり，特に，医療者の情報提供とコミュニケーションについては，改善すべき点がある。まず，鎮静に関する情報提供については，家族が鎮静の説明を受ける際に，気持ちの準備ができないという体験をしている者もいるため，医療者はそのような家族の気持ちに配慮すること，できるだけ鎮静開始までの遅すぎない時期に患者・家族と医療者間の話し合いを促進することが求められる。次に，家族は，医療者とコミュニケーションの機会が増えることを期待している可能性があるため，医療者から家族が話しやすくなるよう声をかけ，家族の懸念を聞き取る必要がある。そして，鎮静によって患者と会話ができなくなるという懸念に対しては，横道（2020）の報告にあるように，鎮静の有無にかかわらず，この時期は自然とコミュニケーションができなくなり，大切な会話の機会が失われることがないようだという，家族の葛藤が少なくなるような説明を行うことができる。また，家族が決める責任を負うことの重荷に対しては，医療者と決定の責任を共有すること，寿命が縮まるという懸念に対しては，鎮静が生命の短縮を意図したものでなく，個々の患者の状態に応じた見通しを伝える

ことが重要である（P86，Ⅴ章参照）。

　鎮静を受ける家族へのケアの特徴として，Bruinsma（2016）の報告では，「ケア提供者は患者の死までの期間を家族が耐えられるように何かすることができたかもしれない」とあるように，鎮静開始の時期にある家族は，患者の苦痛を目の当たりにし，数日内に大切な人を亡くすという悲嘆を体験している。その時期を家族が乗り越えられるように，具体的な家族への介入方法についての研究が必要である。そして，鎮静を受ける個々の家族に対して，鎮静によって患者の最期の苦痛が緩和され，安楽であることが保証されること，家族が患者の死に備え，良い死の体験となるようなケアを提供することが課題である。

▶以下の図表は Web サイトに掲載（P136 参照）

　表6　鎮静前後の家族の体験に関する原著論文
　表7　鎮静を受けた家族の体験に関するレビュー論文

研究方法・文献

1　CQ1〜9 の研究方法

❶ 文献の同定

　CQ の参考になる知見を得るために患者を対象とした実証研究をレビューする方針とした。適格基準，除外基準を**表8**のように設定した。

表8　文献の適格・除外基準

適格基準
1. 鎮静薬の投与（use of sedatives），苦痛緩和のための鎮静（palliative sedation），終末期鎮静（terminal sedation）に関する介入試験，観察研究
2. アウトカムとして，鎮静の頻度，効果，有害事象（生命予後を含む）のいずれかの記載があるもの
3. 患者を対象としているもの
4. 英語または日本語で記載されているもの

除外基準
1. 地域・国を対象として鎮静の年次推移をみることが目的のものや，質管理のためにガイドラインの遵守率をみることが目的のもの（患者に関する詳細な情報が記載されていないもの）
2. 医師や看護師といった医療従事者を対象としたもの
3. 対象にがん患者が 60％以上含まれていないもの，小児のみを対象としたもの
4. 評価尺度の開発，鎮静に使用する薬剤の薬学的特性を調べること，家族の体験を明らかにすることが目的のもの
5. フランスの持続鎮静法における鎮静のみを対象としたもの
6. 症例報告，抄録・学会発表のもの

　該当する研究を抽出するため，以下の手順で文献プールを作成した。
　まず，前版で引用されている文献のプール 52 件から今回の適格基準を満たすものを同定したところ，41 件が該当した。この文献のプールは，同様の CQ に対して，Cochrane review を含む3件の系統的レビューに加えて3名の著者のハンドサーチの結果得られた文献である[1-3]。除外されたものは，系統的レビュー4件，家族の体験に関するもの3件，医師・一般人口を対象とした調査研究2件，意思決定過程のみを調べたもの1件，学会抄録1件（Menten J, 2003）であった。
　次に，Cochrane review の検索経過を確認した。Cochrane review においては 2014 年 12 月までの MEDLINE, EMBASE, CENTRAL を用いて palliative pharmacological sedation に関する臨床研究を抽出している。6,685 のスクリーニングされた論文のうち，6,615 件が抄録と表題から除外された。残る 70 の論文のうち 57 件は CQ に該当しないもの（43 件），CQ に該当するが対照群がないもの（11 件），未分類のもの（3 件）との理由で除外された。最終的に対照群のある 14 件の研究を採用している。除外されている研究を含めた 70 件を検討したが，すでに抽出されている研究の他に新しい研究はみつからなかった。
　さらに，Cochrane review の文献探索期間が 2014 年 12 月までであったため，新たに PubMed で palliative sedation を検索語として 2015 年 1 月から 2020 年 7 月 6 日までの文献を検索した。394 件のうち表題と抄録から適格基準に該当する文献 16 件を追加した。さらに 2020 年に公開された系統的レビューの該当する研究から 3 件を追加した[4]。
　以上より 59 件の文献が得られた。このうちがん患者を 60％以上含まない 2 件（Cowan

JD, 2006；Schildmann E, 2019），がん患者数が不明でプライマリケアでの適正使用を目的としたもの1件（Pype P, 2018）を除外した。さらに，同一集団からの研究が2件（Morita T, 2005；van Deijck, 2016）あったため合計54件の研究（56編の論文）を対象とした。

❷ データの抽出

担当者2名（大谷，内藤）が分担して，著者，発表年度，国，研究デザイン（介入試験/前向き観察研究/後ろ向き観察研究，単施設/多施設研究），セッティング（ホスピス，緩和ケア病棟，在宅，緩和ケアチーム，一般病棟など），患者の平均年齢，原疾患，鎮静の頻度，鎮静の対象となった苦痛，薬剤（種類別の頻度，投与量），鎮静薬の投与期間，効果（指標，評価尺度，効果），有害事象，生命予後（鎮静を受けた患者，受けなかった患者），意思決定過程（患者の同意，家族の同意），用いられた定義（定義，出典）を一覧表にまとめ，責任者（森田）を含めて3名で討議して一致させた。

セッティングは各国の医療制度が異なるためなるべく原文の通りに記載したうえで，いずれかのセッティングが主である場合は1つのセッティングに区分した（例えば，入院，在宅，コンサルテーションチームをもっているプログラムだが主な患者の治療場所が在宅である場合には在宅として集計するなど）。

年齢については平均年齢（標準偏差）の記載があればそれを記入し，標準偏差の記載がない場合は（範囲）を記載した。原疾患はがんと非がんを区別し，がんについては主な原発部位を，非がんについては疾患名を記載した。年齢と原疾患については，研究対象すべての患者が母数の場合と，鎮静を受けた患者が母数の場合とがあったため，いずれかを記載した。

鎮静の頻度として，1つの研究において2つ以上の報告がある場合には，鎮静の類型ごとの記載も併記した（鎮静薬を使用した頻度を主に集計しているが，あわせて持続的深い鎮静の頻度も併記しているなど）。対象の苦痛，薬剤，投与期間，効果と有害事象については，各研究において記載方法が異なっているため，可能な限り原文通りに記載し，集計のために解釈を行った場合には注記を記載した。意思決定過程は，患者の同意，家族の同意の頻度とみなされる数値を記載した（誰から提案したか，誰が決定したかは同意と区別した）。

さらに，分析のために，定義から考えられた鎮静の類型を**表9**の通りに暫定的に分類した。この分類は概要を把握するためのものであり，評価者によっては異なる分類になる可能性がある。

❸ 分 析

特定薬物の投与に該当する研究に関しては，一覧表には含めたが以下の集計からは除外した。担当者1名（横道）が分析とフォレストプロットの作成を行い，責任者（森田）を含めて2名で内容の確認を行った。

鎮静の頻度の概要を把握するために，鎮静の類型ごとに，フォレストプロットを作成し，頻度の95％信頼区間を求めた。症例数が1,000名以上の単施設研究がある場合にはそれらを除外した集計値も計算した。単施設研究，後ろ向き研究ではばらつきが多いことを想定し，前向き多施設研究のみの場合の解析を追加した。

セッティングごとの頻度をみるために，ホスピス・緩和ケア病棟，在宅，緩和ケアチー

表9　暫定的に定義した鎮静の類型

類型	暫定的な概念	判断する根拠
持続的深い鎮静 (CDS, continuous deep sedation)	持続的に鎮静薬を投与して患者を深い鎮静とするもの。	定義，または，表題に記載があるもの。
CDS に限らない持続鎮静	深い鎮静に限らない鎮静薬の持続的投与。	鎮静薬を持続的に投与したと記載されているが，鎮静の深さについて規定されていないもの（定義に記載されていなくても，実際の薬物の投与方法が持続投与のみのものを含む）。
特定薬物の投与	ある特定の薬物の効果を評価したもの。	上記以外のもので，ある特定の薬物の効果を評価したもの（鎮静としての使用でないものを含む場合がある）。
間欠鎮静を含む/広い意味での鎮静	間欠鎮静を含む鎮静，鎮静薬の投与（use of sedatives），または，鎮静と記載されているが明確な記載のないもの。	上記以外のものすべて。本カテゴリーは多様な鎮静が含まれている。

ム，一般病棟別に鎮静頻度を算出した。研究数が多かったホスピス・緩和ケア病棟，在宅については，それぞれ，フォレストプロットを作成した。鎮静類型は，持続的深い鎮静とこれ以外（CDS に限らない持続鎮静，または間欠鎮静を含む/広い意味での鎮静）を区別した。

　鎮静の対象となる苦痛について，鎮静を行った合計患者数を母数とした割合の95%信頼区間を，苦痛ごとにフォレストプロットを作成して算出した。対象症状は，記載されている症状の合計が鎮静患者の合計と一致している場合には，記載されていない症状の頻度を0とみなした。その他の記載があるが内訳が記載されていない場合は，欠損値として扱った。精神的苦痛について，精神的苦痛のみを鎮静の対象としたと記載があるもの，または，対象症状の合計が鎮静を受けた患者数と同一であり精神的苦痛がある場合には「精神的苦痛のみを対象とした鎮静」と判断した。せん妄（delirium），agitation（不穏・興奮），restlessness（身の置き所のなさ）は相互に同じ状態を指しても使われることがあるため，集計では再分類を行った。すなわち，適応となった苦痛のなかにせん妄がない場合にはagitation, restlessnessはせん妄とみなした。せん妄と別にagitationやrestlessnessがある場合は，restlessness として別に集計した。鎮静類型は，持続的深い鎮静，これ以外を区別した。鎮静の対象となった頻度の高い苦痛については，鎮静を受けた患者の母集団（患者全体）を母数とした頻度の推定も行った。

　薬剤については，ミダゾラム，その他のベンゾジアゼピン，クロルプロマジン，レボメプロマジン，フェノバルビタールについて，使用頻度をフォレストプロットを作成して集計した。記載がない場合には0ではなく欠損として扱い，記載があるものの数値のみを集計した。投与量は，開始量，維持量，最大投与量に分けて集計した。維持量は，維持量として記載のあるもの，または，平均投与量として記載のあるものとし，一定期間の投与量の平均値，患者数×投与日数から平均値を算出したものが含まれた。最大投与量は，最大投与量として記載があるもの，または，死亡時の投与量とした。投与量を集計した時期が不明のものは，集計した期間が死亡に近いことが明確なものは死亡時投与量とみなし，そ

れ以外は維持量とした。投与量が mg/時間で記載されている場合は 24 をかけて mg/日に換算し、6 時間毎の場合は 4 をかけて mg/日に換算した。投与プロトコルが記載されているものはプロトコルから算出した。いずれも、中央値の記載があるものは中央値（範囲）を記載し、中央値の記載のないものは平均値（範囲）または平均値（標準偏差）を記載した。間欠鎮静も含む/広い意味での鎮静、CDS に限らない持続鎮静、CDS に分けて記載した。

　鎮静類型は、持続的深い鎮静、これ以外（持続鎮静または間欠鎮静を含む鎮静）を区別した。使用量については一覧表を作成して加重平均を算出したが、用いた数値は、平均的な投与量の中央値を近似した数値とした。すなわち、投与量の中央値、投与量の平均値、最小投与量と最大投与量の平均値の順に採用した。

　効果については、各研究によって定義や評価時間が異なるが「苦痛が緩和された」と記載されている患者の割合を算出した。複数の評価時間がある場合には、鎮静開始後 8 時間後に最も近いものとした。母数は各研究での評価の母数をそのまま利用した。安全性についても同じように定義や評価時間が異なるが、致死的な有害事象、呼吸循環抑制、奇異性反応について頻度の信頼区間を算出した。記載がない場合には、0 ではなく欠損とした。

　患者・家族の意思決定については、同意を得たまたは参加したと記載されている患者・家族の割合の信頼区間を算出した。

　生命予後については、各研究において挙げられている鎮静を受けた患者と受けなかった患者との生命予後の加重平均を計算し、matched cohort や傾向スコアマッチングなどで直接生命予後を比較している研究についてはそれぞれの比較の結果を記載した。

　フォレストプロットは二項分布に基づいて母比率の 95% 信頼区間を推定し、プロットした。母比率の区間推定および作図には R（version 3.5.3）を用いた。

謝辞

研究データの分析とフォレストプロットの作成にご協力いただいた、横道直佑先生（聖隷三方原病院緩和支持治療科）に感謝する。

【文　献】

1) Beller EM, van Driel ML, McGregor L, et al. Palliative pharmacological sedation for terminally ill adults. Cochrane Database Syst Rev 2015; 1: CD010206
2) Claessens P, Menten J, Schotsmans P, et al. Palliative sedation: a review of the research literature. J Pain Symptom Manage 2008; 36: 310-33
3) Brinkkemper T, van Norel AM, Szadek KM, et al. The use of observational scales to monitor symptom control and depth of sedation in patients requiring palliative sedation: a systematic review. Palliat Med 2013; 27: 54-67
4) Arantzamendi M, Belar A, Payne S, et al. Clinical aspects of palliative sedation in prospective studies. A systematic review. J Pain Symptom Manage 2021; 61: 831-44

2　CQ10 の文献レビューの方法

❶ 文献の同定

　鎮静を受けた患者の家族を対象とした既存の系統的レビュー（Claessens, 2008；Bruinsma, 2012）を利用し、あわせて国内の鎮静を受けた家族の体験を知るうえで起点となった研究（Morita, 2004）、上記の系統的レビュー以降の家族の体験に関する研究を探索的

に検索して追加し，鎮静を受けた家族の体験を概観した。

　追加した文献は，2010年11月〜2021年2月までの国内外の苦痛緩和のための鎮静（palliative sedation）を受けた患者の家族の体験に関するものであり，PubMed，CHINAHLを用いて検索した。検索は「palliative sedation」「relative」「family」「experience」をキーワードとして行い，PubMed 28件，CHINAHL 34件がヒットした。選定基準は，持続的な鎮静を受けた患者の家族，成人（18歳以上）であり，疾患にがんが含まれ，英語または日本語で記載されている原著論文とした。除外基準は，小児，薬剤，倫理，意思決定，医療者の認識，ガイドラインに関する文献とした。検索の結果，国外6件，また国内の遺族調査の報告書1件を追加し，10件を分析対象とした。なお，該当する主要な文献に見落としがないかを担当者2名（市原，前滝）で確認した。

❷ 文献の分析

　選定した文献から，著者，発行年，国，研究デザイン，対象，方法，家族の体験に関する結果の概要を抽出し，レビューマトリックスシートを作成した。各文献の結果から，鎮静を受けた家族の体験に関して，家族の満足度などの評価，家族の懸念とその関連要因，その他の多様な家族の体験に焦点を当てて分析した。

＊　　　＊　　　＊

【CQ1〜9：レビューの対象とした研究】

1) Ventafridda V, Ripamonti C, De Connno F, et al. Symptom prevalence and control during cancer patients' last days of life. J Palliat Care 1990; 6: 7-11
2) Fainsinger R, Miller MJ, Bruera E, et al. Symptom control during the last week of life on a palliative care unit. J Palliat Care 1991; 7: 5-11
3) McIver B, Walsh D, Nelson K. The use of chlorpromazine for symptom control in dying cancer patients. J Pain Symptom Manage 1994; 9: 341-5
4) 池永昌之，恒藤　暁，前野　宏，他．死亡直前における末期癌患者の耐え難い苦痛にいかに対処するか？―鎮静の必要性―．死の臨床 1995; 18: 48-53
5) Morita T, Inoue S, Chihara S. Sedation for symptom control in Japan: the importance of intermittent use and communication with family members. J Pain Symptom Manage 1996; 12: 32-8
6) Stone P, Phillips C, Spruyt O, et al. A comparison of the use of sedatives in a hospital support team and in a hospice. Palliat Med 1997; 11: 140-4
7) Fainsinger RL, Landman W, Hoskings M, et al. Sedation for uncontrolled symptoms in a South African hospice. J Pain Symptom Manage 1998; 16: 145-52
8) Peruselli C, Di Giulio P, Toscani F, et al. Home palliative care for terminal cancer patients: a survey on the final week of life. Palliat Med 1999; 13: 233-41
9) Fainsinger RL, De Moissac D, Mancini I, et al. Sedation for delirium and other symptoms in terminally ill patients in Edmonton. J Palliat Care 2000; 16: 5-10
10) Fainsinger RL, Waller A, Bercovici M, et al. A multicentre international study of sedation for uncontrolled symptoms in terminally ill patients. Palliat Med 2000; 14: 257-65
11) Chiu TY, Hu WY, Lue BH, et al. Sedation for refractory symptoms of terminal cancer patients in Taiwan. J pain Symptom Manage 2001; 21: 467-72
12) Sykes N, Thorns A. Sedative use in the last week of life and the implications for end-of-life decision making. Arch Intern Med 2003; 163: 341-4
13) Muller-Busch HC, Andres I, Jehser T. Sedation in palliative care- a critical analysis of 7 years experience. BMC Palliat Care 2003; 2: 2
14) Cameron D, Bridge D, Blitz-Lindeque J. Use of sedation to relieve refractory symptoms in dying patients. S Afr Med J 2004; 94: 445-9

15a) Morita T, Chinone Y, Ikenaga M, et al.; Japan Pain, Palliative Medicine, Rehabilitation, and Psycho-Oncology Study Group. Efficacy and safety of palliative sedation therapy: a multicenter, prospective, observational study conducted on specialized palliative care units in Japan. J Pain Symptom Manage 2005; 30: 320-8

15b) Morita T, Chinone Y, Ikenaga M, et al.; Japan Pain, Palliative Medicine, Rehabilitation, and Psycho-Oncology Study Group. Ethical validity of palliative sedation therapy: a multicenter, prospective, observational study conducted on specialized palliative care units in Japan. J Pain Symptom Manage 2005; 30: 308-19

16) Lundström S, Zachrisson U, Fürst CJ. When nothing helps: propofol as sedative and antiemetic in palliative cancer care. J Pain Sympt Manage 2005; 30: 570-7

17) Kohara H, Ueoka H, Takeyama H, et al. Sedation for terminally ill patients with cancer with uncontrollable physical distress. J Palliat Med 2005; 8: 20-5

18) Vitetta L, Kenner D, Sali A. Sedation and analgesia-prescribing patterns in terminally ill patients at the end of life. Am J Hosp Palliat Care 2005; 22: 465-73

19) Bulli F, Miccinesi G, Biancalani E, et al. Continuous deep sedation in home palliative care units: case studies in the Florence area in 2000 and in 2003-2004. Minerva Anestesiol 2007; 73: 291-8

20) Rietjens JA, van Zuylen L, van Veluw H, et al. Palliative sedation in a specialized unit for acute palliative care in a cancer hospital: comparing patients dying with and without palliative sedation. J Pain Symptom Manage 2008; 36: 228-34

21) Elsayem A, Curry Iii E, Boohene J, et al. Use of palliative sedation for intractable symptoms in the palliative care unit of a comprehensive cancer center. Support Care Cancer 2009; 17: 53-9

22) Maltoni M, Pittureri C, Scarpi E, et al. Palliative sedation therapy does not hasten death: results from a prospective multicenter study. Ann Oncol 2009; 20: 1163-9

23) Mercadante S, Intravaia G, Villari P, et al. Controlled sedation for refractory symptoms in dying patients. J Pain Symptom Manage 2009; 37: 771-9

24) Rosengarten O, Lamed Y, Zisling T, et al. Palliative sedation at home. J Palliat Care 2009; 25: 5-11

25) Alonso-Babarro A, Varela-Cerdeira M, Torres-Vigil I, et al. At-home palliative sedation for end-of-life cancer patients. Palliat Med 2010; 24: 486-92

26) Porzio G, Aielli F, Verna L, et al. Efficacy and safety of deep, continuous palliative sedation at home: a retrospective, single-institution study. Support Care Cancer 2010; 18: 77-81

27) Claessens P, Menten J, Schotsmans P, et al.; Palsed Consortium. Palliative sedation, not slow euthanasia: a prospective, longitudinal study of sedation in Flemish palliative care units. J Pain Symptom Manage 2011; 41: 14-24

28) Jaspers B, Nauck F, Lindena G, et al. Palliative sedation in Germany: how much do we know? A prospective survey. J Palliat Med 2012; 15: 672-80

29) Radha Krishna LK, Poulose VJ, Goh C. The use of midazolam and haloperidol in cancer patients at the end of life. Singapore Med J 2012; 53: 62-6

30) Mercadante S, Porzio G, Valle A, et al.; Home Care-Italy Group (HOCAI). Palliative sedation in advanced cancer patients followed at home: a retrospective analysis. J Pain Symptom Manage 2012; 43: 1126-30

31) Maltoni M, Miccinesi G, Morino P, et al. Prospective observational Italian study on palliative sedation in two hospice settings: differences in casemixes and clinical care. Support Care Cancer 2012; 20: 2829-36

32) Caraceni A, Zecca E, Martini C, et al. Palliative sedation at the end of life at a tertiary cancer center. Support Care Cancer 2012; 20: 1299-307

33) Mercadante S, Porzio G, Valle A, et al.; Home Care-Italy Group. Palliative sedation in patients with advanced cancer followed at home: a prospective study. J Pain Symptom Manage 2014; 47: 860-6

34) Koike K, Terui T, Takahashi Y, et al. Effectiveness of multidisciplinary team conference on decision-making surrounding the application of continuous deep sedation for terminally ill cancer patients. Palliat Support Care 2015; 13: 157-64

35) Calvo-Espinos C, Ruiz de Gaona E, Gonzalez C, et al. Palliative sedation for cancer patients included in a home care program: a retrospective study. Palliat Support Care 2015; 13: 619-24

36) Gu X, Cheng W, Chen M, et al. Palliative sedation for terminally ill cancer patients in a tertiary cancer center in Shanghai, China. BMC Palliat Care 2015; 14: 5

37) 新城拓也, 石川朗宏, 五島正裕. 在宅療養中の終末期がん患者に対する鎮静についての後方視的カルテ調査. Palliat Care Res 2015; 10: 141-6

38) Maeda I, Morita T, Yamaguchi T, et al. Effect of continuous deep sedation on survival in patients with advanced cancer (J-Proval): a propensity score-weighted analysis of a prospective cohort study.

Lancet Oncol 2016; 17: 115-22

39a) van Deijck RH, Hasselaar JG, Verhagen SC, et al. Patient-related determinants of the administration of continuous palliative sedation in hospices and palliative care units: a prospective, multicenter, observational study. J Pain Symptom Manage 2016; 51: 882-9

39b) van Deijck RH, Hasselaar JG, Verhagen SC, et al. Level of discomfort decreases after the administration of continuous palliative sedation: a prospective multicenter study in hospices and palliative care units. J Pain Symptom Manage 2016; 52: 361-9

40) Azoulay D, Shahal-Gassner R, Yehezkel M, et al. Palliative sedation at the end of life: patterns of use in an Israeli hospice. Am J Hosp Palliat Care 2016; 33: 369-73

41) Schur S, Weixler D, Gabl C, et al.; AUPACS (Austrian Palliative Care Study) Group. Sedation at the end of life- a nation-wide study in palliative care units in Austria. BMC Palliat Care 2016; 15: 50

42) Monreal-Carrillo E, Allende-Pérez S, Hui D, et al. Bispectral Index monitoring in cancer patients undergoing palliative sedation: a preliminary report. Support Care Cancer 2017; 25: 3143-9

43) Imai K, Morita T, Yokomichi N, et al. Efficacy of two types of palliative sedation therapy defined using intervention protocols: proportional vs. deep sedation. Support Care Cancer 2018; 26: 1763-71

44) Caraceni A, Speranza R, Spoldi E, et al.; Italian Society of Palliative Care Study Group on Palliative Sedation in Adult Cancer Patients. Palliative sedation in terminal cancer patients admitted to hospice or home care programs: does the setting matter? Results from a national multicenter observational study. J Pain Symptom Manage 2018; 56: 33-43

45) Schildmann E, Pörnbacher S, Kalies H, et al. 'Palliative sedation'? A retrospective cohort study on the use and labelling of continuously administered sedatives on a palliative care unit. Palliat Med 2018; 32: 1189-97

46) Parra Palacio S, Giraldo Hoyos CE, Arias Rodríguez C, et al. Palliative sedation in advanced cancer patients hospitalized in a specialized palliative care unit. Support Care Cancer 2018; 26: 3173-80

47) Prado BL, Gomes DBD, Usón Júnior PLS, et al. Continuous palliative sedation for patients with advanced cancer at a tertiary care cancer center. BMC Palliat Care 2018; 17: 13

48) Setla J, Pasniciuc SV. Home palliative sedation using phenobarbital suppositories: time to death, patient characteristics, and administration protocol. Am J Hosp Palliat Care 2019; 36: 871-6

49) Tin WW, Lo SH, Wong FC. A retrospective review for the use of palliative sedation in a regional hospital in Hong Kong. Ann Palliat Med 2020; 9: 4502-13 (Epub 2019 Sep 26)

50) Kim YS, Song HN, Ahn JS, et al. Sedation for terminally ill cancer patients: a multicenter retrospective cohort study in South Korea. Medicine (Baltimore) 2019; 98: e14278

51) Ingravallo F, de Nooijer K, Pucci V, et al. Discussions about palliative sedation in hospice: frequency, timing and factors associated with patient involvement. Eur J Cancer Care (Engl) 2019; 28: e13019

52) Won YW, Chun HS, Seo M, et al. Clinical patterns of continuous and intermittent palliative sedation in patients with terminal cancer: a descriptive, observational study. J Pain Symptom Manage 2019; 58: 65-71

53) Gamblin V, Berry V, Tresch-Bruneel E, et al. Midazolam sedation in palliative medicine: retrospective study in a French center for cancer control. BMC Palliat Care 2020; 19: 85

54) Park SJ, Ahn HK, Ahn HY, et al. Association between continuous deep sedation and survival time in terminally ill cancer patients. Support Care Cancer 2021; 29: 525-31

【CQ10：レビューの対象とした研究】

55) Bruinsma SM, Rietjens J, van der Heide A. Palliative sedation: a focus group study on the experiences of relatives. J Palliat Med 2013; 16: 349-55

56) Bruinsma SM, Brown J, van der Heide A. et al. Making sense of continuous sedation in end-of-life care for cancer patients: an interview study with bereaved relatives in three European countries. Support Care Cancer 2014; 22: 3243-52

57) Eun Y, Hong IW, Bruera E, et al. Qualitative study on the perceptions of terminally ill cancer patients and their family members regarding end-of-life experiences focusing on palliative sedation. J Pain Symptom Manage 2017; 53: 1010-6

58) Morita T, Ikenaga M, Adachi I, et al.; Japan Pain, Rehabilitation, Palliative Medicine, and Psycho-Oncology Study Group. Family experience with palliative sedation therapy for terminally ill cancer patients. J Pain Symptom Manage 2004; 28: 557-65

59) Vayne-Bossert P, Zulian GB. Palliative sedation: from the family perspective. Am Hosp Palliat Care 2013; 30: 786-90

60) Bruinsma SM, van der Heide A, van der Lee ML, et al. No negative impact of palliative sedation on relatives' experience of the dying phase and their wellbeing after the patient's death: an observational study. PLoS One 2016; 11: e0149250
61) Tursunov O, Cherny NI, Ganz FD. Experiences of family members of dying patients receiving palliative sedation. Oncol Nurs Form 2016; 43: E226-32
62) 横道直佑. 持続的な深い鎮静は患者・家族間のコミュニケーションを減らすか. 日本ホスピス・緩和ケア研究振興財団「遺族によるホスピス・緩和ケアの質の評価に関する研究」運営委員会 編. 遺族によるホスピス・緩和ケアの質の評価に関する研究 4（J-HOPE4）, 2020: pp231-4
63) Claessens P, Menten J, Schotsmans P, et al. Palliative sedation: a review of the research literature. J Pain Symptom Manage 2008; 36: 310-33
64) Bruinsma SM, Rietjens JA, Seymour JE, et al. The experiences of relatives with the practice of palliative sedation: a systematic review. J Pain Symptom Manage 2012; 44: 431-45

VIII
章

IX章

開発過程

1 開発過程

1 概　要

　本手引きは，過去の 2 つの「苦痛緩和のための鎮静に関するガイドライン」と，そこから発展した『がん患者の治療抵抗性の苦痛と鎮静に関する基本的な考え方の手引き 2018 年版』の内容をふまえている。もともとは，2005 年に公開された「苦痛緩和のための鎮静に関するガイドライン（2005 年版）」であり，これは，厚生労働省厚生科学研究「がん医療における緩和医療及び精神腫瘍学のあり方と普及に関する研究」班が作成し，日本緩和医療学会理事会が承認したものである。系統的文献検索，および，国内外の既存のガイドラインをもとに草案を作成し，デルファイ法（無記名）によって妥当性を審議した。外部委員，エンドユーザー，患者遺族の評価を得たあとに，再びデルファイ法による審議を行い，緩和医学専門誌のレビューを経て作成された。

　これをもとに，『苦痛緩和のための鎮静に関するガイドライン 2010 年版』は，日本緩和医療学会緩和医療ガイドライン作成委員会の鎮静ガイドライン改訂作業部会において，全国の緩和ケアチームを対象に実施した質問紙調査をふまえて修正を行い，デルファイ法によって決定した。

　『がん患者の治療抵抗性の苦痛と鎮静に関する基本的な考え方の手引き 2018 年版』では，内容としてはこれらをふまえながらも，治療抵抗性の苦痛全体を対象とするために新しく草稿を作成し，デルファイ法を用いた討議によって委員のコンセンサスを得るようにした。

　本手引きは，2018 年版が大幅な改訂であったため，その増補を主な役割と位置づけた。増補が必要と考えた主要な点は以下の通りである。①2018 年版で内容が増加したことをふまえ，重要事項を見逃さないための工夫・分かりやすさの検討，②難治性の苦痛への対応の限界として治療抵抗性の判断の目安の明示，③鎮静の実証研究の最新のレビューと知見のアップデート，④鎮静や終末期医療に関連した法的検討。

2 作成方法

　治療抵抗性の苦痛に関して十分なエビデンスがないことがコクランレビューの結果からすでにわかっていたことや，そもそも治療抵抗性の苦痛や鎮静の定義に関するコンセンサスに国際的な議論があること，現場で必要とされていることは治療抵抗性の苦痛とみなされる時に実際にどのように考えるのかの具体的な手引きであることから，臨床疑問を設定して文献的検討を詳細に行うことよりも，コンセンサスを得ることに，より時間を費やすべきであると考えた。

　まず，前版の手引きの課題について委員全員の参加する会議で検討した。2018 年版の増補版の位置づけとすることを確認した。増補の主な内容は，以下の 4 点である。①必須事項を抜粋した「要点」と鎮静を検討するうえでのフローチャートを作成した。本文の内容

が定まってから，鎮静を考慮するうえで必須と考えられる事項を抜粋し，35 の要点として
まとめた。フローチャートは，カンファレンスで使用することを想定し，考え方の道筋が
明確化される構造とした。②難治性の苦痛への対応について，治療薬の投与方法について
のアルゴリズムと治療抵抗性の判断の目安を示した。難治性の苦痛（痛み，難治性せん
妄，呼吸困難）それぞれの執筆担当者がアルゴリズムの作成を行い，最新の知見と臨床実
践を考慮したうえで，難治性の苦痛検討サブグループ内で検討を重ねて治療抵抗性の判断
の目安を作成した。③10 の臨床疑問を作成し，臨床疑問の知見を得るために終末期の鎮
静に関する患者・家族を対象とした実証研究のレビューを実施し臨床疑問 QA と図表とし
てまとめた。④法的検討について複数の法律家での討議を行い本文へ追加した。日本緩和
医療学会員に鎮静に関する法的懸念の募集を行い，その内容を反映することとした。その
のちに，1 名の委員が 2018 年版の本文を増補した内容やレビューの知見などに照らして必
要部分を修正した。5 回にわたり上記内容についてガイドライン作成メンバー全体で討議
を重ねたうえで，初回原稿とした。

　次に，デルファイ法を実施した。治療抵抗性の苦痛に対する考え方が記載されている本
文（Ⅰ，Ⅱ，Ⅲ，Ⅴ章）と，治療抵抗性の苦痛と判断する前に考えるべきことが記載され
ている部分（Ⅳ章）を対象とした。

　初回のデルファイには鎮静ガイドライン改訂 WPG 員 15 名全員が参加した。本文全体
（Ⅰ章からⅤ章まで）を 82 項目に分けてデルファイを行った。それぞれの項目について 0
（適切でない）から 9（適切である）の評価を行い，評価以外に自由にコメントできるよ
うにした。倫理と法律の委員 4 名は，評価は行わずコメントのみ行った。中央値が 8 以上
かつ最小と最大の評価の差が 5 未満で合意とみなした。結果としてすべての項目で合意と
なり，デルファイは 1 回のみで終了した。コメントについては，対照表を作成してすべて
のコメントについて対応し必要に応じて修正を行った。

　法的検討（Ⅶ章）についてはそれぞれの分担執筆者が記載し，デルファイ前にメンバー
全体で討議を行った。デルファイでの修正内容をふまえたうえで，デルファイ後にメン
バー全体で法的検討と倫理的検討（Ⅵ章）について討議を行い，修正を得たうえで合意を
得た。

　その後，外部評価委員として本手引きの作成に参加していなかった本学会員医師 2 名，
看護師 1 名，薬剤師 1 名，外部団体（日本癌治療学会，日本臨床腫瘍学会，日本がんサ
ポーティブケア学会，日本サイコオンコロジー学会，日本死の臨床研究会，日本プライマ
リ・ケア連合学会）からの推薦者それぞれ 1 名，患者団体から 1 名の合計 11 名からコメン
トを得た。評価の結果を委員で共有して全員で文章全体を読み直して修正を加えた。この
他に，パブリックコメントとして，日本緩和医療学会会員から得たコメントを検討し，同
様に反映できるものを反映した。修正した点は，コメントごとにどのような対応をしたか
をまとめ日本緩和医療学会のホームページへ掲載した。

　指摘を受けた点のうち今回対応ができなかった点については，今後の検討点（P179）に
追加した。検討するべき点が多く残されているため，次回の改訂の際に検討する必要があ
る。

2　開発者と利益相反

[利益相反開示事項]
　日本緩和医療学会の利益相反に関する指針，細則，報告事項，Q&A については学会ホームページ（https://www.jspm.ne.jp/aboutus/COI/index.html）をご確認いただきたい。

[役員・委員等の利益相反開示事項（概要）]
1　報告対象企業等の職員，顧問職か
2　給与・報酬等　　　　　　100 万円以上
3　株式等　　　　　　　　　100 万円以上のものあるいは当該株式5%以上保有
4　特許権使用料　　　　　　100 万円以上
5　講演料等　　　　　　　　50 万円以上
6　原稿料等　　　　　　　　50 万円以上
7　顧問料　　　　　　　　　100 万円以上
8　奨学寄附金　　　　　　　100 万円以上
9　研究費　　　　　　　　　100 万円以上
10　寄付講座等　　　　　　　100 万円以上
11　旅行・贈答品等　　　　　5 万円以上
12　自由診療
　　　保険外診療（自由診療）を行っていたかどうか

[備　考]
1～12　　　　　　　報告者自身について報告
2, 3, 4, 12　　　　報告者と生計を一にする親族について報告

[開示期間]
2021 年 1 月 1 日～2021 年 12 月 31 日

[ガイドライン統括委員会]

役職	氏名	所属	利益相反	ガイドライン作成上の役割
委員長	中島　信久	琉球大学病院地域・国際医療部/緩和ケアセンター診療教授	講演料等：第一三共株式会社	—
担当委員	今井　堅吾	聖隷三方原病院ホスピス科部長	該当なし	全体統括，本文執筆，デルファイラウンド（評価・コメント・議論）

[鎮静ガイドライン改訂 WPG]

役職	氏名	所属	利益相反	ガイドライン作成上の役割
WPG員長	今井　堅吾	聖隷三方原病院ホスピス科部長	該当なし	全体統括，本文執筆，デルファイラウンド（評価・コメント・議論）
WPG副員長	池永　昌之	淀川キリスト教病院緩和医療内科主任部長	該当なし	デルファイラウンド（評価・コメント・議論）
	森田　達也	聖隷三方原病院副院長，緩和支持治療科	講演料等：第一三共株式会社	本文執筆，文献レビュー，デルファイラウンド（評価・コメント・議論）
WPG員	市原　香織	淀川キリスト教病院看護部	該当なし	本文執筆，文献レビュー，デルファイラウンド（評価・コメント・議論）
	稲葉　一人	いなば法律事務所	該当なし	本文執筆，デルファイラウンド（コメント・議論）
	大谷　弘行	聖マリア病院緩和ケア内科診療部長	該当なし	本文執筆，文献レビュー，デルファイラウンド（評価・コメント・議論）
	奥山慎一郎	訪問診療クリニックやまがた院長	該当なし	デルファイラウンド（評価・コメント・議論）
	内藤　明美	宮崎市郡医師会病院緩和ケア科部長	該当なし	本文執筆，文献レビュー，デルファイラウンド（評価・コメント・議論）
	前滝　栄子	京都大学医学部附属病院看護部	該当なし	本文執筆，文献レビュー，デルファイラウンド（評価・コメント・議論）
	松田　能宣	国立病院機構近畿中央呼吸器センター心療内科医長	該当なし	本文執筆，デルファイラウンド（評価・コメント・議論）
	森　雅紀	聖隷三方原病院緩和支持治療科部長	該当なし	本文執筆，デルファイラウンド（評価・コメント・議論）
	山代亜紀子	洛和会音羽病院緩和ケア内科部長	該当なし	本文執筆，デルファイラウンド（評価・コメント・議論）
	一原亜貴子	岡山大学学術研究院社会文化科学学域教授〔外部委員〕	該当なし	本文執筆，デルファイラウンド（コメント・議論）
	一家　綱邦	国立がん研究センター研究支援センター生命倫理部部長〔外部委員〕	該当なし	本文執筆，デルファイラウンド（コメント・議論）
	田代　志門	東北大学大学院文学研究科社会学専攻分野准教授〔外部委員〕	該当なし	本文執筆，デルファイラウンド（コメント・議論）

[外部評価担当者]

役職	氏名	所属	利益相反	ガイドライン作成上の役割
外部評価担当者	足立　誠司	国民健康保険智頭病院院長〔日本プライマリ・ケア連合学会：医師〕	該当なし	外部評価
	大矢　希	京都府立医科大学大学院医学研究科精神機能病態学 病院助教〔日本サイコオンコロジー学会：医師〕	該当なし	外部評価
	竹内　香	がん患者の家族と遺族のためのサロン「ふらっと」代表〔全国がん患者団体連合会〕	該当なし	外部評価

（つづく）

	戸田　陽子	済生会横浜市東部病院緩和ケア内科部長〔日本臨床腫瘍学会：医師〕	該当なし	外部評価
	蓮尾　英明	関西医科大学心療内科学教授/緩和ケアセンター長〔日本がんサポーティブケア学会：医師〕	該当なし	外部評価
	松岡　　歩	国立がん研究センターがん対策研究所サバイバーシップ研究部〔日本癌治療学会：医師〕	該当なし	外部評価
	森田　敬史	龍谷大学大学院実践真宗学研究科教授〔日本死の臨床研究会：宗教家〕	該当なし	外部評価
	岡本　禎晃	市立芦屋病院薬剤科部長〔日本緩和医療学会：薬剤師〕	該当なし	外部評価
	竹之内沙弥香	京都大学大学院医学研究科人間健康科学系専攻先端基盤看護科学講座看護倫理学分野准教授〔日本緩和医療学会：看護師〕	該当なし	外部評価
	馬渡　弘典	横浜南共済病院緩和支持療法科部長〔日本緩和医療学会：医師〕	該当なし	外部評価
	山口　　崇	神戸大学医学部附属病院緩和支持治療科特命教授〔日本緩和医療学会：医師〕	該当なし	外部評価

（五十音順）

3 今後の検討点

以下の点については，十分な検討ができなかったため，次回改訂の際に検討する。

1 手引き全体の構成と対象について

- 本手引きで扱った概念に従ったエビデンスを分析し，推奨文を作成するなど一般的なガイドライン（診療ガイドライン）の形として整備すること。各推奨に至った文献の整理を行うこと
- がん患者に限らない治療抵抗性の苦痛を含めて検討を行うこと
- 小児のがん患者における治療抵抗性の苦痛を含めて検討を行うこと
- 在宅での治療抵抗性の苦痛への対応や鎮静の具体的方法を示すこと
- 生活の質（QOL）の概念や評価について具体的で詳細な検討を行うこと
- 医療者以外の読者に向けたプレインサマリーを作成すること
- 職種や立場ごとに留意すべきことについて記載すること
- 治療抵抗性の苦痛と鎮静に関してどのような教育が必要かを記載すること
- 鎮静についての社会学，哲学，宗教学，心理学など幅広い視点から検討すること

2 鎮静の妥当性の評価について

- 相応として鎮静が妥当であると考えられる，より具体的な判断基準が明記できるかを検討すること。例えば，「○○の治療を行っても痛みが続く場合」「以下の条件のすべてを満たす場合」といった基準を明記すること。この検討には，耐えがたい苦痛は患者評価に加えて社会一般に納得できるものであることが必要か，生命予後が比較的長いとみなされる患者の精神的苦痛に対して鎮静薬を投与することは妥当な場合があるか，生命予後が確実に短い場合に患者の希望で確実な鎮静を選択することが妥当な場合があるかなどが含まれる
- そもそも終末期の苦痛に鎮静を行うこと（特に，持続的深い鎮静で苦痛をなくすこと）の是非について，苦痛の価値や意味という視点もふまえて論じること
- 意思決定するうえで必要な医療チームの具体的な職種構成や特性を記載すること
- 鎮静を考慮する状況で患者や家族の価値観を確認する手段について記載すること

3 患者や家族の意思について

- 推定意思のない患者における妥当な意思決定過程について記載すること
- 持続的な鎮静薬の投与を行う要件で患者の推定意思すらわからない場合の鎮静の適応について記載すること
- 鎮静を希望するうえで必要な意思決定能力の定義と評価方法について，詳細に記載する

こと
・患者が鎮静を希望しているが家族が反対している場合に，鎮静が実施できないままになることについての妥当性について記載すること

4　苦痛の評価について

・患者の意識があいまいな場合の苦痛の評価方法や，鎮静が行われている場合にその継続や中止をどう判断するかの基準について検討し，記述すること
・鎮静により苦痛が緩和されている根拠を明示すること

5　具体的な治療法・ケアについて

・痛み，せん妄，呼吸困難以外の難治性の症状に対する治療について，具体的に記載すること
・日本で鎮静の適応として多いと報告されることのある倦怠感について検討すること
・精神的ケアについて，鎮静の対象となる苦痛としての精神的苦悩に対するケアを記載すること（本手引きでは，一般的な精神的ケアを中心に述べている）
・せん妄に対する薬物療法（鎮静）と身体抑制との関係，せん妄といわゆる「お迎え現象」との関係についての見解を述べること
・苦痛に対する緩和ケアや鎮静薬の投与方法で具体的に示した治療方法の有用性を示すこと
・治療抵抗性の基準を使用した場合の有用性を示すこと

6　鎮静の定義・概念について

・鎮静の概念を検討対象としなかった薬剤や対象範囲に広げて整理すること。特に，少量のミダゾラムやクロルプロマジン／レボメプロマジンの投与は症状緩和として位置づけられるべきであるのか，鎮静と位置づけられるのかを検討すること
・間欠的鎮静の位置づけ（本手引きでは「持続的な鎮静薬の投与を行う前に考えるべきこと」のなかに含めたが，別にするべきか），具体的な要件をさらに詳細に記載すること
・間欠的鎮静の目標は，苦痛をその間忘れることなのか，間欠鎮静が終わったらよりリフレッシュして苦痛がなくなることが目的なのかについて記載すること
・緊急時の鎮静（emergency sedation）の適応や方法を記述すること
・精神的苦痛・スピリチュアルペインの定義と内容についての分類を行うこと。また，スピリチュアルペインと心理・実存的苦痛の差異について明確にすること

7　倫理的検討，法的検討について

・相応性の原則について，より詳細な倫理的検討を行うこと
・患者の意思を推定する際や意思決定能力を評価する際の合理性について詳細に記載すること

・法的検討の新たな記載内容による有用性や実践の変化などを評価すること

8　その他

・手引き全体について患者の QOL の向上や医療者にとっての有用性について評価すること

資　料

資料 1　Integrated Palliative care Outcome Scale（IPOS）スタッフ版

症状について，患者はどれくらい生活に支障があった
0：全く支障はなかった
1：少しあった（気にならなかった）
2：中くらいあった（いくらか支障がでた）
3：とてもあった（大きな支障が出た）
4：耐えられないくらいあった（他のことを考えられなかった）
5：評価不能（例：昏睡）

〔Sakurai H, et al. Validation of the Integrated Palliative care Outcome Scale（IPOS）-Japanese Version. Jpn J Clin Oncol 2019; 49: 257-62 より引用改変〕

資料 2　Support Team Assessment Schedule 日本語版（STAS-J）症状版

症状が患者に及ぼす影響
0…なし
1…時折，断続的。患者は今以上の治療を必要としない。
　　（現在の治療に満足している，介入不要）
2…中等度。時に悪い日もあり，日常生活動作に支障を来すことがある。
　　（薬の調節や何らかの処置が必要だが，ひどい症状ではない）
3…しばしばひどい症状があり，日常生活動作や集中力に著しく支障を来す。
　　（重度，しばしば）
4…ひどい症状が持続的にある。
　　（重度，持続的）

〔Miyashita M, et al. Reliability and validity of the Japanese version of the Support Team Assessment Schedule（STAS-J）. Palliat Support Care 2004; 2: 379-85 より引用改変〕

資料 3　緩和ケア用 Richmond Agitation-Sedation Scale（RASS）日本語版

スコア	用語	説明	
＋4	好戦的	明らかに好戦的，暴力的で，スタッフに危険が迫っている	
＋3	非常に興奮している	チューブやカテーテルを引っ張ったり抜く；攻撃的	
＋2	興奮している	頻繁に目的のない動きがある	
＋1	落ち着きがない	不安そうだが，動きは攻撃的でも活発でもない	
0	意識清明で落ち着いている	完全に意識清明ではない患者で，頻繁に動き，攻撃的でない	
−1	傾眠	完全に意識清明ではないが，呼びかけに覚醒状態（開眼・アイコンタクト）が続く（≧10秒）	呼びかけ刺激
−2	浅い鎮静	呼びかけに短時間覚醒し，アイコンタクトがある（＜10秒）	
−3	中等度鎮静	呼びかけに動きか開眼で反応するが，アイコンタクトはない	
−4	深い鎮静	呼びかけに反応はないが，身体刺激に動きか開眼がある	身体刺激
−5	覚醒不可能	呼びかけにも身体刺激にも反応がない	

RASS 評価手順
1．患者を観察する
　・意識清明，落ち着きがない，または興奮がある　　　　　Score 0〜＋4
2．意識清明でない場合，患者の名前を呼び，目をあけてこちらを見る
　ように言う
　・覚醒し，開眼・アイコンタクトが持続する　　　　　　Score −1
　・開眼・アイコンタクトがあるが，持続しない　　　　　Score −2
　・呼びかけになんらかの動きがあるが，アイコンタクトはない　Score −3
3．呼びかけ刺激に反応がない時，肩をゆすることで身体的に刺激する
　・身体刺激に何らかの動きがある　　　　　　　　　　　Score −4
　・どの刺激にも反応しない　　　　　　　　　　　　　　Score −5

〔今井堅吾，他．緩和ケア用 Richmond Agitation-Sedation Scale（RASS）日本語版の作成と言語的妥当性の検討．Palliat Care Res 2016; 11: 331-6 より引用〕

資
料

185

資料 4　ミダゾラムの調整と評価方法の具体例

　　鎮静薬の必要量は患者の状態によって大きく異なるため，注意深く患者を観察して調節することが必須である。投与方法は一つの目安であり，例として示した方法で投与すれば十分に効果が出るもしくは過量投与にはならない，というものではない。個々の患者で細かく調節することが重要である。特に，ミダゾラムの必要量は個人差が非常に大きいため，投与量，増量・減量間隔，増量・減量幅は患者の状況（体重や全身状態）に応じて適宜調節する。

　　また，鎮静薬の使用経験，鎮静の対象となる患者の診療経験，鎮静中の観察・評価の経験や教育体制などの程度により，その医療チームが適切に鎮静を実施するために取るべき体制が異なると考えられる。特にこれらの経験が少ない医療チームの場合は，事前に医療チームで実施方法の勉強や教育を行い，治療目標の確認を行うことが望ましい。そして実施する場合は，本手引きを参照する，専門家へのコンサルテーションを行う，それが困難な場合もより経験のある医師に相談する，などを考慮する。

❶ 調節型鎮静　IPOS≦1 を治療目標とした場合のミダゾラムの調整と評価方法の例

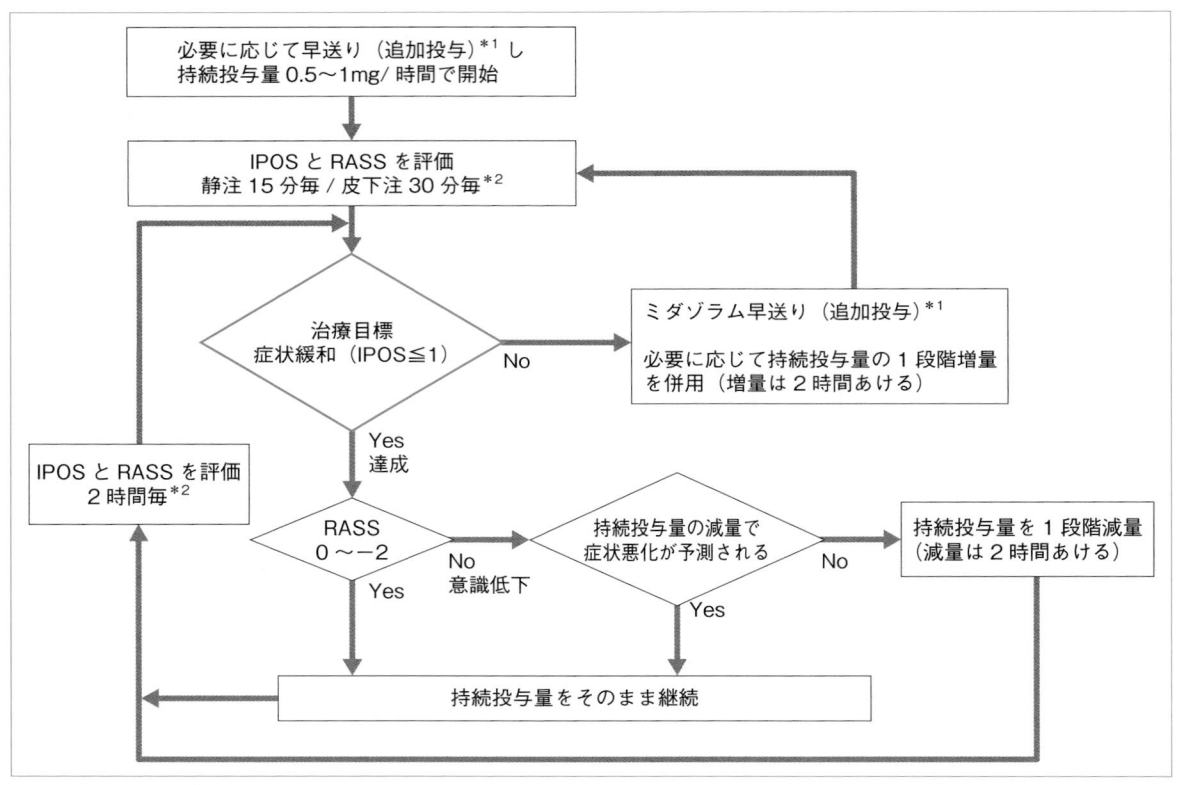

*1 早送り（追加投与）量は，0.5〜1 mg 程度から開始し，患者の状態と効果を観察しながら早送り量を調節する。
　静注の場合，早送りは 1 分程度かけて緩徐に投与し，早送り後 10 分間は慎重に観察する。
　皮下注の場合，20 分程度間隔をあけて必要に応じて早送りを繰り返してもよい。
　ここでは 2 時間毎に持続投与量を増量するとして例を示している。
*2 患者の苦痛緩和が不十分な場合や，急な症状悪化を来した場合は，予定した評価時間前であっても早送りや持続投与量の増量を考慮する。ここでは 2 時間毎に評価するとして例を示している。

[Imai K, et al. Efficacy of proportional sedation and deep sedation defined by sedation protocols: a multicenter, prospective, observational comparative study. J Pain Symptom Manage 2021; 62: 1165-74 より引用改変]

1) 調節型鎮静　持続皮下注　ミダゾラムの調整と評価方法の例

ミダゾラム注5 A 10 mL（50 mg)/合計10 mL（ミダゾラム原液）

注意：ミダゾラム5 mg/mL

投与デバイス：小型シリンジポンプ

■必要に応じミダゾラム（*0.1-0.2量を指定*）mL 早送りした後（*0.1-0.2速度を指定*）mL/時で開始し，30分後効果判定

【効果判定】

●症状が中くらい（IPOS 2）以上

→早送り（*0.1-0.2量を指定*）mL するか，持続投与量の1段階増量と併用（持続投与量の増量は2時間程度あける）し，30分後効果判定

●症状が少し（IPOS 1以下），かつ意識水準が意識清明〜浅い鎮静（RASS 0〜−2）

→持続投与量をそのまま継続し2時間後効果判定

●症状が少し（IPOS 1以下），かつ意識水準が中等度鎮静（RASS−3）以下，かつ持続投与量の減量で症状悪化が予想される

→持続投与量をそのまま継続し2時間後効果判定

●症状が少し（IPOS 1以下），かつ意識水準が中等度鎮静（RASS−3）以下，かつ持続投与量の減量で症状悪化がないと予想される

→持続投与量を1段階減量（減量は2時間程度あける）し30分後効果判定

■苦痛悪化時，意識変化時は，その都度効果判定を行い対応する

■苦痛悪化時には，ミダゾラムを早送り（*0.1-0.2量を指定*）mL するか，持続投与量の1段階増量と併用する（持続投与量の増量は2時間程度間隔をあける）

■ミダゾラムが原因の，呼吸抑制（呼吸数≦8回/分未満または半数以下に減少）・循環抑制（収縮期血圧≦60 mmHg以下，橈骨動脈での脈触知不能，または50%以上の減少）出現時は，意識と苦痛を評価しながら30〜50%を目安に持続投与量の減量や中止を検討する

■効果判定の基準に沿って持続投与量の調節

-0.05 mL/時（ミダゾラム0.25 mg/時，6 mg（0.6 A）/日）

-0.10 mL/時（ミダゾラム0.5 mg/時，12 mg（1.2 A）/日）

-0.15 mL/時（ミダゾラム0.75 mg/時，18 mg（1.8 A）/日）

-0.20 mL/時（ミダゾラム1.0 mg/時，24 mg（2.4 A）/日）

-0.30 mL/時（ミダゾラム1.5 mg/時，36 mg（3.6 A）/日）

-0.40 mL/時（ミダゾラム2.0 mg/時，48 mg（4.8 A）/日）

-0.60 mL/時（ミダゾラム3.0 mg/時，72 mg（7.2 A）/日）

-0.80 mL/時（ミダゾラム4.0 mg/時，96 mg（9.6 A）/日）

-1.00 mL/時（ミダゾラム5.0 mg/時，120 mg（12 A）/日）

2）調節型鎮静　持続静注　ミダゾラムの調整と評価方法の例

ミダゾラム 4 A 8 mL（40 mg）＋生理食塩液 32 mL／合計 40 mL
注意：ミダゾラム 1 mg/mL（ミダゾラム 5 倍希釈）
投与デバイス：シリンジポンプ

■必要に応じミダゾラム（*0.5-1.0 量を指定*）mL 早送りした後（*0.5-1.0 速度を指定*）mL/時で開始し，30 分後効果判定

【効果判定】

●症状が中くらい（IPOS 2）以上
→早送り（*0.5-1.0 量を指定*）mL するか，1 段階持続投与量の増量と併用（持続投与量の増量は 2 時間程度あける）し，30 分後効果判定
●症状が少し（IPOS 1 以下），かつ意識水準が意識清明～浅い鎮静（RASS 0～－2）
→持続投与量をそのまま継続し 2 時間後効果判定
●症状が少し（IPOS 1 以下），かつ意識水準が中等度鎮静（RASS－3）以下，かつ持続投与量の減量で症状悪化が予想される
→持続投与量をそのまま継続し 2 時間後効果判定
●症状が少し（IPOS 1 以下），かつ意識水準が中等度鎮静（RASS－3）以下，かつ持続投与量の減量で症状悪化がないと予想される
→持続投与量を 1 段階減量（減量は 2 時間程度あける）し 30 分後効果判定

■苦痛悪化時，意識変化時は，その都度効果判定を行い対応する
■苦痛悪化時には，ミダゾラムを早送り（*0.5-1.0 量を指定*）mL するか，持続投与量の増量と併用する（持続投与量の増量は 2 時間程度間隔をあける）
■ミダゾラムが原因の，呼吸抑制（呼吸数≦8 回/分未満または半数以下に減少）・循環抑制（収縮期血圧≦60 mmHg 以下，橈骨動脈での脈触知不能，または50％以上の減少）出現時は，意識と苦痛を評価しながら 30～50％を目安に持続投与量の減量や中止を検討する
■効果判定の基準に沿って持続投与量の調節
-0.3 mL/時（ミダゾラム 0.3 mg/時，7 mg（0.7 A）/日）
-0.5 mL/時（ミダゾラム 0.5 mg/時，12 mg（1.2 A）/日）
-0.7 mL/時（ミダゾラム 0.7 mg/時，17 mg（1.7 A）/日）
-1 mL/時（ミダゾラム 1.0 mg/時，24 mg（2.4 A）/日）
-1.5 mL/時（ミダゾラム 1.5 mg/時，36 mg（3.6 A）/日）
-2 mL/時（ミダゾラム 2.0 mg/時，48 mg（4.8 A）/日）
-3 mL/時（ミダゾラム 3.0 mg/時，72 mg（7.2 A）/日）
-4 mL/時（ミダゾラム 4.0 mg/時，96 mg（9.6 A）/日）
-5 mL/時（ミダゾラム 5.0 mg/時，120 mg（12.0 A）/日）

❷ 持続的深い鎮静　RASS≦−4を治療目標とした場合のミダゾラムの調整と評価方法の例

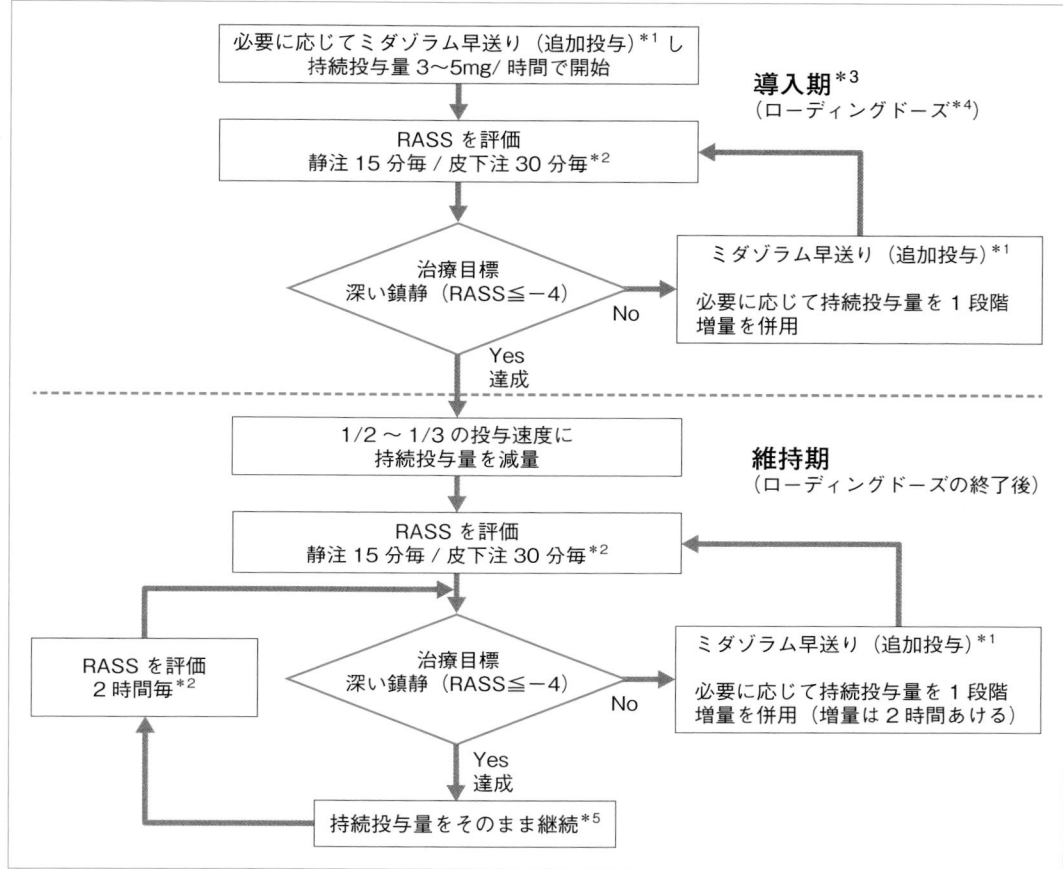

調節型鎮静でのみ鎮静薬の投与量の調節が必要で，持続的鎮静では投与量の調整が必要ないという意味ではない。持続的深い鎮静においても調節が必要である。深い鎮静状態に導入・維持することだけに注目するのではなく，患者の状態や苦痛の程度にあわせて鎮静薬を調節して投与する。苦痛が再燃しない範囲で鎮静薬を減量できないかを常に検討することが必要である。深い鎮静を目的として鎮静薬の投与を開始したが，鎮静薬を調節する過程で十分な苦痛緩和が得られた場合には，目的を持続的深い鎮静ではなく調節型鎮静に変更することを検討する。

*1 1回の早送り量は，0.5〜1 mg程度から開始し，患者の状態と効果を観察しながら早送り量を調節する。
　静注の場合，早送りは1分程度かけて緩徐に投与し，早送り後10分間は慎重に観察する。持続的深い鎮静の導入期では5分程度間隔をあけて必要に応じて早送りを繰り返してもよい。その際の総量は2〜3 mg程度を目安とする。
　皮下注の場合，20分程度間隔をあけて必要に応じて早送りを繰り返してもよい。
　維持期では2時間毎に持続投与量を増量するとして例を示した。
*2 患者の苦痛緩和が不十分であったり，急な症状悪化を来した場合は，予定した評価時間前であっても鎮静薬の追加やベースアップを考慮する。維持期では2時間毎に評価するとして例を示している。
*3 先行する間欠的鎮静などのために，患者の意識がすでにRASS−4以下の場合は，導入期をスキップして開始する。
*4 ローディングドーズは，目的とする治療効果が得られた後に減量することを前提としている。ローディングドーズ開始から投与量が適切かを判断するまでの期間は，特に注意深く観察する必要がある。
*5 RASS−5で鎮静薬が呼吸や循環に影響を与えていると考えられる場合は，ベースダウンを行う。また，深い鎮静に導入した後に，深い鎮静を中止しても患者の苦痛が再燃せず不利益とならないと考えられる場合には，調節型鎮静へ切り替え，鎮静薬を調節（必要に応じて減量・中止）する。

［Imai K, et al. Efficacy of proportional sedation and deep sedation defined by sedation protocols: a multicenter, prospective, observational comparative study. J Pain Symptom Manage 2021; 62: 1165-74 より引用改変］

資料

1）持続的深い鎮静　持続皮下注　ミダゾラムの調整と評価方法の例

ミダゾラム 5 A 10 mL（50 mg）/合計 10 mL
注意：ミダゾラム 5 mg/mL（ミダゾラム原液）
投与デバイス：小型シリンジポンプ

■ミダゾラム早送り（*0.1-0.2 量を指定*）mL した後（*0.6-1.0 速度を指定*）mL で開始し，30 分後効果判定
■すでに RASS−4 以下の場合は，導入期はスキップして維持期から開始する

【導入期判定】
●意識水準が中等度鎮静（RASS−3）以上
→早送り（*0.1-0.2 量を指定*）mL し，持続投与量を 1 段階増量と併用し，30 分後効果判定
●意識水準が深い鎮静（RASS−4）以下
→1/2-1/3 の投与速度に持続投与量を減量し，維持期へ移行する
■導入期の必要時にはミダゾラム（*0.1-0.2 量を指定*）mL を早送りするか，持続投与量を 1 段階増量と併用する
■導入期で持続投与量を減量したら，30 分後効果判定

【維持期効果判定】
●意識水準が中等度鎮静（RASS−3）以上
→早送り（*0.1-0.2 量を指定*）mL するか，持続投与量を 1 段階増量と併用（増量は 2 時間程度あける）し，30 分後効果判定
●意識水準が深い鎮静（RASS−4）以下
→持続投与量をそのまま継続し 2 時間後効果判定

■維持期に意識水準が変化した場合は，その都度維持期効果判定を行い対応する
■維持期の必要時にはミダゾラム（*0.1-0.2 量を指定*）mL を早送りするか，持続投与量を 1 段階増量と併用する（増量は 2 時間程度間隔をあける）
■ミダゾラムが原因の，呼吸抑制（呼吸数≦8 回/分未満または半数以下に減少）・循環抑制（収縮期血圧≦60 mmHg 以下，橈骨動脈での脈触知不能，または 50％以上の減少）出現時は，意識と苦痛を評価しながら 30〜50％を目安に持続投与量の減量や中止を検討する
■RASS−5 で鎮静薬が呼吸や循環に影響を与えていると考えられる場合は，ベースダウンを行う
■深い鎮静に導入した後に，深い鎮静を中止しても患者の苦痛が再燃せず不利益とならないと考えられる場合には，調節型鎮静へ切り替え，鎮静薬を調節（必要に応じて減量・中止）する
■効果判定の基準に沿ってベース調節
　-0.10 mL/時（ミダゾラム 0.5 mg/時，12 mg（1.2 A）/日）
　-0.15 mL/時（ミダゾラム 0.75 mg/時，18 mg（1.8 A）/日）
　-0.20 mL/時（ミダゾラム 1.0 mg/時，24 mg（2.4 A）/日）
　-0.30 mL/時（ミダゾラム 1.5 mg/時，36 mg（3.6 A）/日）
　-0.40 mL/時（ミダゾラム 2.0 mg/時，48 mg（4.8 A）/日）
　-0.60 mL/時（ミダゾラム 3.0 mg/時，72 mg（7.2 A）/日）
　-0.80 mL/時（ミダゾラム 4.0 mg/時，96 mg（9.6 A）/日）
　-1.00 mL/時（ミダゾラム 5.0 mg/時，120 mg（12 A）/日）
　-1.2 mL/時（ミダゾラム 6 mg/時，144 mg（14.4 A）/日）
　-1.4 mL/時（ミダゾラム 7 mg/時，168 mg（16.8 A）/日）
　-1.6 mL/時（ドルミカム 8.0 mg/時，192 mg（19.2 A）/日）
　-2 mL/時（ドルミカム 10.0 mg/時，240 mg（24 A）/日）

2）持続的深い鎮静　持続静注　ミダゾラムの調整と評価方法の例

ミダゾラム 4 A 8 ml（40 mg）＋生理食塩液 32 mL/合計 40 mL
注意：ミダゾラム 1 mg/mL（ミダゾラム 5 倍希釈）
投与デバイス：シリンジポンプ

■ミダゾラム早送り（*0.5-1.0 量を指定*）mL した後（*3-5 速度を指定*）mL で開始し，30 分後効果判定
■すでに RASS−4 以下の場合は，導入期はスキップして維持期から開始する

【導入期判定】
●意識水準が中等度鎮静（RASS−3）以上
→早送り（*0.5-1.0 量を指定*）mL し，持続投与量を 1 段階増量と併用し，30 分後効果判定
●意識水準が深い鎮静（RASS−4）以下
→1/2〜1/3 の投与速度に持続投与量を減量し，維持期へ移行する

■導入期の必要時にはミダゾラム（*0.5-1.0 量を指定*）mL を早送りするか，持続投与量を 1 段階増量と併用する
■導入期で持続投与量を減量したら，30 分後効果判定

【維持期効果判定】
●意識水準が中等度鎮静（RASS−3）以上
→早送り（*0.5-1.0 量を指定*）mL するか，持続投与量を 1 段階増量と併用（増量は 2 時間程度あける）し，30 分後効果判定
●意識水準が深い鎮静（RASS−4）以下
→持続投与量をそのまま継続し 2 時間後効果判定

■維持期に意識水準が変化した場合は，その都度維持期効果判定を行い対応する
■維持期の必要時にはミダゾラム（*0.5-1.0 量を指定*）mL を早送りするか，持続投与量を 1 段階増量と併用する（増量は 2 時間程度間隔をあける）
■ミダゾラムが原因の，呼吸抑制（呼吸数≦8 回/分未満または半数以下に減少）・循環抑制（収縮期血圧≦60 mmHg 以下，橈骨動脈での脈触知不能，または 50％以上の減少）出現時は，意識と苦痛を評価しながら 30〜50％を目安に持続投与量の減量や中止を検討する
■RASS−5 で鎮静薬が呼吸や循環に影響を与えていると考えられる場合は，ベースダウンを行う
■深い鎮静に導入した後に，深い鎮静を中止しても患者の苦痛が再燃せず不利益とならないと考えられる場合には，調節型鎮静へ切り替え，鎮静薬を調節（必要に応じて減量・中止）する
■効果判定の基準に沿ってベース調節
　-0.3 mL/時（ドルミカム 0.3 mg/時，7 mg（0.7 A）/日）
　-0.5 mL/時（ドルミカム 0.5 mg/時，12 mg（1.2 A）/日）
　-0.7 mL/時（ドルミカム 0.7 mg/時，17 mg（1.7 A）/日）
　-1 mL/時（ドルミカム 1.0 mg/時，24 mg（2.4 A）/日）
　-1.5 mL/時（ドルミカム 1.5 mg/時，36 mg（3.6 A）/日）
　-2 mL/時（ドルミカム 2.0 mg/時，48 mg（4.8 A）/日）
　-3 mL/時（ドルミカム 3.0 mg/時，72 mg（7.2 A）/日）
　-4 mL/時（ドルミカム 4.0 mg/時，96 mg（9.6 A）/日）
　-5 mL/時（ドルミカム 5.0 mg/時，120 mg（12 A）/日）
　-6 mL/時（ドルミカム 6.0 mg/時，144 mg（14.4 A）/日）
　-8 mL/時（ドルミカム 8.0 mg/時，192 mg（19.2 A）/日）
　-10 mL/時（ドルミカム 10.0 mg/時，240 mg（24 A）/日）

資料

資料5　日本語版 Critical-Care Pain Observation Tool（CPOT-J）

指標	説明		得点
表情	筋の緊張が全くない	リラックスした状態	0
	しかめ面・眉が下がる・眼球の固定，まぶたや口角の筋肉が委縮する	緊張状態	1
	上記の顔の動きと眼をぎゅっとするに加え固く閉じる	顔をゆがめている状態	2
身体運動	全く動かない（必ずしも無痛を意味していない）	動きの欠如	0
	緩慢かつ慎重な運動・疼痛部位を触ったりさすったりする動作・体動時注意をはらう	保護	1
	チューブを引っ張る・起き上がろうとする・手足を動かす/ばたつく・指示に従わない・医療スタッフをたたく・ベッドから出ようとする	落ち着かない状態	2
筋緊張（上肢の他動的屈曲と伸展による評価）	他動運動に対する抵抗がない	リラックスした状態	0
	他動運動に対する抵抗がある	緊張状態・硬直状態	1
	他動運動に対する強い抵抗があり，最後まで行うことができない	極度の緊張状態あるいは硬直状態	2
人工呼吸器の順応性（挿管患者）	アラームの作動がなく，人工呼吸器と同調した状態	人工呼吸器または運動に許容している	0
	アラームが自然に止まる	咳き込むが許容している	1
	非同調性：人工呼吸の妨げ，頻回にアラームが作動する	人工呼吸器に抵抗している	2
または			
発声（抜管された患者）	普通の調子で話すか，無音	普通の声で話すか，無音	0
	ため息・うめき声	ため息・うめき声	1
	泣き叫ぶ・すすり泣く	泣き叫ぶ・すすり泣く	2

〔山田章子，他．日本語版 Critical-Care Pain Observation Tool（CPOT-J）の信頼性・妥当性・反応性の検証．日集中医誌 2016; 23: 133-40 より引用〕

資料 6-1　終末期せん妄による不穏/興奮に対する内服不可能時の対応例

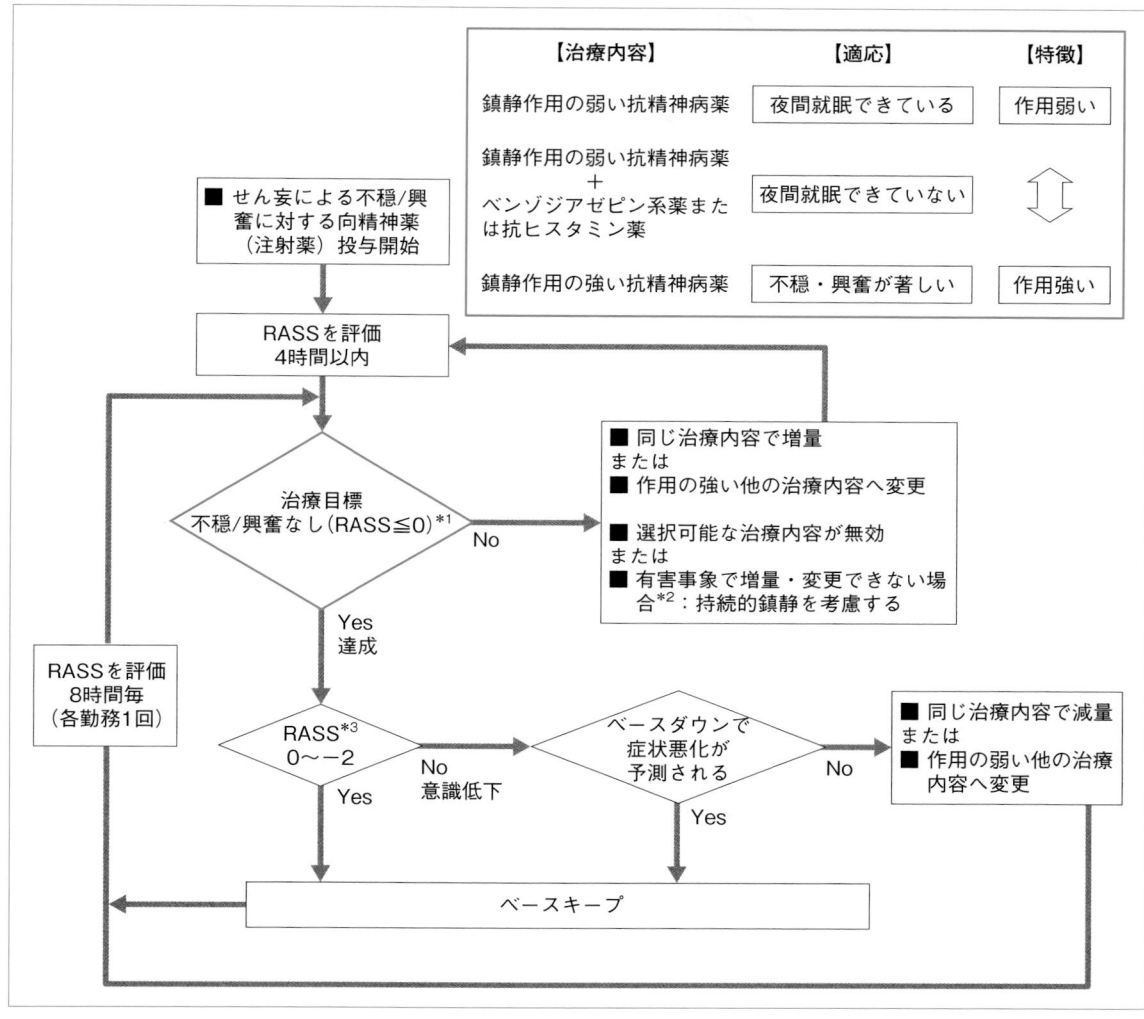

*¹ 不穏/興奮が許容できる場合も含む。「許容できる」とは，不穏/興奮があっても患者/家族の価値観によって今以上の苦痛緩和を希望しない場合（不穏/興奮の緩和と薬物の影響のバランスから増量を希望しない場合や，他の家族ともっと相談が必要な場合など）
*² 向精神薬による呼吸数低下，錐体外路症状，血圧低下などの副作用によりそれ以上の向精神薬増量が困難な場合を指す。有害事象への治療（向精神薬減量含む）は適宜行う。
*³ 意識レベルが相応な場合として通常は RASS 0〜−2 とみなすが，状況により変わる場合がある。
　また，RASS だけではなく，コミュニケーションがとれること（Communication Capacity Scale, item 4 が 0〜2）を相応とみなすこともある。

〔Imai K, et al. Visualizing how to use antipsychotics for agitated delirium in the last days of life. J Pain Symptom Manage 2023; 65: 479-89 より引用改変〕

資料 6-2　終末期せん妄による不穏/興奮に対する内服不可能時の対応例

治療名	定期投与なしで必要時のみの場合	定期投与が必要な場合
鎮静作用の弱い抗精神病薬	頓用 ハロペリドール	定期 ハロペリドール 頓用 ハロペリドール
鎮静作用の弱い抗精神病薬＋ベンゾジアゼピン系薬	〈処方例1〉 頓用1 ハロペリドール 頓用2 フルニトラゼパム/ミダゾラム 〈処方例2〉 頓用 ハロペリドール＋フルニトラゼパム/ミダゾラム	〈処方例1〉 定期 ハロペリドール 頓用 フルニトラゼパム/ミダゾラム 〈処方例2〉 定期 ハロペリドール＋フルニトラゼパム/ミダゾラム 頓用 ハロペリドール＋フルニトラゼパム/ミダゾラム
鎮静作用の弱い抗精神病薬＋抗ヒスタミン薬	〈処方例1〉 頓用1 ハロペリドール 頓用2 ヒドロキシジン/プロメタジン 〈処方例2〉 頓用 ハロペリドール＋ヒドロキシジン	〈処方例1〉 定期 ハロペリドール 頓用 ヒドロキシジン/プロメタジン 〈処方例2〉 定期 ハロペリドール＋ヒドロキシジン 頓用 ハロペリドール＋ヒドロキシジン
鎮静作用の強い抗精神病薬（±ベンゾジアゼピン系薬）	〈処方例1〉 頓用 クロルプロマジン/レボメプロマジン 〈処方例2〉 頓用 クロルプロマジン/レボメプロマジン＋フルニトラゼパム/ミダゾラム	〈処方例1〉 定期 クロルプロマジン/レボメプロマジン 頓用 クロルプロマジン/レボメプロマジン 〈処方例2〉 定期 クロルプロマジン/レボメプロマジン＋フルニトラゼパム/ミダゾラム 頓用 クロルプロマジン/レボメプロマジン＋フルニトラゼパム/ミダゾラム

資料 6-3　終末期せん妄による不穏/興奮に対する内服不可能時の処方例

薬剤	指示例
ハロペリドール	・ハロペリドール注5 mg 0.2-0.5 A＋生理食塩液50 mL 30分で点滴静脈注射 ・ハロペリドール注5 mg 0.2-0.5 A 単回皮下注射 ・ハロペリドール注5 mg 0.2-0.5 A＋生理食塩液20 mL 単回静脈注射
フルニトラゼパム/ミダゾラム（抗精神病薬に逐次投与する時）	・フルニトラゼパム注2 mg 0.5 A＋生理食塩液100 mL 60分で点滴静脈注射，入眠すればストップ ・ミダゾラム注10 mg 0.25 A＋生理食塩液100 mL 60分で点滴静脈注射，入眠すればストップ ・ミダゾラム注10 mg 0.1 A 単回皮下注射
ハロペリドール＋フルニトラゼパム/ミダゾラム	・ハロペリドール注5 mg 0.2-0.5 A＋フルニトラゼパム注2 mg 0.5 A＋生理食塩液100 mL 60分で点滴静脈注射，入眠すればストップ ・ハロペリドール注5 mg 0.2-0.5 A＋ミダゾラム注10 mg 0.25 A＋生理食塩液100 mL 60分で点滴静脈注射，入眠すればストップ
ヒドロキシジン/プロメタジン（抗精神病薬に逐次投与する時）	・ヒドロキシジン注25 mg 1 A＋生理食塩液10 mL 単回静脈注射 ・ヒドロキシジン注25 mg 1 A＋生理食塩液50 mL 30分で点滴静脈注射 ・プロメタジン注25 mg 0.2 A＋生理食塩液50 mL 30分で点滴静脈注射
ハロペリドール＋ヒドロキシジン	・ハロペリドール注5 mg 0.2-0.5 A＋ヒドロキシジン注25 mg 1 A＋生理食塩液50 mL 30分で点滴静脈注射
クロルプロマジン/レボメプロマジン	・クロルプロマジン注10 mg 0.5-1 A＋生理食塩液100 mL 60分で点滴静脈注射 ・クロルプロマジン注25 mg 0.2-0.4 A＋生理食塩液100 mL 60分で点滴静脈注射 ・レボメプロマジン注25 mg 0.2 A 単回皮下注射 ・レボメプロマジン注25 mg 0.2 A＋生理食塩液100 mL 60分で点滴静脈注射
クロルプロマジン＋フルニトラゼパム/ミダゾラム	・クロルプロマジン注10 mg 0.5-1 A＋フルニトラゼパム注2 mg 0.5 A＋生理食塩液100 mL 60分で点滴静脈注射，入眠すればストップ ・クロルプロマジン注25 mg 0.2-0.4 A＋フルニトラゼパム注2 mg 0.5 A＋生理食塩液100 mL 60分で点滴静脈注射，入眠すればストップ ・クロルプロマジン注10 mg 0.5-1 A＋ミダゾラム注10 mg 0.25 A＋生理食塩液100 mL 60分で点滴静脈注射，入眠すればストップ ・クロルプロマジン注25 mg 0.2-0.4 A＋ミダゾラム注10 mg 0.25 A＋生理食塩液100 mL 60分で点滴静脈注射，入眠すればストップ

資料 7-1　終末期呼吸困難に対してオピオイド持続注射開始後，呼吸困難と意識のバランスを取りながら薬物療法を調整する方法

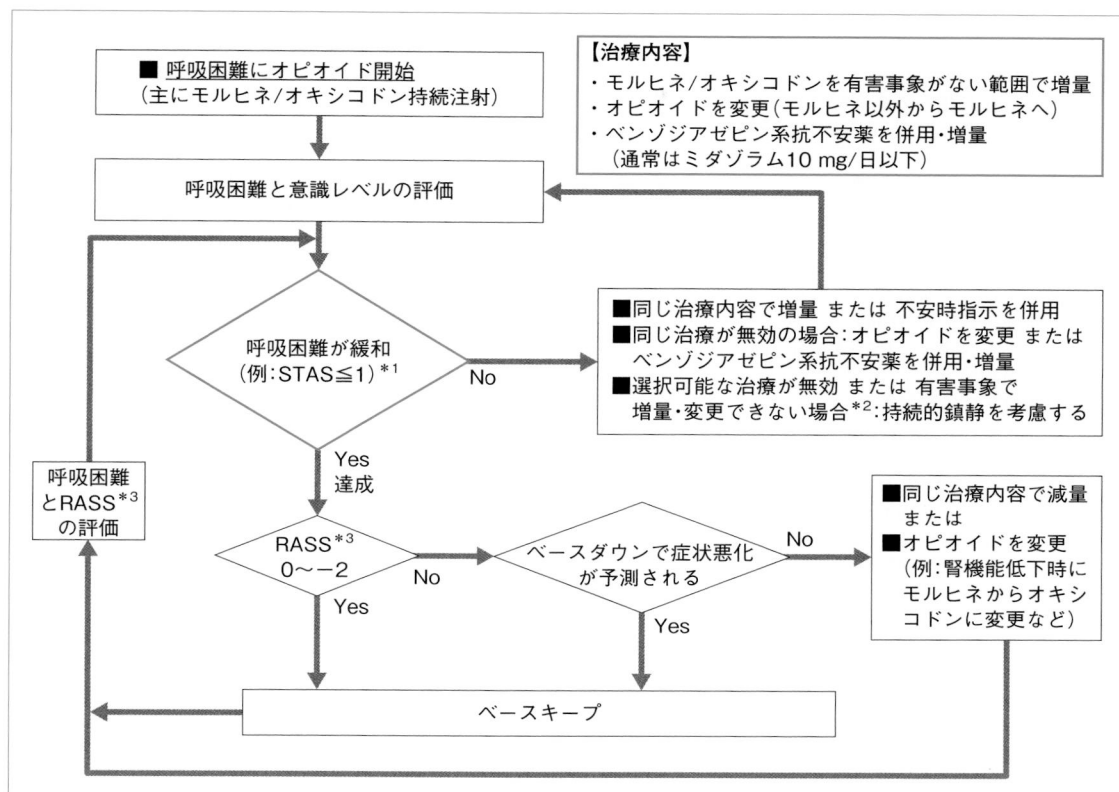

*1 呼吸困難が許容できる場合も含む。「許容できる」とは，呼吸困難があっても患者/家族の価値観によって今以上の苦痛緩和を希望しない場合（呼吸困難の緩和と薬物の影響のバランスから増量を希望しない場合や，他の家族ともっと相談が必要な場合など）
*2 オピオイドによる眠気，呼吸数低下，過活動型せん妄，ミオクローヌス，悪心/嘔吐などの副作用によりそれ以上のオピオイド増量が困難な場合を指す。有害事象への治療（オピオイド減量含む）は適宜行う。
*3 意識レベルが相応な場合として通常は RASS 0〜−2 とみなすが，状況により変わる場合がある。
　また，RASS だけではなく，コミュニケーションがとれること（Communication Capacity Scale, item 4 が 0〜2）を相応とみなすこともある。

〔Mori M, et al. Visualizing how to use parenteral opioids for terminal cancer dyspnea: a pilot, multicenter, prospective, observational study. J Pain Symptom Manage 2021; 62: 936-48 より引用改変〕

資料 7-2　オピオイド持続注射開始，調節の具体例

●オーダーテンプレートの例

【モルヒネ 2 倍希釈液持続皮下注】
＊＊これは皮下注用の指示です＊＊
モルヒネ塩酸塩注 5 mL（50 mg）＋生理食塩液 5 mL /
合計 10 mL
注意：モルヒネ 5 mg/mL　投与速度上限は 0.4 mL/ 時
　　　投与デバイス：小型シリンジポンプ 10 mL 使用

■0.1 mL/ 時（モルヒネ 12 mg/ 日）から開始
■高齢者や全身状態が不良な場合には 0.05 mL/ 時
　（モルヒネ 6 mg/ 日）から開始
■ベースアップ：意識清明・RR≧10 回を確認して
　8 時間毎に増量可
■眠気が強い時 1～2 段階減量可
　－0.05 mL/ 時（モルヒネ 6 mg/ 日）
　－0.1 mL/ 時（モルヒネ 12 mg/ 日）
　－0.15 mL/ 時（モルヒネ 18 mg/ 日）
　－0.2 mL/ 時（モルヒネ 24 mg/ 日）
　－0.3 mL/ 時（モルヒネ 36 mg/ 日）
　－0.4 mL/ 時（モルヒネ 48 mg/ 日）
■呼吸困難時頓用：
①1 時間分早送り。効果がない時 2 時間分にして
もよい（RR≧10 回なら 30 分あけて反復可）
②不安時指示へ

●不安時指示の一例（※各施設で使い慣れた指示を使用）
1.　アルプラゾラム 0.4 mg 1T 内服（内服可能時）
2.　ヒドロキシジン 25～50 mg ＋生理食塩液 10 mL 静注
3.　ミダゾラム 0.5～1 mg 皮下注
4.　ブロマゼパム坐薬 3 mg 0.5 個挿肛

●オピオイド注射薬〔モルヒネ（M）/ オキシコドン（O）〕持続投与開始方法
…以下を参考に各施設の臨床に合わせて微調整可能

【オピオイド未使用の場合】
M 注 6～12 mg/ 日相当で開始
（体格小，全身状態不良，臓器障害時 3～5 mg/ 日相当，
症状重度の場合 13～18 mg/ 日相当）

【オピオイド既使用の場合】
経口モルヒネ換算量：注射＝2：1 とし，等力価（0.8～
1.2 倍の範囲）で全量注射（M/O）へ変更

【フェンタニル貼付薬使用の場合】
・12.5 μg/ 時（例：フェントス 1 mg/ 日）：全量注射
　〔M12（6～18）mg/ 日相当〕に変更*
・25 μg/ 時（例：フェントス 2 mg/ 日）：全量注射〔M24
　（18～30）mg/ 日相当〕に変更 or 半量を上記*に変更
・37.5 μg/ 時（例：フェントス 3 mg/ 日）以上：等力価の
　20％程度の注射上乗せ or 部分・全量変更 20～30％減

●オピオイドの減量方法
■オピオイドベースダウン
20～50％ずつベース減量
（M≦20 mg/ 日相当時のみ 51～75％減量可）

索 引

がん患者の治療抵抗性の苦痛と鎮静に関する
基本的な考え方の手引き 2023 年版

2010 年 6 月 20 日　第 1 版（2010 年版）発行
2018 年 9 月 25 日　第 2 版（2018 年版）発行
2023 年 6 月 20 日　第 3 版（2023 年版）第 1 刷発行

編　集　　特定非営利活動法人　日本緩和医療学会
　　　　　ガイドライン統括委員会

発行者　　福村　直樹
発行所　　金原出版株式会社
　　　　　〒113-0034 東京都文京区湯島 2-31-14
　　　　　電話　編集　（03）3811-7162
　　　　　　　　営業　（03）3811-7184
　　　　　FAX　　　　（03）3813-0288
　　　　　振替口座　00120-4-151494
　　　　　http://www.kanehara-shuppan.co.jp/

© 日本緩和医療学会, 2010, 2023
検印省略
Printed in Japan

ISBN 978-4-307-10225-4　　　　　　　印刷・製本／三報社印刷㈱

WEB アンケートにご協力ください
読者アンケート（所要時間約 3 分）にご協力いただいた方の中から
抽選で毎月 10 名の方に図書カード 1,000 円分を贈呈いたします。
アンケート回答はこちらから ➡
https://forms.gle/U6Pa7JzJGfrvaDof8